U0293084

经自然腔道腹腔内镜诊疗

NATURAL ORIFICE TRANSLUMENAL PERITOENDOSCOPY
AND THERAPEUTIC PERITOENDOSCOPY

主　编　朱惠明　周应生

副主编　李银鹏

作　者（以姓氏汉语拼音为序）

程　雯　中国科学院大学深圳医院（光明）

付唆林　福建医科大学吴孟超肝胆医院

李银鹏　深圳市人民医院（暨南大学第二临床医学院）

彭　欢　中国科学院大学深圳医院（光明）

孙传涛　湖北医药学院附属人民医院

孙贤久　中国科学院大学深圳医院（光明）

王嘉敏　中国科学院大学深圳医院（光明）

吴本华　深圳市人民医院（暨南大学第二临床医学院）

张绍荣　中国科学院大学深圳医院（光明）

周应生　中国科学院大学深圳医院（光明）

朱惠明　中国科学院大学深圳医院（光明）

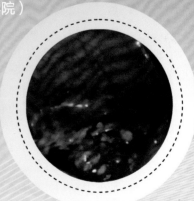

人民卫生出版社
·北京·

版权所有，侵权必究！

图书在版编目（CIP）数据

经自然腔道腹腔内镜诊疗 / 朱惠明，周应生主编
. —北京：人民卫生出版社，2022.11
ISBN 978-7-117-33159-3

Ⅰ.①经…　Ⅱ.①朱…②周…　Ⅲ.①内窥镜–应用
–腹腔疾病–诊疗　Ⅳ.①R57

中国版本图书馆 CIP 数据核字（2022）第 088070 号

| 人卫智网 | www.ipmph.com | 医学教育、学术、考试、健康，购书智慧智能综合服务平台 |
| 人卫官网 | www.pmph.com | 人卫官方资讯发布平台 |

经自然腔道腹腔内镜诊疗

Jing Ziran Qiangdao Fuqiang Neijing Zhenliao

主　　编：朱惠明　周应生
出版发行：人民卫生出版社（中继线 010-59780011）
地　　址：北京市朝阳区潘家园南里 19 号
邮　　编：100021
E - mail：pmph @ pmph.com
购书热线：010-59787592　010-59787584　010-65264830
印　　刷：北京华联印刷有限公司
经　　销：新华书店
开　　本：889×1194　1/16　印张：20
字　　数：547 千字
版　　次：2022 年 11 月第 1 版
印　　次：2022 年 12 月第 1 次印刷
标准书号：ISBN 978-7-117-33159-3
定　　价：269.00 元
打击盗版举报电话：010-59787491　E-mail: WQ @ pmph.com
质量问题联系电话：010-59787234　E-mail: zhiliang @ pmph.com
数字融合服务电话：4001118166　E-mail: zengzhi @ pmph.com

主编简介

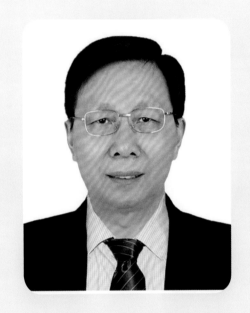

朱惠明

　　主任医师,医学博士,1987—1993年意大利米兰大学医学院博士后研究员;曾任深圳市人民医院消化内科主任,现任中国科学院大学深圳医院(光明)特聘专家。广东省医学会消化内镜学分会副主任委员、广东省医学会消化病学分会常委、广东省肝脏病学会副主任委员。发表论文40余篇,主编、副主编专著《现代消化内镜治疗技术》《图解消化病学》《急症消化病学》等。获教育部科学技术进步奖二等奖1项、市级科学技术进步奖二等奖3项。

主编简介

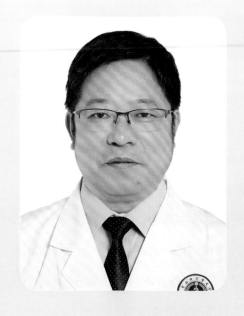

周应生

　　主任医师,中国科学院大学深圳医院(光明)消化内科主任。中国研究型医院协会中西医整合脾胃消化病专业委员会常委、广东省基层医药协会消化及消化内镜专业委员会副主任委员、广东省健康管理学会胃肠病学专业委员会常委、深圳市医师协会消化内科医师分会副会长、深圳市医师协会消化内镜专业委员会副主任委员、深圳市抗癌协会消化内镜专业委员会常委。从事消化及消化内镜工作30年,发表论文近20篇。

副主编简介

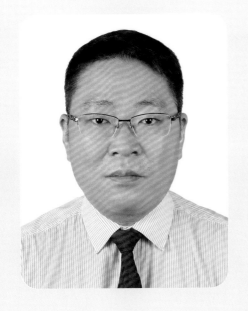

李银鹏

主任医师,硕士生导师,医学博士,深圳市人民医院龙华分院消化科主任。广东省肝脏病学会内镜诊疗专业委员会常委,广东省基层医药学会消化及消化内镜分会常委,深圳市医学会消化内镜专业委员会超声内镜学组副组长,深圳市医学会消化内镜专业委员会ERCP学组副组长,深圳市医学会消化内镜专业委员会早癌学组副组长。发表论文20余篇,副主编《现代消化内镜治疗技术》(海天出版社,2003),参编《腹部外科急症学》(人民卫生出版社,2013)、《腹腔镜胃肠外科手术学》(人民卫生出版社,2016)。

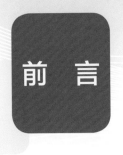

前 言

20世纪消化内镜的问世与应用,是消化系统疾病诊断与治疗史上的一个重要的里程碑。经过快速发展和提升,消化内镜已经达到"无孔不入"的境界,无论是消化道的口咽、食管、胃、小肠、大肠、直肠、肛门,还是胆胰系统中的胆管和胰管,消化内镜对多数疾病诊断有"镜到病明"效果,内镜治疗则具有"镜到病除"的疗效。

然而,腹腔与消化管之间存在一道天然屏障,成为封闭的腔隙,因此腹腔一直是消化内镜诊断与治疗的盲区。消化内镜诊断疾病的优势,如直视诊断和获取病理标本病理学诊断在腹腔疾病诊断中仍然无法得到体现。同样,软式内镜在腹腔疾病治疗中的有效性和微创性也未能实现。

20世纪90年代,消化内镜学者首次提出了自然腔道(natural orifice)和经自然腔道内镜手术(NOTES)学说,即在胃、直肠、阴道、膀胱等部位打开一个孔道,应用软式消化内镜穿过孔道可以到达腹腔完成内镜手术。理念决定高度,NOTES学说的提出开阔了人们的视野,腹腔不再是应用软式消化内镜的盲区。从此,消化内镜在消化系统疾病的诊断与治疗的应用中,实现了从"无孔不入"向"造孔进入"的新飞跃。

近年来,人们又提出胚胎性自然腔道(embryo natural orifice)和经胚胎性自然腔道内镜手术(ENOTES)概念,即在人类胚胎期,脐带是母体与胎儿营养输送和胎儿代谢废物排泄的通道,胎儿出生后此通道关闭,可将脐部看成胚胎性自然腔道。

NOTES与ENOTES学说催生出一个新的研究领域——经自然腔道腹腔内镜诊断与治疗。由于软式内镜比较容易到达腹腔,内镜对腹腔黏膜及器官表面的病变直视诊断和病灶的靶向性病理活检,特别是对早期病变或微小病灶,病理学诊断目前仍是最可靠的诊断方法。经自然腔道软式消化内镜诊断明显优于B超、CT、MRI等影像学检查的优势得到体现。NOTES腹腔疾病治疗是继开腹手术和腹腔镜手术后的第三代手术方式,其优势是疗效好、微创、术后恢复较快、术后瘢痕隐藏于内脏、患者心理创伤小、院内感染机会少、术后粘连少、无术后疼痛等并发症,被誉为内镜微创治疗的"第二次革命"。

在新理念的引领下,NOTES在腹腔疾病诊断与治疗的研究方兴未艾。然而目前国内尚未见经自然腔道软式内镜诊断与治疗的专著。作者在历经十余年NOTES腹腔疾病诊断与治疗的探索与实践的基础上,将体会和经验汇编成本书,奉献给读者。

本书的特点是从自然腔道、NOTES及ENOTES的基础理论、操作方法、腹腔疾病软式诊断到腹腔疾病软式内镜治疗,力求系统性、完整性、实用性。本书共十九章,包括NOTES基础理论部分:腹腔应用解剖学、麻醉处理、NOTES基本操作技术、内镜腹腔诊断学基础;应用部分:腹腔感染性、非感染性疾病的诊断,肝、胆、脾疾病的诊断,腹腔恶性肿瘤的诊断,腹腔少见疾病的诊断,常见疾病的治疗,经自然腔道内镜腹腔诊断与治疗的护理等。

　　本书的另一特点是通过大量消化内镜照片阐述腹腔各种疾病的诊断和治疗,既汇集了腹腔常见疾病图谱,又有一些少见和罕见疾病图谱,有利于消化内科医师、消化内镜医师及感染科医师增加对腹膜和腹腔疾病的病理变化的认识。在腹腔疾病内镜治疗方面,本书采用按内镜手术步骤图示治疗方法,有利于读者掌握和运用。

　　由于专业发展迅速,作者学识局限,因此本书遗漏与不足之处在所难免,敬请读者不吝批评指正。

　　谨以本书迎接人类应用软式消化内镜诊断与治疗腹腔疾病时代的来临!

2022 年 1 月

目 录

第一章

腹腔镜临床应用与经自然腔道内镜手术的历史沿革

　　腹腔镜外科的历史应追溯到 20 世纪初期,1901 年圣彼得堡的一位妇产科医师 Ott 首次将窥阴器通过腹前壁的小切口插入腹腔观察腹腔内脏器,并称这种检查为腹腔镜检查。同年,德国的外科医师 Kelling 博士用一根膀胱镜和两根套针插入狗的腹腔,使用过滤空气建立气腹进行腹腔内镜的检查,也称这种检查为腹腔镜检查。他们将内镜技术用于观察腹腔内脏器的医学研究,开创了腹腔镜的历史。1910 年,瑞典斯德哥尔摩的医师 Jacobaeus 首先将腹腔镜技术运用于临床,报道了对 57 例患者施行这项技术的经验和观察结果,并首次命名为 "laparoscopy"。几年之后,作者又报道了为 69 例患者做 115 次检查的结果,并首次对肝脏病理改变、转移癌、梅毒、结核性腹膜炎等病变做了描述。

　　1911 年,美国约翰·霍普金斯医院的外科医师 Bernhein 为 2 例患者经腹壁切口将直肠镜插入腹腔,采用反射光做光源进行腹腔检查。1920 年,芝加哥的放射科医师 Ordorf 报告了与放射科检查相结合的腹腔镜技术。1924 年,美国堪萨斯州的内科医师 Stone 用鼻咽镜插入狗的腹腔进行腹内脏器观察,并推荐用一种橡皮胶垫圈帮助封闭穿刺套管针以免在操作中漏气。同年,亚特兰大的医师 Stciner 首先使用 "腹腔镜检查" 这一术语,当时其尚未发现前人如 Kelling 和 Jacobaous 的工作,因此把这种检查描述为一种 "全新" 的诊断方法。实际上 Stciner 的技术与 Kelling 和 Jacobaeus 已报告的经验基本相似。1925 年,美国芝加哥医师 Nadean 和 Kampmeier 发表了第一篇关于这种检查法的文献综述。同年,英国医师 Short 经过腹壁的小切口用膀胱镜观察腹腔内脏器。德国医师 Korbsch 推荐把这种检查方法扩展到其他腹内疾病的诊断,瑞士医师 Steiner 称其为腹腔镜检查法。

　　1938 年匈牙利外科医师 Veress 介绍的一种注气针一直沿用至今,此针头端为一个带有弹簧的钝极,里面有一个锋利的穿刺针,当其穿透腹壁阻力消失时,圆钝的外鞘自动弹出,穿刺针退回鞘内,以避免进入腹腔后损伤腹内脏器。

　　腹腔镜技术的发明和应用有赖于仪器和器械本身的发明和不断改进。1901 年,Kelling 用膀胱镜观察腹腔,光源采用 1879 年由 Nitze 设计并安装在膀胱镜头的热光源。1928 年出现了斜面为 45° 的腹腔镜。直到 1952 年 Fouresfie 等发明了冷光源,才避免了术中腹内脏器的热灼伤问题。1956 年,Frangenheim 使用玻璃纤维作为腹腔镜的光传导体,使得光损失更少,图像更清晰。20 世纪 60 年代,腹腔镜技术在妇科领域中适应证的拓展,带来了手术器械的发明和改进。1964 年,德国妇产医师 Kurt Semm 根据腹腔镜手术的需要发明了自动气腹机（CO_2-PNEU）和内镜热凝装置,使得腹腔镜外科的适应证日益扩大,为腹腔镜外科的发展奠定了坚实的基础。

德国的胃肠病学家 Kalk 博士是诊断性腹腔镜检查的创立者,他发明了一种直斜视 135°透镜系统,能更清晰地观察内脏器官病变,大大提高了诊断的准确性,因此被誉为德国诊断肝脏和胆囊疾病的腹腔镜检查的奠基人。Kalk 博士于 1929 年率先提倡在腹腔镜检查中运用双套管穿刺针技术,1951 年报道了他对2 000 多例患者检查的经验,无一例死亡,诊断的准确率很高。1936 年,妇产科医师 Hope 以腹腔镜技术诊断异位妊娠。1937 年,美国医师 Ruddock 报道了 500 例腹腔镜检查无一例死亡的成功体会,并提出了某些疾病的诊断标准。同年,美国外科医师 Anderson 提出用凝固方法进行腹腔镜消毒。至此,腹腔镜技术已逐渐成为诊断异位妊娠、腹腔和盆腔疾病,如原因不明的发热、腹痛、腹水、腹部包块及肝病的直视诊断技术,尤其在妇产科方面得到不断发展,已成为诊断妇科疾病的一种重要手段。1972 年,美国妇科腹腔镜医师协会计划在几年中要完成近 500 000 例的腹腔镜检查,表明这种检查法已被妇科医师广泛接受和使用。洛杉矶的 Cedars-Sinai 医疗中心近 1/3 的妇科手术使用了诊断或治疗的腹腔镜技术。然而,作为诊断性手段,腹腔镜检查在腹部外科却长期遭到冷落,其主要原因是:剖腹探查术对腹内器官的检查更为直观和全面,且并发症和死亡率并不高。再者,剖腹探查发现病变后,可同时施行手术治疗。因此,一般外科医师不愿使用腹腔镜技术和内镜检查,也不把它们包括在外科教学课程计划之中。后来,美国的外科界学者认为这是一个漏洞,于是要求通过外科培训应该通晓包括腹腔镜在内的各种内镜技术。Berci 和 Gaisford通过普通外科肝胆疾病患者的实践,在证明腹腔镜的治疗潜力方面做了有益的工作。Cuschieri 自 1975 年开始在英国宣传腹腔镜的价值,但当时较少外科医师认识到这种既便宜又安全的诊断方法的意义,腹腔镜下活检术与 X 线引导下活检术相比具有精确、经济的优点。再者,用腹腔镜直视下活检还具有直视下电凝取活体组织部位止血的作用。腹腔镜检查对外科医师而言还有以下优点:可提供精确的活体组织标本,从而使病理上对恶性病变的分期更为可靠,腹腔镜还可以用在钝性腹部外伤和老弱患者病因不明确的急腹症的诊断。但是,腹腔镜技术当时在外科领域一直进展缓慢。

近 10 年来,非侵入性诊断方法如超声显像、CT、磁共振技术等的产生和发展,为临床提供了较准确的诊断,使诊断性腹腔镜检查技术逐渐失去光彩,但却换来了腹腔镜技术在治疗和外科手术方面的突破。

第一位用腹腔镜施行外科手术的是普通外科医师 Fervers,他于 1933 年首先报道了腹腔镜下肠粘连松解术。当时他以氧气制造气腹,以电切技术松解粘连,但当接通电流时看到了闪光,并听到了腹内"爆炸"声。经历这次失败使后,他首次提出以不助燃的二氧化碳气体来制造气腹,因为二氧化碳具有不助燃、经腹膜吸收后容易从肺部排出,以及一旦二氧化碳进入血管所形成的气体栓塞比空气或氧气形成的气体栓塞治疗较容易等优点。然而,这次"爆炸"的负面影响竟使外科医师放弃了腹腔镜手术的研究几乎 50 年。尽管遭到强烈的抵制和排斥,1936 年,瑞士妇科医师 Bosch 依据德国医师 Werner 在 1934 年以高频电凝用于剖腹输卵管绝育术的经验,进行了腹腔镜输卵管电凝绝育术的尝试。1941 年,美国医师 Power 和 Barnes也分别报道了他们的类似研究。1961 年,妇科医师 Palmer 和 Lmendioff 系统地报道了他们成功地施行腹腔镜输卵管电凝术作为绝育手术方法的经验。至此,作为治疗手段,腹腔镜技术在妇科领域得到了逐渐推广应用,形成诊断和治疗并举的局面。20 世纪 70 年代初,CO₂-PNEU 被介绍到美国,极大地推动了腹腔镜技术在美国的应用。1972 年成立了美国妇科腹腔镜协会(AAGL),在短短的几年内成员达 4 000 余名,完成腹腔镜绝育术几百万例,占腹腔镜技术临床应用总数的 95%,尽管手术数量多,但范围窄,基本上局限于腹腔镜输卵管绝育术。

1980 年 9 月 12 日,德国妇产科医师 Kurt Serum 教授在德国基尔(Kiel)首次成功地将腹腔镜技术用于阑尾切除术,将腹腔镜技术率先引入外科手术治疗领域,从而开辟了腹腔镜外科的新纪元。从 1985 年始,人们即着手用腹腔镜切除胆囊的动物实验和临床研究,如1985年美国明尼苏达州的Schultz应用二氧化碳激光在狗身上做腹腔镜胆囊切除术的实验,但未获成功;1988年美国纽约的Leahy也进行了腹腔镜胆囊切除术的动物实验,并将其成功地应用于临床;1986年,苏格兰的Cuschieri也进行了腹腔镜胆囊切除术的动物实验,1988年在首届世界外科内镜代表会议上报告了一例用腹腔镜行胆囊切除术的动物实验获得成功,并于1989年2月应用于临床。

消化内镜自问世以来,其应用长期局限于消化管疾病诊断及治疗。直到20世纪90年代末,人类对应用消化内镜诊断与治疗腹腔疾病有了新的认识,即应用消化内镜诊断治疗可由"无孔不入"发展到"造孔而入"。1994年,Peter等在一项专利中首次提出经自然腔道内镜手术(natural orifice transluminal endoscopic surgery,NOTES)的概念。1998年,美国5所大学的医学专家组成"Apollo研究小组"进行NOTES专门研究。1999年,在约翰·霍普金斯医院开展了活体动物经口经胃内镜手术(peroraltransgastric endoscopic surgery),研究结果在2000年消化疾病周会议(Digestive Disease Week,DDW)和美国消化内镜学会(American Society for Gastrointestinal Endoscopy,ASGE)会议上进行报告。2002年,印度的Reddy和Rao开展NOTES动物实验,成功对猪实施经胃阑尾切除术。Tsin等在2003年报道了联合内镜经阴道胆囊切除术。2004年,美国Kalloo等报道了经口腔穿越胃壁进入腹腔的实验研究,用针状刀切开猪的胃壁,气囊扩张切口,将胃镜经胃壁切口送入腹腔行腹腔探查,并进行肝脏活检,金属夹夹闭胃壁切口。其后多位学者相继开展了各种NOTES的动物实验,包括胆囊切除、阑尾切除、胃空肠吻合、胰腺活检、肝脏活检、肠系膜淋巴结活检、小肠切除等。

2004年,印度医师Reddy和Rao成功地为一例男性患者实施经胃阑尾切除术。2005年7月,美国胃肠内镜外科医师学会(Society of American Gastrointestinal and Endoscopic Surgeons,SAGES)及ASGE的14位腹腔镜外科专家和内镜专家在美国纽约举行会议,成立了自然腔道外科技术评估及研究协会(Natural Orifice Surgery Consortium for Assessment and Research,NOSCAR),并发表了NOTES白皮书,就NOTES的定义、范畴等达成共识,讨论了安全开展NOTES的影响因素,并列举了进一步推动NOTES的一系列步骤。2007年3月Zorron教授等完成了世界首例经阴道内镜胆囊切除术,同年4月法国斯特拉斯堡大学医院Marescaux小组成功开展经阴道内镜胆囊切除术,这是NOTES从动物实验阶段走向临床应用的里程碑。

2009年4月,国内王东等报道了一例腹腔镜辅助下经胃内镜腹膜后淋巴结活检术,2009年5月又报道了一例经胃内镜肝脏囊肿开窗引流术。2009年10月,山东大学腔镜微创外科研究所牛军等人成功实施了国内首例经阴道内镜胆囊切除术。深圳市人民医院朱惠明首先开展了NOTES技术应用于腹膜疾病诊断的系列研究。2010年朱惠明报道了经胃腹腔内镜探查术诊断不明原因腹水。2011年7月,朱惠明等又报道了应用NOTES技术诊断腹膜转移癌的重要价值。2010年6月,南方医科大学南方医院开始应用NOTES技术诊断腹膜疾病4例。赣南医学院第一附属医院泌尿外科邹晓峰等于2010年12月在国内首先开展了经阴道纯NOTES肾囊肿去顶术。2011年5月,王锡山等报道了经脐腹腔镜辅助下的经阴道入路直肠肿瘤切除术。目前,NOTES技术在诊断与治疗腹部疾病的实验研究和临床应用方面,受到国内外专家的极大重视和广泛应用,如腹膜疾病诊断、腹腔灌洗、胆囊息肉摘除、胆囊结石保胆取石、胆囊切除、阑尾切除、胃空肠吻合、胰腺活检、肝脏活检、肠系膜淋巴结活检、小肠切除等。相关的基础研究和新的NOTES路径探索研究也方兴未艾。

NOTES作为一项新兴的微创技术,一经问世,立即显示出其诸多优点。在腹腔疾病诊断方面,NOTES腹腔探查及病理活检,是许多腹腔内疾病特别是腹膜疾病诊断的最后手段和金标准。在腹腔疾病治疗方面,NOTES同样具有较多优点,如比腹腔镜手术更微创、术后疼痛更轻、身体恢复更快、降低了切口感染及切口疝等并发症发生率、缩短了住院时间、提高了病床周转率。而对于一些腹腔镜和开腹手术有较高风险和难度的患者，NOTES 技术可能更具备优势。

参 考 文 献

[1] WIRTSCHAFTER S K，KAUFMAN H. Endoscopic appendectomy［J］. Gastrointest Endosc，1976，22（3）：173-174.

[2] GAUDERER M W，PONSKY J L，IZANT R J. Gastrostomy without laparotomy：a percutaneous endoscopic technique［J］. J Pediatr Surg，1980，15（6）：872-875.

[3] KALLOO A N，SINGH V K，JAGANNATH S B，et al. Flexible transgastric peritoneoscopy：a novel approach to diagnostic and therapeutic interventions in the peritoneal cavity［J］. Gastrointest Endosc，2004，60：114-117.

[4] ASGE/SAGES Working Gronp on Natural Drifice Translumenal Endoscopic Surgery White Paper October 2005［J］. Gastrointest Endosc，2006，63（2）：199-203.

[5] GIDAY S A，KANTSEVOY S V，KALLOO A N. Principle and history of nature orificetranslumenal endoscopic surgery（NOTES）［J］. Minim Invasive Ther Allied Technol，2006，15（6）：373-377.

[6] KALLOO A N. Natural Orifice Transluminal Endoscopic Surgery（NOTES）［J］. Gastroenterol Hepatol，2007，3（3）：183-184.

[7] MARESCAUX J，DALLEMAGNE B，PERRETTA S，et al. Surgery without scars：report of translumenal cholecystectomy ina human being［J］. Arch Surg，2007，142（9）：823-826.

[8] PERRETTA S，SERENO S，FORGIONE A，et al. A new method to close the gastronomy by using a cardiac septal occluder：longterm survival study in a　porcine model［J］. Gastrointest Endosc，2007，66（4）：809-813.

[9] PEARL J P，PONSKY J L. Natural orifice transluminal endoscopic surgery：Past，present and future［J］. J Minim Access Surg，2007，3（2）：43-46.

[10] BYRON F S，ERIC S H. Natural orifice translumenal endoscopic surgery：Progress in humans since white paper［J］. World J Gastroenterol，17（13）：1655-1665.

[11] STARK M，BENHIDJEB T. Natural Orifice Surgery：Transdouglas Surgery-a New Concept［J］. JSLS，2008，12（3）：295-298.

[12] SWANSTRÖM L L，KHAJANCHEE Y，ABBAS M A，et al. Natural Orifice Transluminal Endoscopic Surgery：The Future of Gastrointestinal Surgery［J］. Perm J，2008，12（2）：42-47.

[13] ARULAMPALAM T，PATERSON-BROWN S，MORRIS A J，et al. Natural Orifice Transluminal Endoscopic Surgery［J］. Ann R Coll Surg Engl，2009，91（6）：456-459.

[14] CHAUDHRY R，AGRAWAL V S M. Natural Orifice Transluminal Endoscopic Surgery：Reality or Myth ？ ［J］. Med J Armed Forces India，2009，65（3）：256-259.

[15] 王东，于恩达，李际辉，等. 腹腔镜辅助下经胃内镜腹膜后淋巴结活检术一例［J］. 中华消化内镜杂志，2009，26（4）：171-174.

[16] ROLANDA C，LIMA E，SILVA D，et al. In vivo assessment of gastrotomy　closure with over-the-scope clips in an experimental model for varicocelectomy（ with video ）［J］. Gastrointest Endosc，2009，70（6）：137-145.

[17] HORGAN S，CULLEN J P，TALAMINI M A，et al. Natural orifice surgery：initial clinical experience［J］. Surg Endosc，2009，23（7）：1512-1518.

[18] 梁平. 经自然腔道内镜外科（NOTES）的发展趋势［J］. 肝胆外科杂志，2010，18（2）：143-144.

[19] 朱惠明，师瑞月，王娜，等. 经胃腹腔内镜检查对原因不明腹水的诊断价值［J］. 中华消化内镜杂志，2010，27（1）：5-8.

[20] DUNKIN B J. Natural orifice transluminal endoscopic surgery：Educational challenge［J］. World J Gastrointest Surg，2010，2（6）：224-230.

[21] 朱惠明，李迎雪. 经自然腔道内镜检查在腹膜转移癌诊断中的应用［J］. 中华医学杂志，2011，91（27）：1895-1898.

[22] 邹晓峰，张国玺，肖日海，等. 经阴道纯 NOTES 肾囊肿去顶术 1 例报告并文献复习［J］. 临床泌尿外科杂志，2011，26（3）：161-164.

［23］王锡山,崔滨滨,刘正,等.经阴道入路直肠肿瘤切除术二例［J］.中华胃肠外科杂志,2011,14(5):325-326.

［24］HUANG C,HUANG R X,QIU Z J,et al. Natural orifice transluminal endoscopic surgery:New minimally invasive surgery come of age［J］. World J Gastroenterol,2011,17(39):4382-4388.

［25］JOÃO M P,LIMA E,JORGE C P,et al. Natural orifice transluminal endoscopy surgery:A review［J］. World J Gastroenterol, 2011,17(33):3795-3801.

［26］TEOH A Y,CHIU P A,ENDERS K W,et al. Current developments in natural orifices transluminal endoscopic surgery:An evidence-based review［J］. World J Gastroenterol,2010,16(38):4792-4799.

［27］ANTONELLO F. NOTES-Natural orifice transluminal endoscopic surgery:Why not?［J］. World J Gastrointest Surg,2010,2(6): 177-178.

［28］ZHANG X L,YANG Y S,SUN G,et al. Natural orifice translumenal endoscopic surgery(NOTES):current status and challenges ［J］. Chin Med,2010,123(2):244-247.

［29］SHAIKH S N,THOMPSON C C. Natural orifice translumenal surgery:Flexible platform review［J］.World J Gastrointest Surg, 2010,2(6):210-216.

［30］CARVALHO G L,LOUREIRO M P,BONIN E A. Renaissance of Minilaparoscopy in the NOTES and Single Port Era［J］. JSLS,2011,15(4):585-588.

［31］SANTOS B F,HUNGNESS E S. Natural orifice translumenal endoscopic surgery:Progress in humans since white paper［J］. World J Gastroenterol,2011,17(13):1655-1665.

［32］CLARK M P,QAYED E S,KOOBY D A,et al. Natural Orifice Translumenal Endoscopic Surgery in Humans:A Review［J］. Minim Invasive Surg,2012,2012:189296.

［33］BENHIDJEB T,STARK M. Natural Orifice Surgery(NOS)-the next step in the evolution of minimally invasive surgery［J］. J Turk Ger Gynecol Assoc,2012,3(1):56-60.

［34］NOGUERA J F,CUADRADO A. NOTES,MANOS,SILS and other new laparoendoscopic techniques［J］. World J Gastrointest Endosc,2012,4(6):212-217.

［35］COOMBER R S,SODERGREN M H,CLARK J,et al. Natural orifice translumenal endoscopic surgery applications in clinical practice［J］. World J Gastrointest Endosc,2012,4(3):65-74.

第二章

经自然腔道内镜手术腹腔疾病诊断与治疗的解剖基础

自从 NOTES 技术应用以来,腹腔内镜检查与治疗模式发生了巨大变化,视野变成放大的三维视野,通过腹腔内镜能间接观察正常组织器官,可以获得非常精细的解剖图像。对于腹腔组织器官病变的观察,可以获得病变数量、范围及性质等信息。因此,从腹腔内镜诊断与治疗的视角观察,产生了腹腔应用解剖学。也对消化内镜医师的解剖学知识有更高要求,既需要有腹腔解剖的大局观,也需要熟悉局部精细解剖,特别是从 NOTES 腹腔内镜治疗的角度理解腹腔解剖的层次和各重要间隙,才能安全顺利地完成腹腔检查与实施腹腔内镜治疗,并减少操作并发症。

一、腹腔的境界和腹壁层次

(一)境界与分区

腹部的上界为胸廓下口及膈,下界以骨盆上口为界线。该区域可分为腹腔和腹腔脏器两个部分,腹腔又区分为腹壁和膈。腹壁借腋前、腋后线区分为前、外和后壁,其中后壁为腰部。腹腔脏器又分为被腹膜包被突入腹腔的浆膜性脏器,即腹膜腔及其脏器(变形较大的脏器),以及被腹膜覆盖并埋藏于后腹壁脂肪中的腹膜后隙及其脏器。实际中的腹部仅是层次极明显的三个部分,由浅入深为腹前外侧壁、腹膜腔及其脏器、腹膜后隙及其脏器。

(二)腹前外侧壁层次

由浅入深分为皮肤、浅筋膜、三层扁肌或直肌及肌鞘、腹横筋膜、腹膜外筋膜和腹膜。

腹膜由被覆在腹壁、盆壁内表面的壁层腹膜和被覆在腹、盆腔内脏表面的脏层腹膜构成。壁层、脏层腹膜相互延续移行所围成的潜在性的间隙,为腹膜腔,其中仅含少量浆液。腹膜腔位于腹腔之内,腹腔内的脏器均位于腹膜腔之外。腹膜相互移行于腹、盆腔脏器之间,形成了许多腹膜形成物,包括网膜、系膜和韧带等。这些结构不仅对器官起着连接和固定的作用,也是血管和神经出入脏器的途径。

二、腹膜腔及腹腔内脏器

(一) 网膜

大网膜呈围裙状遮蔽在小肠、结肠等腹腔器官的前方,上方连于胃大弯和横结肠之间,下方游离。它由4层腹膜构成,被覆在胃前、后壁的腹膜自胃大弯和十二指肠上部下降,形成大网膜的前2层,至下缘再返折向上,形成大网膜的后2层,向上附于横结肠,并与横结肠系膜、腹后壁的腹膜相连续。

小网膜是从肝下面移行至胃小弯和十二指肠上部的双层腹膜结构,可分为两部分:左侧连于肝和胃小弯之间的部分称肝胃韧带;右侧连于肝门和十二指肠上部之间的部分称肝十二指肠韧带,它构成小网膜的右侧游离缘,其中在肝十二指肠韧带内含有3个重要结构——位于左侧的肝固有动脉、位于右侧的胆总管,以及位于二者之后的门静脉。

网膜囊是位于小网膜、胃后面的扁窄腹膜间隙,属于腹膜腔的一部分,可称为小腹膜腔。网膜囊与腹膜腔借肝十二指肠韧带后方的网膜孔相通。网膜囊有6个壁:前壁为小网膜和胃后壁;后壁为覆盖胰、左肾和左肾上腺前面的腹膜;上壁为肝尾叶和膈下面的腹膜;下壁为大网膜的2、3层愈着处;左壁为胃脾韧带、脾和脾肾韧带;右侧为网膜孔(图2-1~图2-4)。

(二) 系膜和韧带

系膜是将一些腹膜内器官(主要为小肠、大肠)连于腹后壁或其他结构上的双层腹膜结构,内含出入器官的血管、神经、淋巴管和淋巴结等。主要的系膜有肠系膜、阑尾系膜、横结肠系膜和乙状结肠系膜等。

韧带是连接腹、盆壁与脏器(除小肠、大肠)之间或连接相邻脏器(主要为胃、肝、脾)之间的腹膜结构。腹膜的韧带多数为双层,对脏器具有固定作用,韧带内可含血管和神经。主要的韧带有镰状韧带、冠状韧带、肝圆韧带、胃脾韧带和脾肾韧带等(图2-5~图2-7)。

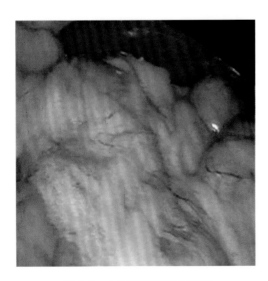

图 2-1　上腹部肝下缘大网膜

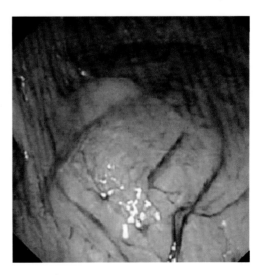

图 2-2　上、中腹部大网膜(一)

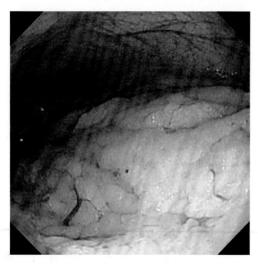

图 2-3　上、中腹部大网膜（二）

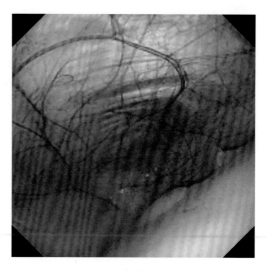

图 2-4　下腹部盆腔大网膜

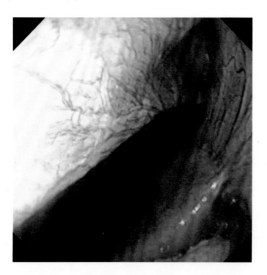

图 2-5　肝旁韧带

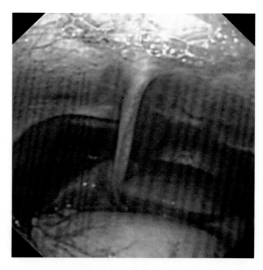

图 2-6　肝圆韧带（一）

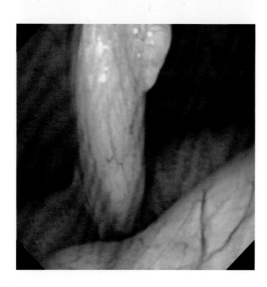

图 2-7　肝圆韧带（二）

（三）胃、十二指肠

胃中度充盈时,大部分位于左季肋区,小部分位于腹上区。胃贲门在第 11 胸椎左侧,幽门在第 1 腰椎右侧。活体胃的位置常因体位、呼吸及胃内容物的多少而变化,直立、吸气或胃内充盈时,胃向下移位,大弯可降至脐下,幽门有时可降至第 3 腰椎水平。胃前壁右侧份邻接左半肝,左侧份上部邻接膈,下部接触腹前壁,此部移动性大,通常称为胃前壁的游离区。胃后壁隔网膜囊与胰、左肾上腺、左肾、脾、横结肠及其系膜相毗邻,这些器官共同形成胃床(图 2-8)。

十二指肠是小肠上段的一部分,长 20~25cm。其上端始于幽门,下端至十二指肠空肠曲接续空肠。整体呈"C"形弯曲,包绕胰头。除始、末两端外,均在腹膜后方,紧贴腹后壁第 1~3 腰椎的右前方。十二指肠按走向分为球部、降部、水平部与升部。

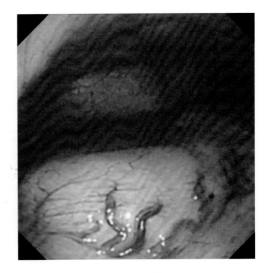

图 2-8　胃

（四）肝

肝大部分位于右季肋区,小部分位于左季肋区,肝左半部在肋弓间的部分与腹前壁相贴。肝右半部的膈面借膈与右肋膈隐窝和右肺底相邻,脏面与右肾上腺、右肾、十二指肠上部及结肠右曲相邻。肝左半部的膈面借膈与心脏的下面相邻,后缘近左纵沟处与食管相接触,脏面与胃前面小弯侧相邻(图 2-9,图 2-10)。

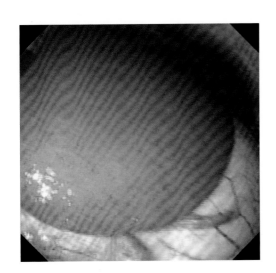

图 2-9　肝、胃

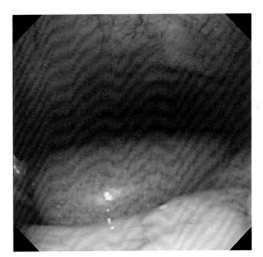

图 2-10　肝左叶、胃、网膜

（五）胆囊

肝外胆道由肝左、右管,肝总管,胆囊和胆总管组成。胆囊是一梨形的囊状器官,借疏松结缔组织附着于肝脏面的胆囊窝内,其下面有腹膜覆盖。胆囊分底、体、颈、管四部。底梢突出于肝下缘,其体表投影相当于右锁骨中线或右腹直肌外缘与右肋弓的交点处。肝左、右管在肝门处汇合成肝总管。胆总管下端与胆囊管汇合后称胆总管(图 2-11)。

（六）胰

胰位于腹上区和左季肋区，横过第1、2腰椎前方，在网膜囊后面，形成胃床之大部，除胰尾外均属腹膜外位。其右侧端较低，被十二指肠环绕，左侧端较高，靠近脾门。通常将胰分为头、颈、体、尾四部。头、颈部在腹中线右侧，居于十二指肠弯内。体、尾部则在腹中线左侧，毗邻胃大弯、脾门和左肾门（图2-12）。

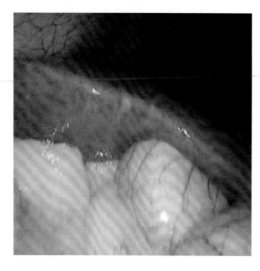

图2-11 肝、胆囊

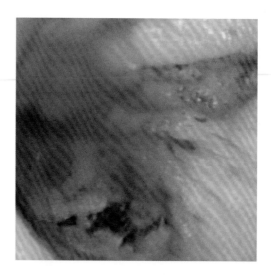

图2-12 胰

（七）脾

脾是人体最大的淋巴器官，颜色暗红，质地柔软，外有纤维性结缔组织被膜包裹。位于左季肋区的肋弓深处，其长轴与第10肋一致，脾后上端平第9肋的上缘，距后正中线4~5cm，脾前下端平第10肋，达腋中线。脾的膈面与膈、膈结肠韧带接触；脏面前上份与胃底相邻，后下份与左肾、左肾上腺相邻；脾门邻近胰尾。脾的膈面隆凸，脏面凹陷，有脾血管、淋巴管、神经等出入处，称脾门（图2-13，图2-14）。

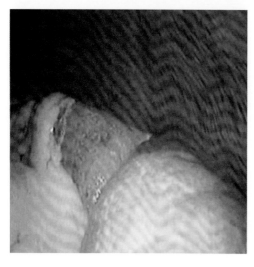

图2-13 脾（一）

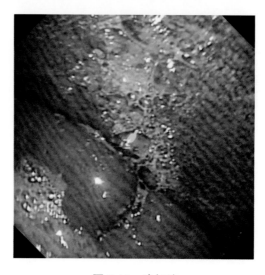

图2-14 脾（二）

（八）空肠及回肠

空肠与回肠占据结肠下区的大部,上段是空肠,始于十二指肠空肠曲,下段是回肠,末端接续盲肠。空、回肠均属腹膜内位器官,借系膜悬附于腹后壁,因此总称系膜小肠。空肠约占近侧的 2/5,主要盘曲于结肠下区的左上部;回肠约占远侧的 3/5,盘踞结肠下区的右下部,并垂入盆腔,两部间无明显分界。空肠一般比较粗,壁较厚,色较红,富血管,黏膜环状皱襞多而高,黏膜内散在孤立淋巴滤泡,系膜内血管和脂肪均较少。而回肠则管径较细,壁较薄,颜色稍白,血管较少,环状皱襞疏而低,黏膜内除有孤立淋巴滤泡外尚有集合淋巴滤泡,系膜血管较多,脂肪亦较丰富(图 2-15)。

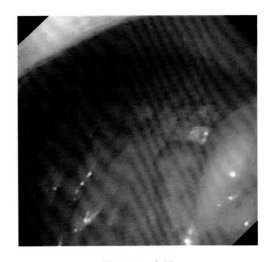

图 2-15　小肠

（九）结肠、盲肠和阑尾

结肠按其行程分为升结肠、横结肠、降结肠和乙状结肠。升结肠始于盲肠,沿腹腔右外侧区上行。

盲肠为大肠的起始部,通常位于右髂窝内,直立时可垂入盆腔。盲肠左侧接回肠末端,后内侧壁有阑尾附着,上方延续于升结肠,右侧为右结肠旁沟,后方邻髂腰肌,前面邻腹前壁,并常为大网膜覆盖。通常盲肠为腹膜内位,没有系膜,偶或连同升结肠出现系膜,活动度增大,形成移动性盲肠。盲肠粗而短,一般长 6~7cm,肠壁三条结肠带下端汇聚,续于阑尾根部。回肠末端通入盲肠,开口处黏膜形成上、下两襞,称回盲瓣。由于回肠管径小于盲肠,衔接处又接近直角,因此回盲部肠套叠比较多见(图 2-16~ 图 2-18)。

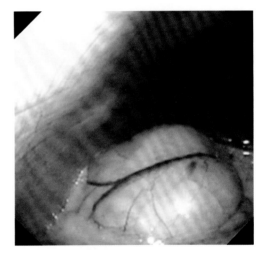

图 2-16　结肠肝曲

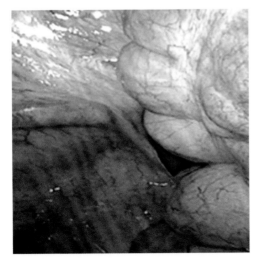

图 2-17　升结肠

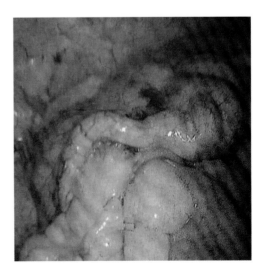

图 2-18　盲肠、阑尾

参 考 文 献

［1］KIM C G. Natural Orifice Transluminal Endoscopic Surgery and Upper Gastrointestinal Tract［J］. J Gastric Cancer,2013,13(4): 199-206.

［2］RONALD D,ELIE C,YVES P,et al. New trends in colorectal surgery:Single port and natural orifice techniques［J］. World J Gastroenterol,2014 ,20(48):18104-18120.

［3］SUN J P,DAE K S,TAE Y C,et al. Transanal natural orifice transluminal endoscopic surgery total mesorectal excision in animal models:endoscopic inferior mesenteric artery dissection made easier by a retroperitoneal approach［J］. Ann Surg Treat Res, 2014,87(1):1-4.

［4］TINELLI A,TSIN D A,FORGIONE A,et al. Exploring the umbilical and vaginal port during minimally invasive surgery［J］. J Turk Ger Gynecol Assoc,2017,18(3):143-147.

［5］HEIDARY B,PHANG TP,RAVAL M J,et al. Transanal endoscopic microsurgery:a review［J］. Can J Surg,2014,57(2):127-138.

［6］BINGENER J,LOOMIS E A,HUEBNER M,et al. Randomized trial on the physiologic impact of NOTES［J］. Surg Endosc, 2015,29(12):3551-3558.

第三章

经自然腔道内镜手术腹腔疾病诊断与治疗的术前准备

NOTES 腹腔检查与治疗前评估和准备应遵循消化内镜诊疗基本原则,但 NOTES 腹腔检查与治疗须进行气管插管全身麻醉和 CO_2 气腹,因此有一些特殊的术前评估和准备必须完善。

一、一般准备

1. 心理准备 许多患者对 NOTES 腹腔检查与治疗还比较陌生,除术前普遍存在的焦虑、紧张情绪外,患者常常对微创操作及效果存在疑问,术前应向其耐心讲解此类手术的优势和特点,同时也应说明适用范围,以取得患者的信任和配合,减轻心理应激反应。

2. 生理准备

(1) 调整全身情况:纠正营养不良、贫血、低蛋白血症,以及水、电解质平衡紊乱等,治疗和控制合并疾病。对营养不良患者配合使用肠外营养支持和无渣流质肠内营养剂,可兼顾肠道准备。

(2) 胃肠道准备:胃肠道准备是 NOTES 腹腔检查与治疗前准备的重要内容,应根据每个患者的病情及 NOTES 路径制订具体方案。常规术前 2 天改为全流质饮食,术前 12 小时禁食、禁水。

(3) 术前留置胃管:经胃路径 NOTES 腹腔检查与治疗患者术前需留置胃管胃肠减压。胃管顶端必须到达胃腔中下部,距贲门 10~15cm。留置胃管的最佳深度为 55~68cm。

(4) 术前留置尿管:估计需耗时较长的 NOTES 腹腔检查与治疗都应在术前留置导尿管,使膀胱处于空虚状态。

(5) 血管通道准备:在 NOTES 中,为保证输液、输血顺利进行,术前通常在前臂粗直、富有弹性、易于固定的大血管置入静脉留置针。此外,还需根据 NOTES 手术选择不同血管,以避免术中医师站位和管道操作互相影响。留置针可保留 3~5 天,以减少反复穿刺所造成的血管损伤,也能减轻患者痛苦。

二、特殊准备

合并各系统严重疾病的患者不能耐受全身麻醉和气腹的 NOTES 腹腔检查与治疗,如恶性高血压、心力衰竭、严重肾衰竭等,但轻度和可以控制的重要器官疾病并不是 NOTES 腹腔检查与治疗的禁忌证。对合并心、肺、肝、肾等重要器官疾病的患者,术前需与相关专科共同评估手术指征,制订详细的围手术期处理方案。

1. 合并心血管疾病　冠心病患者术前可使用钙通道阻滞剂、普萘洛尔、长效硝酸盐类等扩张冠状血管、减慢心率的药物,有利于减少心肌缺血、缺氧的发生。心肌梗死发生 3 个月内不适宜行 NOTES 腹腔检查与治疗。存在房室传导阻滞的患者在安装永久或临时心脏起搏器后可以接受 NOTES 手术。有高血压病史的患者应按平时规律服药至 NOTES 当日早晨,术后情况平稳的患者第 2 天即可尽早恢复平时口服药物。口服少量药物并不会影响胃壁穿刺孔的安全,尽早恢复习惯用药有利于控制血压平稳和避免静脉使用降压药物的副作用。

2. 合并慢性呼吸道疾病及肺功能不全　合并慢性呼吸道疾病的患者,如慢性气管炎、支气管哮喘、支气管扩张、慢性阻塞性肺气肿、肺结核、肺源性心脏病等,多有不同程度的呼吸功能不全。术前应戒烟、禁酒、选择有效抗生素控制感染、祛痰、超声雾化吸入等。鼓励患者咳嗽、排痰、深呼吸,锻炼呼吸功能,并指导其学会正确的咳嗽咳痰方法,以利于术后呼吸功能维护。

3. 合并糖尿病　与内分泌专科共同制订方案,术前规律使用口服降糖药物或注射胰岛素控制血糖接近正常范围,对老年患者可适当放宽标准。NOTES 手术日早晨停止服药和注射胰岛素,以 1U 胰岛素∶4~6g 葡萄糖的比例配制含糖液维持静脉滴注。须注意部分老年人为隐性糖尿病患者,平时临床症状不典型或无症状,但手术应激可能引发糖尿病酮症酸中毒或高渗性非酮症昏迷,故对空腹血糖升高的可疑患者和老年患者,应加强围手术期血糖监测。

4. 合并肝功能不全　肝功能不全的患者应在术前进行 Child-Pugh 分级,C 级谨慎实施 NOTES 腹腔检查与治疗,B 级经充分准备转为 A 级后可行 NOTES 腹腔检查与治疗,A 级也应经充分术前准备再行 NOTES 腹腔检查与治疗。此类患者在行营养支持时应注意增加支链氨基酸比例。重视纠正贫血和低蛋白血症,补充维生素 K,改善凝血机制,纠正水、电解质平衡紊乱,使用护肝药物,并应用抗生素预防感染。

5. 合并肾功能不全　NOTES 腹腔检查与治疗时应用气腹,其腹腔压力增高会对肾功能造成一定的不利影响,但正常情况下都可代偿恢复。合并肾功能不全的患者行 NOTES 腹腔检查与治疗前,需经慎重评估和充分准备。轻度肾功能指标(尿素氮、肌酐)升高而无明显水肿和电解质紊乱的情况,可以在严密监护下施行 NOTES 腹腔检查与治疗,但需控制手术时间,围手术期需重视维持水、电解质平衡。因肾功能不全需透析的患者,可在透析第 2 天内环境稳定的状况下尽快行 NOTES 腹腔检查与治疗,围手术期严密监测水、电解质平衡状况,术中重视止血处理,并严格控制手术时间(<4 小时),术后 18 小时可再行透析治疗。

6. 合并凝血功能异常　对有出血倾向的患者应在术前与血液科协同处理,积极治疗原发病。制订详细的抗凝药物使用和术前停用方案,将凝血酶原时间及凝血活酶活动度调整至正常范围。NOTES 腹腔检查与治疗气腹压力会在一定程度上影响下腔静脉回流,增加了术后深静脉血栓形成的风险,而与此相关的肺栓塞等并发症将造成严重后果。所以对术前已存在静脉血栓形成危险因素的患者,包括年龄 >40 岁、肥胖、有血栓形成病史、静脉曲张、吸烟、术后可能长时间卧床等,应重视深静脉血栓形成的预防,提前制订详细的术后抗凝治疗方案,如使用肝素、定时按摩四肢等。

7. 其他　近期有脑卒中者,择期手术应在 6 周后进行。正在应用皮质激素治疗或在 6~12 个月内曾用激素治疗超过 1~2 周者,肾上腺皮质功能受到不同程度的抑制,应重视围手术期激素水平的维持,可在术前 2 天开始给予氢化可的松(100mg/d),手术当天再给 300mg,并持续至术后 3 天。

参 考 文 献

［1］ MIN-CHAN K,KI-HAN K,JIN-SEOK J,et al. Patient Perception of Natural Orifice Transluminal Endoscopic Surgery in an Endoscopy Screening Program in Korea ［J］. Yonsei Med J,2012,53(5):960-967.

［2］ MORALES-CONDE S,PEETERS A,MEYER YM,et al. European association for endoscopic surgery(EAES) consensus statement on single-incision endoscopic surgery ［J］. Surg Endosc,2019,33(4):996-1019.

［3］ MORI H,KOBARA H,TSUSHIMI T,et al. Reduction effect of bacterial counts by preoperative saline lavage of the stomach in performing laparoscopic and endoscopic cooperative surgery ［J］. World J Gastroenterol,2014,20(42):15763-15770.

［4］ GRACE C L,PATRICIA S. Shifting Paradigms in Minimally Invasive Surgery:Applications of Transanal Natural Orifice Transluminal Endoscopic Surgery in Colorectal Surgery ［J］. Clin Colon Rectal Surg,2015,28(3):181-193.

［5］ STEFAN P,CATALIN A C,VALERIU S,et al. Intraoperative cardiovascular response of natural orifice transluminal endoscopic surgeryversus laparoscopy:A comparative animal study ［J］. J Minim Access Surg,2018,14(4):316-320.

［6］ DING D C,CHU T Y,HONG M K,et al. Hysterectomy and ovarian cystectomy using natural orifice transluminal endoscopic surgery:An initial experience at Tzu Chi General Hospital ［J］. Ci Ji Yi Xue Za Zhi,2017,29(4):208-212.

［7］ MIAKICHEVA O,HAMILTON Z,BEKSAC A T,et al. Gastrointestinal tract access for urological natural orifice transluminal endoscopic surgery ［J］. World J Gastrointest Endosc,2016,8(19):684-689.

［8］ BAEKELANDT J F,PETER A D M,ILSE L R,et al. Transvaginal natural orifice transluminal endoscopic surgery(vNOTES) adnexectomy for benign pathology compared with laparoscopic excision(NOTABLE):a protocol for a randomised controlled trial ［J］. BMJ Open,2018,8(1):e018059.

［9］ SODERGREN M H,PUCHER P,CLARK J,et al. Disinfection of the Access Orifice in NOTES:Evaluation of the Evidence Base ［J］.Diagn Ther Endosc,2011,2011:245175.

［10］ MORINO M,ALLAIX ME. Transanal endoscopic microsurgery:what indications in 2013 ? ［J］. Gastroenterol Rep,2013,1(2): 75-84.

第四章

经自然腔道内镜手术腹腔疾病诊断与治疗的设备

NOTES 腹腔疾病诊断与治疗的发展有赖于先进设备和器械的使用。NOTES 腹腔疾病诊断与治疗各种操作的实现，需在设备和器械的保障下进行。现在腹腔内镜设备和器械更新很快，并越来越多地应用先进的工程学、材料学和数字化精密控制等技术，NOTES 腹腔内镜诊断与治疗的发展需求是设备和器械进步的主要推动力，而设备和器械大量进步又加快了 NOTES 腹腔内镜诊断与治疗发展，两者形成了良性循环。

消化内镜医师应该经常关注器械和设备新进展，了解它们的优良性能并在 NOTES 腹腔内镜操作中充分利用，不断提高 NOTES 腹腔内镜诊断与治疗技术和效果。

消化内镜医师必须了解这些设备和器械的基本性能，在内镜诊断与治疗中正确选择和使用，以充分发挥 NOTES 内镜诊断与治疗的微创优势，减少或避免并发症，保证操作安全进行。

NOTES 腹腔诊断与治疗的设备与器械主要包括：①消化内镜系统；②NOTES 诊断与治疗器械；③经胚胎性自然腔道内镜手术（embryonal natural orifice transluminal endoscopic surgery，ENOTES）诊断与治疗器械。

一、电子内镜系统

1. 电子内镜主机　内镜主机是电子内镜系统的主要组成部分，与电子内镜组合，完成 NOTES 腹腔疾病诊断与治疗。目前所使用的内镜系统与电子胃肠内镜检查的系统相同，国内使用的电子内镜系统产品有 OLYMPUS、FUJI 和 PENTAX 三种不同公司的产品，其中以 OLYMPUS 的产品（图像处理装置 CV-290 和内镜冷光源 CLV-290SL）应用较广泛（图 4-1）。

2. 电子内镜　电子内镜是连接在主机上，完成 NOTES 诊断和治疗的主要器械，电子内镜与腹腔镜的功能类似，但比腹腔镜有更多的功能和优势。首先，电子内镜集多种功能于一镜，即照明、注气/注水、吸气/吸水、内镜前端转向、通过活检钳道进入

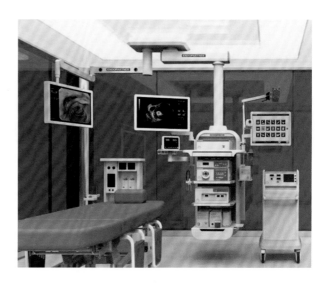

图 4-1　电子内镜主机（EVIS LUCERA ELITE 290）

器械完成疾病的诊断和治疗等。其次,电子内镜是软镜,可经口腔-食管-胃壁途径到达腹腔,完成腹腔疾病的诊断与治疗。目前供NOTES诊断与治疗的电子内镜有高清、放大、超细、双活检钳道等多种新型电子内镜(图4-2,图4-3)。

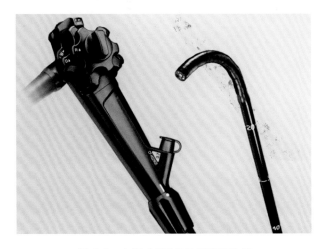

图4-2　电子内镜(GIF-HQ290L/I)

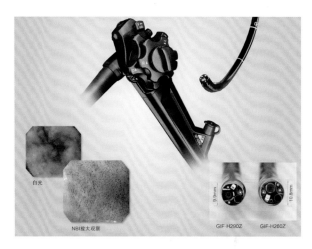

图4-3　电子内镜(GIF-H290Z)

二、诊断与治疗相关器械

(一)凝切刀

1. 针刀(needle knife)　针刀为高频电刀中的一种,由一根导电性能良好的金属丝及其外套的高绝缘性的塑料导管构成,针刀刀尖细,可精细切开目标组织,周围损伤小,切口平整(图4-4,图4-5)。

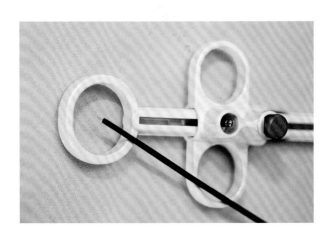

图4-4　针刀

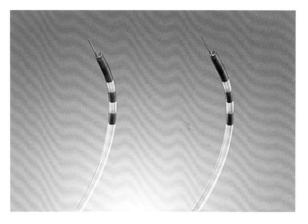

图4-5　针刀前端

2. 球形刀(IT knife)　IT刀尖前端带有一圆形绝缘材料,可更好地控制深度、更大胆地在垂直方向上切割,并能尽可能避免切割过深,其整个刀身都可以用来切割,所以它的切割速度比其他刀更快,临床常用的针刀有IT Ⅰ和IT Ⅱ两型(图4-6~图4-7)。

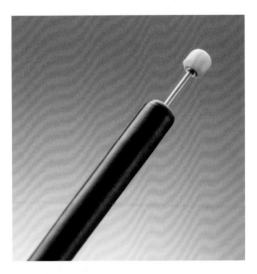

图 4-6　IT Ⅰ

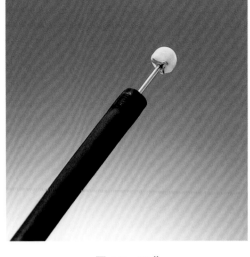

图 4-7　IT Ⅱ

3. 钩刀（hook knife）　钩刀为高频电刀中的一种,由一根导电性能良好的金属丝及其外套的高绝缘性的塑料导管构成,前端 90° 弯曲呈直钩状,可通过上挑法切开目标组织,切除效率较高(图 4-8)。

4. 三角刀（triangle knife）　三角刀为高频电刀中的一种,由一根导电性能良好的金属丝及其外套的高绝缘性的塑料导管构成,前端呈三角形,可通过上挑切开、左右方向切开目标组织,切除效率较高(图 4-9)。

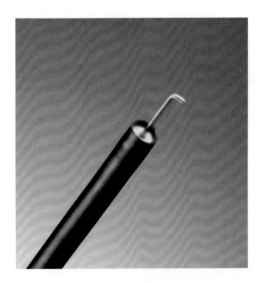

图 4-8　钩刀

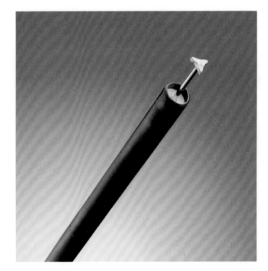

图 4-9　三角刀

5. 道尔刀（Dual knife）　为高频电刀中的一种,由一根导电性能良好的金属丝及其外套的高绝缘性的塑料导管构成,刀丝可伸出和收回,前端呈倒 U 形,伸出刀丝时长度固定,可避免侵入组织过深,新型道尔刀有喷水功能,能清除切除时产生的焦痂(图 4-10,图 4-11)。

6. 凝切剪刀（VS　knife）　凝切剪刀是一种新型凝切工具,其优点是将需切开的组织咬住,再行凝切,切除的靶向性强,可避免切除时切除刀移动、患者呼吸膈肌运动等导致切除损害(图 4-12,图 4-13)。

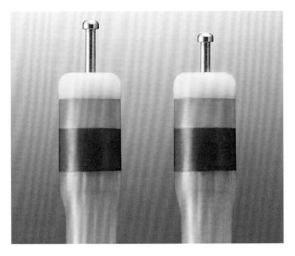

图 4-10　道尔刀

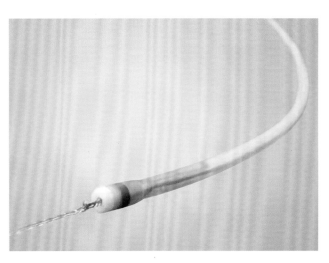

图 4-11　道尔刀的喷水功能

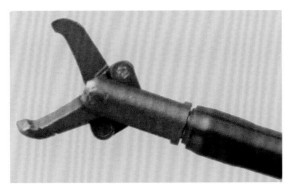

图 4-12　凝切剪刀Ⅰ

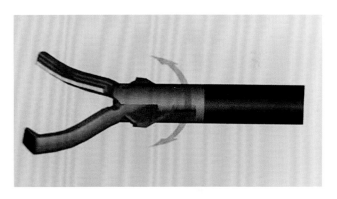

图 4-13　凝切剪刀Ⅱ

（二）活检钳

1. 活检钳（biopsy forceps）　活检钳用于获取腹腔内目标组织，为诊断提供病理学依据。活检钳由先端部、钳身及操作手柄组成。活检钳有多种类型，可根据需要选择，如可旋转有窗带针型活检钳在钳取标本时不会滑动，钳取标本准确、方便，能获取较大的组织样本；鲨口活检钳齿形锋利，特别适用于在肿瘤等较硬的组织上进行活检（图 4-14）。

2. 热活检钳（hot biopsy forceps）　热活检钳的作用是钳夹出血血管后电凝止血，也可用于去除小块病灶（图 4-15）。

（三）导丝

斑马导丝（zebra guidewire）通常由镍钛合金制成，头端细而柔软，有不同形态；其余部分较硬，但可盘曲，其常用直径为 0.47~0.91mm。例如：BOSTON 生产的黄斑马导丝（yellow zebra guidewire），OLYMPUS 生产的蓝斑马导丝（blue zebra guidewire）等（图 4-16，图 4-17）。

（四）扩张作用器械

1. 扩张探条（dilator）　用于扩张自然腔道中的穿刺部位，形成通道。扩张探条一般头端较细，逐渐变粗至探条的规格粗细，适用经内镜扩张自然腔道管壁的扩张探条型号有 6.0/7.0/8.5/9.0/10.0Fr 等规格（图 4-18）。

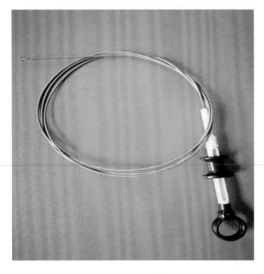

图 4-14　活检钳

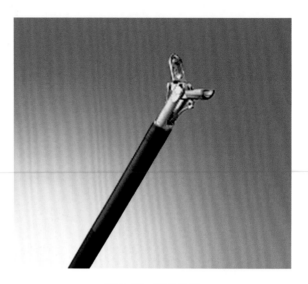

图 4-15　热活检钳

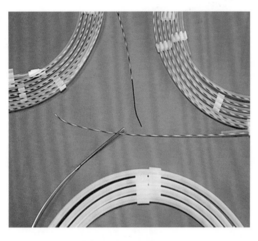

图 4-16　导丝（一）

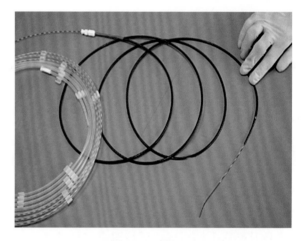

图 4-17　导丝（二）

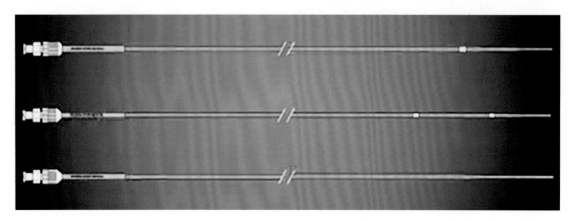

图 4-18　扩张探条

2. 扩张管(tubular dilator) 扩张管是 ENOTES 时用于初步扩张腹壁穿刺孔的器械。由穿刺套管及针芯(穿刺锥)组成,扩张管分为带撕开鞘扩张管和无鞘扩张管两种。美国 COOK 公司生产的扩张管型号有 8.0/10.0/12.0/14.0/16.0/18.0/20.0/22.0/24.0Fr。ENOTES 腹壁穿刺孔扩张时常用无鞘扩张管(图 4-19)。

3. 沙氏扩张探条(Savary-Gilliard bougie dilator) 沙氏扩张探条是 ENOTES 扩大腹壁穿刺孔的器械,在扩张管扩张的基础上,应用沙氏探条可将穿刺孔进一步扩大,直到可放入腹腔套管外管。扩张探条的规格有直径 5.0/7.0/9.0/11.0/13.0/15.0mm(图 4-20)。

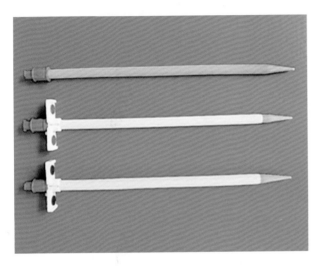

图 4-19 扩张管

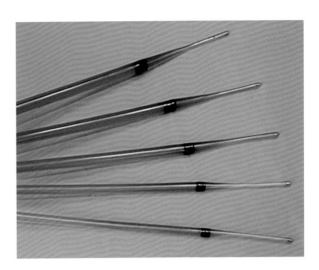

图 4-20 沙氏扩张探条

4. 扩张球囊(balloon) 用于扩张自然腔道中的穿刺部位,形成通道。扩张探条退出后,继续沿着导丝进球囊进行扩张,扩张球囊有不同规格,常用的如 8.0-9.0-10.0mm、18.0-19.0-20.0mm(图 4-21,图 4-22)。

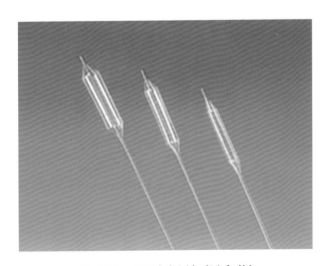

图 4-21 扩张球囊Ⅰ(气囊充气状)

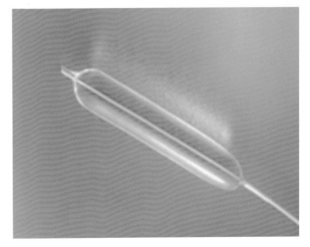

图 4-22 扩张球囊Ⅱ(气囊充气状)

5. 高压注射器(high pressure injector) 常用的高压注射器有握放式高压注射器和手柄推注微调式高压注射器两种,用于加压和定量扩张球囊(图 4-23,图 4-24)。

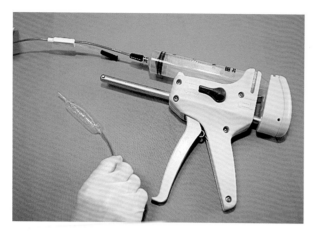

图 4-23　握放式高压注射器

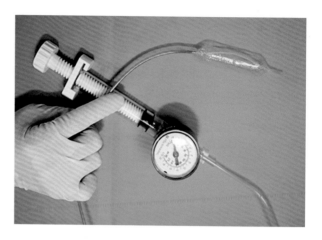

图 4-24　手柄推注微调式高压注射器

（五）其他器械

1. 口 - 腹腔套管（mouth-abdomen cannula，MAC）NOTES 腹腔内镜诊断与治疗是内镜经过口腔、食管、穿越胃壁、进入腹腔、到达盆腔的远距离内镜诊断与治疗过程。操作过程中一旦退出内镜到达胃腔，再次进入腹腔则十分困难。而放置口 - 腹腔套管（图 4-25），可使内镜自由进出腹腔，腹腔疾病的诊断、治疗操作变得比较容易。

（1）口 - 腹腔套管的结构：口 - 腹腔套管是一种医用硅胶管，长 65cm，内径 1.1cm，口端管腔外有注气嘴，内有防漏膜，腹腔端管外有一气囊，气囊借助管壁内的细管与注气嘴相连。其功能是将口腔至腹腔内形成一条通道，供内镜在口腔外与腹腔内自由进出。

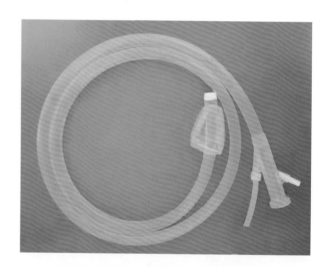

图 4-25　口 - 腹腔套管（气囊排气状）

（2）口 - 腹腔套管放置术

1）穿刺胃窦：经口腔插入内镜至胃窦部，选择胃窦前壁正中部位为穿刺点，经内镜活检钳道插入针刀，沿穿刺点切开胃黏膜、肌层和浆膜层进入腹腔。

2）扩张形成胃壁通道：应用交换法退出针状刀留下导丝，沿导丝进入 6.0~8.5Fr 扩张探条各 20 秒，然后退出 8.5Fr 扩张探条后，再交换进入直径 2.0cm 气囊扩张 2 分钟。

3）内镜进入腹腔：沿导丝插入内镜到达腹腔，后留下导丝退出内镜至口腔外。

4）内镜带套管插入腹腔：将口 - 腹腔套管套在内镜上，进胃镜到胃腔并穿越胃壁，当腹腔端气囊穿过胃壁切口后，通过口外气嘴注气使腹腔端气囊充盈，固定口 - 腹腔套管（图 4-26）。

2. 透明帽（transparent cap）　透明帽为内镜手术常用工具，其在 NOTES 中的使用有如下优点：①可通过透明帽的使用扩宽操作视野，为后续操作提供宽阔稳定的空间，缩短操作时间；②可通过透明帽的辅助达到改变切线位、固定目标区域、方便目标组织的暴露及套取；③对于部分病变，可通过使用尼龙绳及透明帽进行吸引并套取切除（图 4-27）。

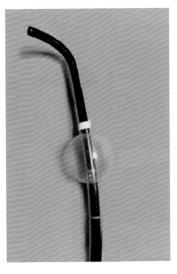

图 4-26　内镜经口 - 腹腔套管插入后(气囊充气状)

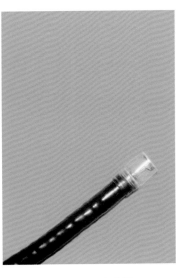

图 4-27　透明帽

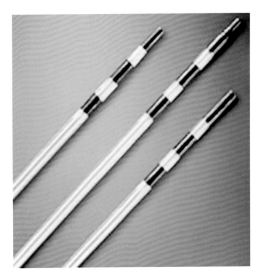

图 4-28　冲洗管

3. 冲洗管(flushing tube)　冲洗管是较长的塑料导管,经活检孔道插入后,直视下注水清洗病灶表面附着物,利于识别病变。也可通过此管吸出腔内体液行进一步检查。伴腔内出血时,可从此管吸出血液帮助观察病灶。也可从此管注入染色剂亚甲蓝、刚果红等进行黏膜染色(图 4-28)。

4. 注射针(needle)　注射针外鞘设计可实现准确地注射,适用于浆膜下注射、腹腔内注射治疗(图 4-29)。

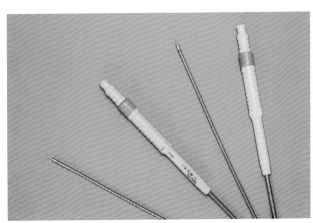
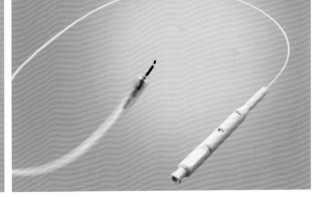

图 4-29　注射针

5. 圈套器(snare)　圈套器与高频电发生器配套使用,用于切除目标组织,切丝软硬适中,可根据需求通过圈套器释放器变换圈径,有较好的套取固定效果,不易滑脱,边切边凝,有效降低出血发生率(图 4-30,图 4-31)。

6. 气腹针(veress needle)　气腹针适用于闭合性制造气腹,其外径 2mm,长度有 100mm、120mm、140mm,穿刺端针芯圆钝、中空、有侧孔,尾端有弹簧及保护装置,当穿刺时针芯遇阻力缩回鞘内,在针鞘头进入腹腔后,阻力消失,针芯因尾端弹簧力量弹入腹腔,保护腹腔内组织免受损伤。但这种保护作用是有限的,术者穿刺时应根据气腹针进入深度、阻力大小、落空感等综合判断,避免气腹针穿刺造成并发症。穿刺成功后可将 CO_2 导管连接至气腹针,充气造气腹(图 4-32)。

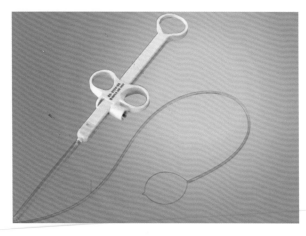

图 4-30　圈套器

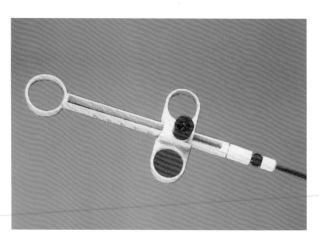

图 4-31　圈套器释放器

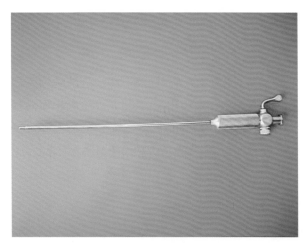

图 4-32　气腹针

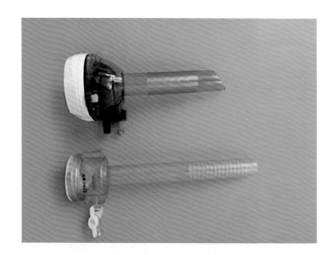

图 4-33　Trocar 外套管

　　7. 腹腔穿刺套管(Trocar)外套管　Trocar 是 ENOTES 和腹腔镜手术中使用的一种器械,由外套管和针芯组成。腹腔镜手术时使用外套管和针芯,而 ENOTES 时采用更安全的改良式 Trocar 外套管插入法,因此只使用外套管而不用针芯。用于 ENOTES 的 Trocar 外管有 2 种:一种为普通 Trocar 外套管,前端斜口状;另一种为特种 Trocar 外套管,其主干部分较长,前端平口状。常用的 Trocar 外套管直径有 5mm、10mm、12mm 等,有金属 Trocar 和一次性使用的塑料制品 Trocar。套管的尾端装有防止漏气的能自行关闭的阀门,形成防止反流的活瓣,穿刺完毕,拔出内芯,将套管留在腹壁上,后续的操作均通过该通道进行。ENOTES 常选用直径 12mm 的 Trocar 外套管(图 4-33)。

参 考 文 献

[1] 朱江帆. NOTES 与 TUES 设备和器械发展现状[J]. 中国微创外科杂志,2010,10(1):28-32.

[2] AZAGURY D E,RYOU M,SHAIKH S N,et al. Real-time computed tomography-based augmented reality for natural orifice transluminal endoscopic surgery navigation[J]. Br J Surg,2012,99(9):1246-1253.

[3] OHDAIRA T,IKEDA K,TAJIRI H,et al. Usefulness of a Flexible Port for Natural Orifice Transluminal Endoscopic Surgery by the Transrectal and Transvaginal Routes[J]. Diagn Ther Endosc,2010,2010:473080.

[4] FERNÁNDEZ-ESPARRACH G,SAN JOSÉ ESTÉPAR R,GUARNER-ARGENTE C,et al. The role of a computed tomography-

based image registered navigation system for natural orifice transluminal endoscopic surgery: a comparative study in a porcine model [J]. Endoscopy, 2010, 42 (12): 1096-1103.

［5］ KORZENIOWSKI P, BARROW A, MIKAEL H, et al. NOViSE: a virtual natural orifice transluminal endoscopic surgery simulator [J]. Int J Comput Assist Radiol Surg, 2016, 11 (12): 2303-2315.

［6］ MORTAGY M, MEHTA N, PARSI M A, et al. Magnetic anchor guidance for endoscopic submucosal dissection and other endoscopic procedures [J]. World J Gastroenterol, 2017, 23 (16): 2883-2890.

［7］ TOMASKO J M, MATHEW A, MOYER M T, et al. An Intestinal Occlusion Device for Prevention of Small Bowel Distention During Transgastric Natural Orifice Transluminal Endoscopic Surgery [J]. JSLS, 2013, 17 (2): 306-311.

［8］ KORZENIOWSKI P, BROWN D C, MIKAEL H S, et al. Validation of NOViSE: A Novel Natural Orifice Virtual Surgery Simulator [J]. Surg Innov, 2017, 24 (1): 55-65.

［9］ JIANG S J, SHI H, SWAR G, et al. Trans-umbilical endoscopic cholecystectomy with a water-jet hybrid-knife: A pilot animal study [J]. World J Gastroenterol, 2013, 19 (40): 6857-6862.

［10］ CÓRDOVA H, ESTÉPAR R S, JESÚS A R, et al. Comparative study of NOTES alone versus NOTES guided by a new image registration system for navigation in the mediastinum: a study in a porcine model [J]. Gastrointest Endosc, 2013, 77 (1): 102-107.

［11］ JEONG S U, AIZAN H, SONG T J, et al. Forward-viewing endoscopic ultrasound-guided NOTES interventions: A study on peritoneoscopic potential [J]. World J Gastroenterol, 2013, 19 (41): 7160-7167.

［12］ SĂFTOIU A. State-of-the-art imaging techniques in endoscopic ultrasound [J]. World J Gastroenterol, 2011, 17 (6): 691-696.

［13］ RYSKA O, MARTINEK J, FILIPKOVA T, et al. Single loop-and-clips technique (KING closure) for gastrotomy closure after transgastric ovariectomy: a survival experiment [J]. Wideochir Inne Tech Maloinwazyjne, 2012, 7 (4): 233-239.

［14］ LI Z, CALVIN S H. Future of uniportal video-assisted thoracoscopic surgery emerging technology [J]. Ann Cardiothorac Surg, 2016, 5 (2): 127-132.

［15］ TURNER B G, CIZGINER S, KIM M C, et al. Stent placement provides safe esophageal closure in thoracic NOTES procedures [J]. Surg Endosc, 2011, 25 (3): 913-918.

［16］ YEUNG B P, CHIU P W. Application of robotics in gastrointestinal endoscopy: A review [J]. World J Gastroenterol, 2016, 22 (5): 1811-1825.

［17］ AUSTIN R C, MOSSE C A, SWAIN P. A novel use of T-tag sutures for the safe creation and closure of the NOTES gastrotomy using a hybrid technique [J]. Surg Endosc, 2009, 23 (12): 2827-2830.

［18］ DARGAR S, DE S, SANKARANARAYANAN G, et al. Development of a Haptic Interface for Natural Orifice Translumenal Endoscopic Surgery Simulation [J]. IEEE Trans Haptics, 2016, 9 (3): 333-344.

［19］ NAKAJO A, ARIMA H, HIRATA M, et al. Trans-Oral Video-Assisted Neck Surgery (TOVANS). A new transoral technique of endoscopicthyroidectomy with gasless premandible approach [J]. Surg Endosc, 2013, 27 (4): 1105-1110.

［20］ SUZUKI R, BHUTANI M S, SHIN D, et al. Endoscopic ultrasound-assisted direct peritoneal visualization with a small-caliber scope: A proof of concept study in a swine model [J]. Endosc Ultrasound, 2014, 3 (4): 226-231.

［21］ SCHWAITZBERG S D, DOROZHKIN D, SANKARANARAYANAN G, et al. Natural Orifice Translumenal Endoscopic Surgery (NOTES): Emerging Trends and Specifications for a Virtual Simulator [J]. Surg Endosc, 2016, 30 (1): 190-198.

［22］ SANKARANARAYANAN G, MATTHES K, NEMANI A, et al. Needs Analysis for Developing a Virtual Reality NOTES Simulator [J]. Surg Endosc, 2013, 27 (5): 1607-1616.

［23］ ÖZYURTKAN M O, KABA E, TOKER A. Technological innovation in video-assisted thoracic surgery [J]. J Vis Surg, 2017, 3: 20.

［24］ ZYGOMALAS A, GIOKAS K, KOUTSOURIS D. In Silico Investigation of a Surgical Interface for Remote Control of Modular Miniature Robots in Minimally Invasive Surgery [J]. Minim Invasive Surg, 2014, 2014: 307641.

［25］PATEL N,SENEC C,YANG G Z,et al. Flexible platforms for natural orifice transluminal and endoluminal surgery［J］. Endosc Int Open,2014,2(2):E117-E123.

［26］POURGHODRAT A,NELSON C A,OLEYNIKOV D. Hydraulic Robotic Surgical Tool Changing Manipulator［J］. J Med Device,2017,11(1):110081-110086.

［27］YEH C C,JAN C I,YANG H R,et al. Comparison and Efficacy of LigaSure and Rubber Band Ligature in Closing the Inflamed Cecal Stump in a Rat Model of Acute Appendicitis［J］. Biomed Res Int,2015,2015:260312.

［28］AMY T,MANUEL P M,RAMON S O,et al. Endoscopic ultrasound-guided gastrojejunostomy with a lumen-apposing metal stent:a multicenter,international experience［J］. Endosc Int Open,2016,4(3):E276-E281.

［29］KAN H C,PANG S T,WU C T,et al. Robot-assisted laparoendoscopic single site adrenalectomy:A comparison of 3 different port platforms with 3 case reports［J］. Medicine(Baltimore),2017,96(51):e9479.

［30］WOLFE M A,BOWER C E. Using the StomaphyXTM Endoplicator to Treat a Gastric Bypass Complication［J］. JSLS,2011, 15(1):109-113.

［31］LI Y,WU J H,MENG Y,et al. New devices and techniques for endoscopic closure of gastrointestinal perforations［J］. World J Gastroenterol,2016,22(33):7453-7462.

［32］ADDIS M,AGUIRRE M,FRECKER M,et al. Development of Tasks and Evaluation of a Prototype Forceps for NOTES［J］. JSLS,2012,16(1):95-104.

［33］SHEN T,NELSON C A,WARBURTON K,et al. Design and Analysis of a Novel Articulated Drive Mechanism for Multifunctional NOTES Robot［J］. J Mech Robot,2015,7(1):110041-110048.

［34］GRANBERG C F,GETTMAN M T.Instrumentationfor natural orifice translumenal endoscopic surgery and laparoendoscopic single-site surgery［J］. Indian J Urol,2010,26(3):385-388.

第五章

经自然腔道内镜手术腹腔疾病诊断与治疗的麻醉

一、经自然腔道内镜手术腹腔疾病诊断与治疗的病理生理

NOTES 腹腔检查与治疗麻醉的特殊性,主要针对气腹带来的一系列影响,为确保患者安全及快速复苏,麻醉医师必须了解相关病理生理改变。

(一) 呼吸功能改变

CO_2 气腹对呼吸功能的影响主要有两方面:一是 CO_2 负荷增加引起的内环境改变;二是人工气腹和 NOTES 腹腔检查与治疗术中特殊体位导致的肺部机械力学变化。在 NOTES 腹腔检查与治疗中,CO_2 可经腹膜吸收,导致通气/血流(V/Q)比例失调,生理无效腔增加,引起高碳酸血症。在压力平稳的气腹过程中,充气后 15~20 分钟,全身麻醉机械通气的患者 $PaCO_2$ 升高到一定程度,而在局部麻醉下实施的 NOTES 腹腔检查与治疗术中,$PaCO_2$ 虽维持不变,每分通气量将显著增加。正常情况下,呼气末二氧化碳分压($P_{et}CO_2$)监测可以间接反映 $PaCO_2$,但在气栓、气胸、纵隔与心包积气、单侧肺通气等情况下,$P_{et}CO_2$ 与 $PaCO_2$ 差值明显增加。因此,气腹时除监测 $P_{et}CO_2$ 外,最好同时监测 $PaCO_2$。一般情况下,当患者停止机械通气时,绝大部分 CO_2 负荷可以排出,但本身就存在呼吸功能损害的患者,术后发生呼吸衰竭的危险将大大提高。

人工气腹会引起膈肌上移,加之术中某些特殊体位导致肺通气/血流重新分布,可使肺顺应性和功能残气量降低 20%~50%。对于肥胖患者,这种下降更为明显。如果不增加吸入氧浓度,这种改变可引起动脉血氧分压降低,呼气末正压通气(PEEP)可部分改善这种力学改变。研究发现,虽然气腹手术中会给通气造成不利影响,但术后患者肺功能可恢复良好,如 NOTES 腹腔检查与治疗术后第一个 24 小时肺活量下降约 21%,而开腹手术肺活量下降约为 50%,而且 NOTES 腹腔检查与治疗术后肺部炎症浸润和肺不张的发生率很低。这表明 NOTES 腹腔检查与治疗术后的优越性超过其术中对肺功能的不利影响。

(二) 血流动力学改变

NOTES 腹腔检查与治疗对血流动力学的影响来源于三个方面:①人工气腹使得腹腔内压升高;②某些特殊体位的影响;③气腹状态下的神经内分泌改变及 CO_2 吸收。患者自身状况也决定了心血管不良反应的严重程度,高龄、肥胖及合并心肺疾病的患者血流动力学改变更为明显,心血管反应更为严重,术后恢

复时间也明显延长。

NOTES 腹腔检查与治疗中腹腔内压 (IAP) 升高,通常维持在 12~15mmHg。研究表明,一旦 IAP 超过 10mmHg,即可引起明显的血流动力学改变,主要表现为心输出量下降 (10%~30%)、全身循环阻力增加、动脉压升高。主要原因是升高的腹内压压迫了腹腔内容量血管,使血液淤滞于下肢,导致静脉回心血量减少,进而引起心输出量下降。心输出量的减少一般与 IAP 增加成比例。同时腹腔内充入 CO_2 可增加交感神经张力,使全身血管阻力增高。

NOTES 腹腔检查与治疗中有时须采取一些特殊体位,如常用的头低足高位和右侧卧位。头低位可致中心静脉压和心输出量增加,减少血管阻力增加的影响。头高位则会引起下肢静脉淤滞。值得注意的是,头低位降低了盆腔脏器的跨壁压,使气栓的危险性大大增加。有时特殊体位还会造成不同程度的神经损伤。如头低位时过度伸展上肢可导致臂丛神经损伤,右侧卧位可能导致腓总神经损伤和下肢骨 - 筋膜室综合征,所以应重视手术期间患者的肢体保护。

气腹可引发交感神经兴奋,使儿茶酚胺、肾素血管紧张素、血糖等明显增加,从而导致全身血管阻力增加,后负荷升高。CO_2 吸收所致的高碳酸血症可使平均动脉压升高,血浆肾上腺素、去甲肾上腺素浓度增加。

(三)局部血流

气腹除对全身血流动力学的影响外,也影响各个器官的血流,特别是腹腔脏器。

1. 肝功能的影响 气腹状态下肝动脉、门静脉及肠系膜动脉的血流随腹内压升高进行性减少,门静脉压力和门静脉 - 肝内血流阻力进行性上升,这些改变直接导致了 NOTES 腹腔检查与治疗术中及术后的亚临床肝功能障碍。

2. 肾功能的改变 气腹可致肾脏血流量、肾小球滤过率和尿量减少,原因是腹内高压使肾静脉血流减少,在 NOTES 腹腔检查与治疗术中减少可达 50% 以上。

3. 脑血流动力学改变 气腹手术中 $PaCO_2$ 和腹内压升高可使脑血流量增加,流速增快,颅内压及脑脊液压力上升。

(四)内分泌及免疫功能改变

NOTES 腹腔检查与治疗与开腹手术相比,可减少术后急性期反应,炎症反应很少,反映组织损害的 C- 反应蛋白和白细胞介素 -6 血浆浓度显著降低。NOTES 腹腔检查与治疗后的代谢反应,如高血糖、白细胞增多、红细胞沉降率增快也减少,故可更有效地维持氮平衡和免疫功能。但两者应激反应并无明显差异,血浆儿茶酚胺、氢化可的松、血管升压素和麻醉药物的需要量都几乎相同。这可能是由于气腹过程同开腹手术的腹膜牵拉都可引发显著的应激反应,使应激激素水平增加,同时激活肾素 - 血管紧张素系统,这些改变将导致全身血管阻力升高,后负荷增加。

二、经自然腔道内镜手术腹腔疾病诊断与治疗的麻醉方法

NOTES 腹腔检查与治疗在近年来取得了较大进展,已从最初的腹腔探查扩大到腹膜、胃、肠、肝、胆疾病诊断,阑尾切除、胆囊息肉、胆囊结石等多种疾病治疗。NOTES 腹腔检查与治疗中老龄患者较多,合并情况较复杂,使麻醉风险大大增加。

NOTES 腹腔检查与治疗中涉及范围广、操作难度大、术中要求充足的腹内空间,故对麻醉的要求高,包括麻醉深度、肌肉松弛程度、患者内环境维持等。故要求麻醉医师具备丰富的临床经验,熟知气腹状态下的病理生理改变,并能应付突发情况。

(一)麻醉前准备

1. 对患者的评估 仔细复习病史,了解疾病发作史、心脏病病史、高血压病史、凝血功能异常病史、呼吸系统病史、药物治疗史及过敏史等;常规检查及其他必要检查,包括血、尿、便常规,出凝血时间,血电解质,肝肾功能;胸部 X 线透视或胸片、心电图;60 岁以上者或有慢性心肺疾病者应作动脉血气分析、肺功能检查,评估心功能等级并作 ASA 分级。ASA Ⅰ~Ⅱ级的患者对体位及气腹一般都能耐受,但心肺储备功能受损的 ASA Ⅲ~Ⅳ级患者可能发生严重并发症。

2. 积极纠治各种合并症及并发症 NOTES 腹腔检查与治疗的患者可合并有多且复杂的基础疾病,如心肺疾病、糖尿病、高血压等,有些是此次疾病引起的后果,如贫血、营养不良、水和电解质平衡紊乱、休克等。术前积极治疗患者的合并症及并发症对降低麻醉风险,提高患者耐受力,改善预后都至关重要。

3. 胃肠道准备 择期 NOTES 检查与治疗将根据每个患者的病情及 NOTES 路径制订具体胃肠道准备方案,为避免术中呕吐和误吸,应至少禁食 8 小时、禁水 4 小时。

4. 麻醉的选择 NOTES 腹腔检查与治疗应选择气管插管全身麻醉。其优点是安全、可控性强、患者舒适,可使用肌肉松弛药,循环紧闭机控呼吸可保证适当的通气和氧合,足够的麻醉深度和良好的肌肉松弛,也有利于控制膈肌活动,便于 NOTES 腹腔检查与治疗操作。

5. 术前用药 为了便于麻醉诱导和实施,维持患者围手术期稳定,常在麻醉前给予一定的药物,包括:①镇静药,可解除紧张焦虑情绪,减少麻醉诱导药用量,如咪达唑仑;②抗胆碱药,可减少胃液及唾液分泌,预防反流和误吸,如阿托品;③止吐药,如昂丹司琼能明显减少围手术期的恶心呕吐;④抗酸药,如 PPI 能降低胃酸,有利于减少呕吐反应;⑤扩容剂,手术中腹内压增高及头高位会影响静脉回流,可能引起血压下降,因此建议在麻醉诱导之前适当扩容,可静脉输入 5~10ml/kg 的晶体液。

(二)麻醉的诱导和实施

由于 NOTES 腹腔检查与治疗时间较长,且患者多存在不同程度的合并症及并发症,应尽量选择对机体功能干扰小、能迅速清除、术后残存作用低的药物,以确保术中完善的麻醉和术后快速复苏。诱导药物通常使用丙泊酚、芬太尼,辅以肌肉松弛剂来实施插管。麻醉维持常用复合麻醉。可选的吸入麻醉剂有异氟烷、七氟烷和地氟烷。其中地氟烷气 / 血分配系数低,可避免蓄积,复苏快,且对平均动脉压(MAP)、外周血管阻力(SVR)及心肌收缩力影响小,能增加冠状动脉血流量,是比较理想的吸入麻醉剂。在吸入麻醉同时使用瑞芬太尼,可使所需的呼气末肺泡浓度降低约 50%,且可减少吸入麻醉药对心肌收缩的抑制作用。肌肉松弛剂在不使腹内压过高的前提下有助于达到较为理想的气腹,中短效且无心血管影响的肌肉松弛药是最佳选择。目前多用的是维库溴铵和顺阿曲库铵。术中根据 $P_{et}CO_2$ 或 $PaCO_2$ 来调整呼吸频率和潮气量,如 $P_{et}CO_2$ 或 $PaCO_2$ 过高,可适当调快呼吸频率和加深潮气量。

近年来,在短时 NOTES 腹腔检查与治疗中也开始采用丙泊酚行全静脉麻醉(total intravenousanesthesia,TIVA)及靶控输注(target-controlled infusion,TCI)技术。丙泊酚起效快,苏醒迅速而彻底,还有明显的止吐作用。瑞芬太尼是一种超短效吗啡类药物,具备独特的药物代谢动力学特点,可用于整个手术过程,停药后无代谢延迟作用。这两种药物被公认为静脉全身麻醉中的黄金组合。

麻醉管理中几个需要注意的问题：①NOTES 腹腔检查与治疗应更加重视呼吸循环功能监测，基本监护应包括心电图（ECG）、无创血压监测（NBP）、动脉血氧饱和度（SpO_2）和呼气末二氧化碳分压（$P_{et}CO_2$）；对于复杂而时间较长的手术，以及某些特殊患者，还应进行有创动脉血压、中心静脉压、动脉血气分析、体温、肌肉松弛程度等的监测。②应注意预防术中反流误吸，因为消化内科患者本身因胃肠道疾患而存在不同程度的胃肠动力障碍，导致胃肠内压力增高，而气腹进一步使胃内压升高，使反流误吸的概率大大增加。③对伴有心脏疾病的患者，应该用更低的气腹压力（8~10mmHg），正常情况下，引起血流动力学轻度波动的腹内压阈值为 12mmHg，而对于心脏病患者，一次轻微的波动就可能造成严重的后果。④在 NOTES 腹腔检查与治疗中应缓慢改变患者体位，尤其头低位可使功能残气量、肺顺应性下降，对老年与过度肥胖患者，机械通气中可给予少许 PEEP。⑤应避免使用氧化亚氮（N_2O），因其可引起空肠扩张，并造成气体栓子溶解延迟。

（三）术后处理

NOTES 腹腔检查与治疗对循环、呼吸的干扰可持续至术后，包括外周阻力升高和循环高动力状态，高碳酸血症和低氧血症等，所以仍须建立基本监护，并常规吸氧。对于高风险手术患者，如伴有慢性阻塞性肺疾病（COPD）、哮喘、缺血性心脏病、过度肥胖、老年患者等应格外警惕，术后严密监护，及时发现处理可能的并发症，必要时须送重症监护室（ICU）监护治疗。术前应用昂丹司琼，术中应用丙泊酚可减少术后恶心呕吐。术后内脏牵拉痛、肩部不适与膈肌受牵拉有关，腹腔残余 CO_2 亦可加重术后疼痛，故手术结束前应充分冲洗腹腔，尽量排尽气体，可以减轻术后疼痛。

三、经自然腔道内镜手术腹腔疾病诊断与治疗的麻醉并发症处理

（一）气体栓塞

尽管气体栓塞很少发生，但却是 NOTES 腹腔检查与治疗中非常凶险的并发症。气腹针和穿刺套管直接刺入血管，或气体直接充入腹腔脏器都会导致气体直接入血。这种并发症主要发生于气腹充入时，有腹腔手术史的患者更易发生。因此，开始充入 CO_2 时一定要缓慢（速度不要超过 1L/min）。大量 CO_2 气团进入肺动脉可引起肺栓塞而危及生命，肺栓塞的临床表现为血压突然急剧下降、急性肺动脉高压、$P_{et}CO_2$ 突然下降或为 0、右侧心力衰竭致心搏骤停，胸前壁听诊闻及水车样杂音，此时应立即停止充气并排气，调整患者至头低左侧位，可使气泡置于心尖一侧而远离右心室流出道，迅速插入中心静脉或肺动脉导管吸出气体。心搏骤停患者立即行心肺复苏。大量 CO_2 气栓须使用体外循环排出，脑部气栓应进行高压氧治疗。

（二）皮下气肿

一般发生在充气后 30 分钟左右，表现为 $P_{et}CO_2$ 升高，经过度通气不能下降，SpO_2 下降，颈部、胸壁肿胀，触诊捻发感，按压皮肤凹陷。多由于穿刺针没有正确进入腹腔而停留在腹壁组织中所致。轻度的皮下气肿并不需特别处理，可在停止充气后自行吸收。对于伴发 $PaCO_2$ 升高或 COPD 的患者，须暂停气腹手术。严重的皮下气肿可用粗针排气，并予过度通气。术毕在 $PaCO_2$ 恢复正常后再拔除气管导管。

（三）气胸、纵隔气肿、心包气肿

气腹术中气体可能会通过横膈缺损或手术撕裂处进入胸腔，造成纵隔气肿、单侧或双侧气胸、心包气

肿等。若气腹时间过长,压力过高,为保证通气量而增大压力也可能造成张力性气胸。主要表现为 SpO_2 下降,气胸侧呼吸音降低,同时可能伴有皮下气肿,发现此种情况应立即尽可能降低气腹压力。少量气胸对循环影响不大,大量气胸或出现低氧血症时应立即解除气腹,并行胸腔闭式引流。如发现纵隔或心包积气,可做心包穿刺或胸骨上凹穿刺排气。

（四）胃内容物误吸

气腹使腹内压及胃内压升高,使胃内容物反流误吸的风险增加,对此应以预防为主,包括严格禁食、禁饮,术前使用抗胆碱类药、止吐药及抗酸药,放置胃管减压,首次进内镜到食管和胃时抽净腔内液体。如发生误吸应立即停止手术,取头低足高位,持续胃管吸引,通过气管导管用生理盐水冲洗气道,并应用皮质激素。

（五）心律失常

主要原因包括患者术前即已存在心脏疾患,充气过快导致血流动力学剧烈波动,$PaCO_2$ 过高及低氧血症,腹膜牵拉可能反射性增加迷走神经张力,出现心动过缓、心律失常,甚至心脏停搏。术前应积极治疗心脏疾患,充气速度适当并酌情采用适当的腹内压,术中注意纠正高碳酸血症及低氧血症,使用血管活性药物及抗心律失常药。

四、经自然腔道内镜手术腹腔疾病诊断与治疗后的镇痛

NOTES 腹腔检查与治疗创伤小,恢复快,疼痛轻,已大大减少了术后疼痛治疗的需要,也减少了相关并发症。但气腹和取标本小切口牵拉等引起的术后疼痛仍在部分患者中存在,一般程度不重。疼痛可能影响患者心理和术后恢复,严重时甚至导致心、肾等功能受损,加重病情。因此,术后镇痛对部分 NOTES 腹腔检查与治疗患者仍是必要的。NOTES 腹腔检查与治疗术后疼痛原因复杂,须根据患者病情、手术方式、时间及其他条件制订术后镇痛方案,单一方法无效控制时可联合几种方式。

（一）NOTES 腹腔检查与治疗术后疼痛特点

1. 腹部手术后疼痛主要来自腹壁创口和腹腔内,而 NOTES 腹腔检查与治疗是微创手术,此类疼痛明显减轻,较特殊的是肩胛部疼痛,目前认为可能是由于 CO_2 气腹刺激膈肌引起的。

2. NOTES 腹腔检查与治疗术后疼痛程度和持续时间的差异很大。从无痛到持续较长的严重疼痛在临床都有存在,但后者少见,有时须排除其他明确的原因。

3. NOTES 腹腔检查与治疗后疼痛峰值均出现在术后早期,在 24 小时内会逐渐减轻。

（二）NOTES 腹腔检查与治疗术后疼痛原因

1. NOTES 腹腔检查与治疗手术本身的创伤会导致术后躯体性质、内脏性质及神经性质的疼痛,疼痛程度决定于手术种类和涉及范围。

2. CO_2 气腹因素引起的疼痛。CO_2 和腹腔内液体反应生成碳酸,使腹腔内形成酸性环境,引起内脏神经疼痛。气腹时膈肌抬升,膈下神经纤维因牵拉刺激引起疼痛。气腹空间内腹腔脏器因重力牵拉引起腹腔神经反射,造成肩部及腹腔内疼痛。气腹压力引起内脏缺血再灌注过程,产生大量氧自由基,引起腹膜

炎症反应而致疼痛。使用湿化和接近体温的气体,减慢充气速度和采用较低的腹内压,NOTES 腹腔检查与治疗完毕后尽量冲洗手术区域,放尽腹腔气体有助于减轻术后疼痛。

(三) 疼痛治疗

1. 切口周围浸润麻醉通过阻断体表神经产生镇痛作用,但只能缓解腹壁创口疼痛,对其他来源的疼痛效果欠佳。常用药物是利多卡因和布比卡因。

2. 腹腔内注射局部麻醉药可直接阻断内脏神经传导,局部麻醉药通过腹膜吸收还可产生中枢镇痛作用。注射部位通常在手术视野及周围组织,同时阻滞膈肌可缓解肩胛部疼痛。这种方法对下腹部 NOTES 腹腔检查与治疗效果良好,但对上腹部的效果却存在差异。使用此法须注意局部麻醉药毒性问题,一般常用的浓度和容量比中毒剂量小很多,多可放心使用,目前一些新型局部麻醉药如罗哌卡因和左旋布比卡因长效且低毒,更适用于此法。

3. 腹膜或胸膜注射局部麻醉药可有效缓解 NOTES 腹腔检查与治疗术后肩胛部疼痛。

4. 非甾体抗炎药对大多数患者安全有效,可通过中枢及外周作用产生镇痛作用。给药方式有口服、静脉注射及腹腔内注射。口服一般在术前使用一次,术后完全清醒后再用一次,可提高疼痛阈值,减少其他镇痛药用量,缓解轻至中度疼痛。腹腔内注射较静脉注射全身副作用少,可更有效地抑制患者活动时产生的疼痛,有利于肠道功能恢复。胃酸过多患者不宜选用非甾体抗炎药,可能会引起溃疡和出血。

5. 阿片类药物因镇痛作用强大,一直处于术后镇痛的主导地位,但成瘾、呼吸抑制、皮肤瘙痒等副作用限制了它们的使用范围,给药方式包括肌内注射、静脉注射及腹腔内注射。目前有新型芬太尼透皮贴剂使用方便,镇痛效果良好。但有观点认为它更适用于慢性疼痛和晚期肿瘤疼痛,对其术后镇痛效果存有争议。

6. 静脉自控镇痛与硬膜外自控镇痛相比效果稍差,且不良反应较多。主要在硬膜外自控镇痛失败或无法行硬膜外穿刺时作为替补措施。但此法操作简单,避免了硬膜外穿刺的损伤与风险,在临床上也受到部分麻醉医师的青睐。

参 考 文 献

[1] LEE J H,CHUNG C J,LEE S C,et al. Anesthetic management of transoral natural orifice transluminal endoscopic surgery:two cases report [J]. Korean J Anesthesiol,2014,67(2):148-152.

[2] PATEL R D,GOWANI N,NADKARNI M,et al. Anaesthetic Management in Transoral Endoscopic Thyroidectomy [J]. J Clin Diagn Res,2017,11(9):UD07-UD08.

[3] LI Y,WU J H,MENG Y,et al. New devices and techniques for endoscopic closure of gastrointestinal perforations [J]. World J Gastroenterol,2016,22(33):7453-7462.

[4] ADDIS M,AGUIRRE M,FRECKER M,et al. Development of Tasks and Evaluation of a Prototype Forceps for NOTES [J]. JSLS,2012,16(1):95-104.

[5] SHEN T,NELSON C A,WARBURTON K,et al. Design and Analysis of a Novel Articulated Drive Mechanism for Multifunctional NOTES Robot [J]. J Mech Robot,2015,7(1):110041-110048.

[6] GRANBERG C F,GETTMAN M T. Instrumentation for natural orifice translumenal endoscopic surgery and laparoendoscopic single-site surgery [J]. Indian J Urol,2010,26(3):385-388.

[7] TIWARI M M,REYNOSO J F,LEHMAN A C,et al. In vivo miniature robots for natural orifice surgery:State of the art and future perspectives [J]. World J Gastrointest Surg,2010,2(6):217-223.

［8］VERIT A，RIZKALA E，AUTORINO R，et al. Robotic laparoendoscopic single-site surgery：From present to future ［J］. Indian J Urol，2012，28（1）：76-81.

［9］SHANG J，PAYNE C J，CLARK J，et al. Design of a Multitasking Robotic Platform with Flexible Arms and Articulated Head for Minimally Invasive Surgery ［J］. Rep U S，2012，2012：1988-993.

［10］MANGIAVILLANO B，PISANI A，VIAGGI P，et al. Endoscopic sealing of a rectovesical fistula with a combination of an over the scope clip and cyano-acrylate injection ［J］. J Gastrointest Oncol，2010，1（2）：122-124.

［11］CULETTO A，GONZALEZ J M，VANBIERVLIET G P M，et al. Endoscopic esophagogastric anastomosis with luminal apposition Axios stent（LAS）approach：a new concept for hybrid "Lewis Santy" ［J］. Endosc Int Open，2017，5（6）：455-462.

［12］BERTHET-RAYNE P，GRAS G，LEIBRANDT K，et al. The i2Snake Robotic Platform for Endoscopic Surgery ［J］.Ann Biomed Eng，2018，46（10）：1663-1675.

［13］TAKESHITA N，PHEE S J，CHIU P W Y，et al. Global Evaluative Assessment of Robotic Skills in Endoscopy（GEARS-E）：objective assessment tool for master and slave transluminal endoscopic robot ［J］. Endosc Int Open，2018，6（8）：1065-1069.

第六章

经自然腔道内镜手术腹腔疾病诊断与治疗的基本操作技术

一、经胃路径自然腔道内镜手术软式内镜进入腹腔

NOTES 腹腔内镜诊断与治疗常用经胃、经直肠、经阴道、经膀胱等手术路径。其中经胃路径 NOTES 为消化内科医师常采用的路径。

（一）患者体位

经胃路径 NOTES 腹腔内镜检查患者采取仰卧位。胆囊息肉摘除术、保胆取石术则采用左侧卧位。根据诊断与治疗目的不同，术中可随时调节位置高低及两侧倾斜的角度（图 6-1）。

（二）术者、助手及麻醉师的位置

术者站在患者的左侧，第一助手位于术者的右后方，第二助手位于患者右侧，麻醉师位于患者的头侧（图 6-1）。

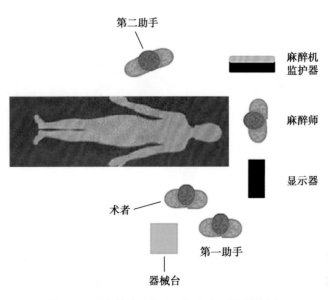

图 6-1　患者体位及术者、助手、麻醉师的位置

（三）经胃路径 NOTES 软式内镜进入腹腔操作步骤与方法

经胃路径腹腔内镜检查包括经口腔进内镜到胃、胃前壁穿刺、扩张胃壁切口形成通道、放置口 - 腹腔套管、进内镜到腹腔、腹腔内镜检查或治疗、获取病变图像及病理标本，关闭胃切口等步骤。

1. 一般准备　内镜主机配备 CO_2 泵和水泵。患者采取仰卧位，用聚维酮碘消毒口、齿、唇后，放置无菌口垫。

2. 插入内镜到达胃腔　经口腔插入内镜，途经咽、喉、食管到达胃腔。应用生理盐水充分冲洗口腔、食管腔和胃腔，至胃液清亮，黏膜无胆汁和黏液等附着（必要时以聚维酮碘进行黏膜消毒）。将内镜镜头对准胃体 - 胃窦部前壁中部，选择胃壁穿刺点。

（1）经口腔插入至咽部：两手持握内镜，使被检者躯干纵轴与内镜软性部平行。转动大螺旋，使镜身弯曲部指向被检者，此时如果躯干纵轴与内镜方向不一致，内镜插入就变得很困难，所以最初的位置非常重要。换句话说，只要方向合适，以后的过程就会非常顺利。从口腔、咽部到食管这一段，弯曲部与舌的表面轻微成角，内镜前端沿正中线通过硬腭部插至舌根部。从腭垂处的软腭开始，尽量沿解剖曲线轻微转动大旋钮，推进到咽部。沿咽部的曲度通过腭垂后，可在画面上方见到会厌，显示器下方见到声带，轻轻调节大螺旋，沿后壁前进。

（2）从咽部插入至颈部食管：喉部因环咽肌向后方强力牵引，从下咽部到食管入口处被喉部向左右压迫，左右侧分别扩展成梨状隐窝。因此下咽部中央狭窄，内镜没有推进的余地，必须避免从中间插入。患者取仰卧位时，内镜前端多数情况下自然从下咽部左侧进入。于是，以左侧梨状隐窝为目标推动内镜前端，从左侧楔状结节背侧间隙开始向中央方向边旋转边轻轻插入，很容易达到颈部食管。

（3）胸部食管与腹部食管：胸部食管起自胸骨上缘，止于膈肌裂孔，占食管的大部分。口侧约 1/3 处由于主动脉弓从左侧挤压，加之左主支气管从前方挤压形成右上至左下的堤状隆起，此处形成食管的第二个生理性狭窄，距切齿 26~27cm。另外，上部胸部食管被后方的椎骨压迫，显示出规律的高低起伏。胸部食管被心脏特别是左心房压迫，有心脏疾病时可见被肥大心脏压迫、搏动明显。内镜到达食管后，可以一边通过调节螺旋及旋转镜身将食管内腔中央部置于视野的中央，一边以一定的速度匀速地持续插入。食管黏膜与胃黏膜交界处称为食管胃连接处，位于距门齿 38~43cm 处，通常处于收缩状态。在此部位，发白的食管黏膜与带有红色的胃黏膜形成清晰但不规则的界限，称为 Z 线。有时可见两种黏膜间的高低差别，通常发白的食管黏膜上皮略隆起，有时看起来像窗帘下摆一样的白色肥厚镶边。

（4）胃腔：进入贲门后少量注气，可见到将胃底与胃体分开的嵴。如果是瀑布胃，则在贲门下方，胃底与胃体后壁形成较大角度向背侧弯曲。内镜前端部进入胃底或到达嵴后，稍微退镜，将端部指向腹侧向上弯曲，同时一边顺时针方向旋转一边慢慢插入，就可以比较容易插入并导向胃体部。将胃部中等度充气后，内镜可推进到胃体下段至胃角对侧大弯。充分送气，使皱襞展开，内镜端部角度向上，就能从正面观察胃角。进一步进镜，可以观察胃体及胃窦部前壁。

3. 胃内定点穿刺　助手用示指在左肋弓下缘中点 - 脐部连线中点下压，内镜在胃内见到压痕处为穿刺点。通过内镜活检钳道进针状刀，经穿刺点切开胃黏膜、肌层和浆膜层进入腹腔（图 6-2），将导丝送入腹腔后，退出穿刺针留下导丝（图 6-3）。

4. 扩张胃壁切口形成通道　沿导丝进入 6.0Fr、7.0Fr、8.5Fr 三级探条逐级扩张，每一级扩张探条扩张 20 秒，然后应用交换法退出 8.5Fr 扩张探条，进入直径 2.0cm 气囊扩张 2 分钟（图 6-4~ 图 6-11）。

5. 内镜进腹腔　软式内镜沿导丝经过胃前壁通道进入腹腔（图 6-12，图 6-13）。

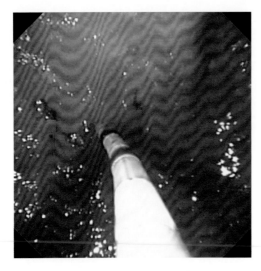

图 6-2 胃前壁针刀穿刺

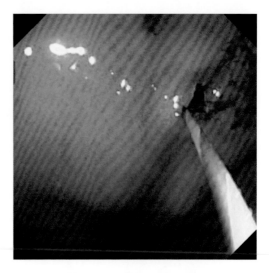

图 6-3 退出针刀留下导丝

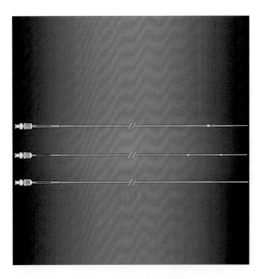

图 6-4 胃壁扩张探条

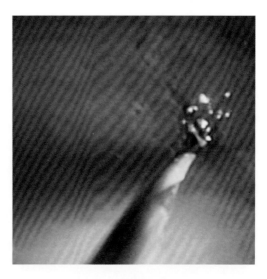

图 6-5 导丝留置腹腔

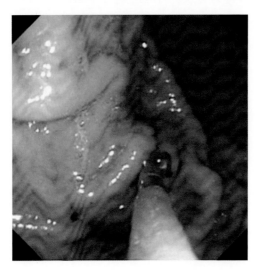

图 6-6 探条扩张胃壁

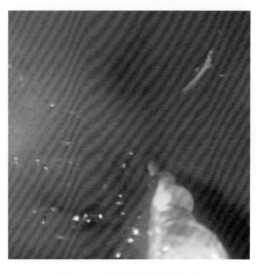

图 6-7 扩张气囊进入胃内

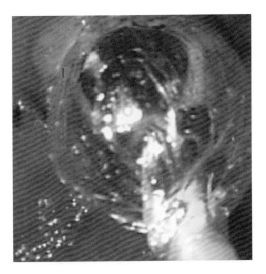

图 6-8　气囊扩张胃壁

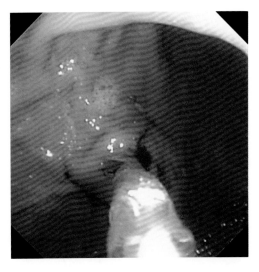

图 6-9　扩张后抽净气囊内气体

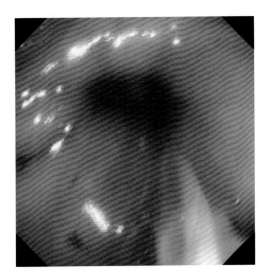

图 6-10　抽净气囊内气体后退出气囊

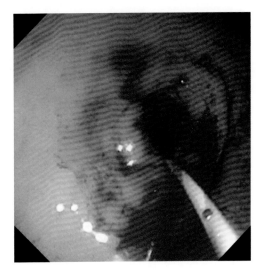

图 6-11　退出气囊后留下导丝

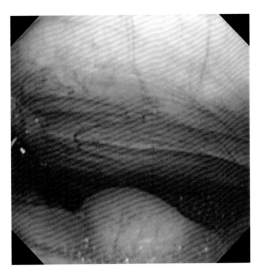

图 6-12　软式内镜沿导丝进入腹腔

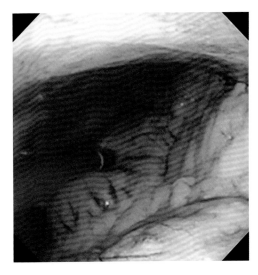

图 6-13　软式内镜进入腹腔倒镜观察

6. 放置口 - 腹腔套管　口 - 腹腔套管是专门为经胃路径 NOTES 腹腔内镜检查与治疗设计的一种器械,应用口 - 腹腔套管,可使软式内镜反复自由进出腹腔,顺利完成腹腔内诊断与治疗。在经胃路径 NOTES 腹腔内镜诊断治疗中,需要内镜经过口腔、食管、穿越胃壁、进出腹腔。但操作过程中内镜一旦退出腹腔到达胃腔后,欲再次进入腹腔内会十分困难。而放置这种专用口 - 腹腔套管,软式内镜能反复进出腹腔,可使腹腔疾病的诊断与治疗操作变得比较容易。

(1)口 - 腹腔套管的结构:口 - 腹腔套管是一种医用硅胶管,长65cm,内径1.1cm,口端管腔外有注气嘴,内有防漏膜,腹腔端管外有一气囊,气囊借助管壁内的细管与注气嘴相连。其功能是将口腔至腹腔内形成一条通道,供内镜在口腔外与腹腔内自由进出(图6-14,图6-15)。

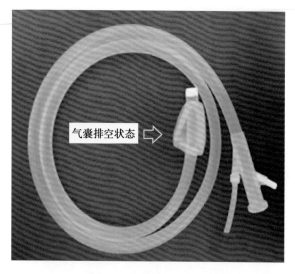

图 6-14　气囊排空状态的口 - 腹腔 NOTES 套管

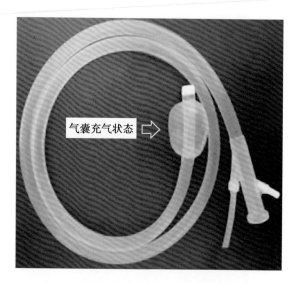

图 6-15　气囊充气状态的口 - 腹腔 NOTES 套管

(2)口 - 腹腔套管放置方法:将内镜退出到口腔外,留下导丝在腹腔。内镜插入气囊排空状态的口 - 腹腔套管,进内镜到胃腔后,连同口 - 腹腔套管沿导丝穿越胃壁到达腹腔,当口 - 腹腔套管前端气囊穿过胃壁切口后,通过口外气嘴注气使腹腔端气囊充盈,以固定口 - 腹腔套管前端及开口保持在腹腔内,内镜可反复自由进出腹腔检查或治疗(图6-16,图6-17)。

7. 插入内镜到腹腔完成检查或治疗　插入内镜到腹腔后,首先对腹腔做360°扫描,操作者应充分利用腹腔充气,抽吸腹水、血液、分泌物、坏死组织等,必要时反复注水灌洗清洁腹腔,通过进镜、退镜、倒镜,调整进退镜方向、旋转镜身等方法,充分暴露观察部位脏器进行观察,以发现疾病所在。如发现了肿瘤,应仔细了解肿瘤部位、大小、数量、质地、表面、与周边器官的关系、转移灶、淋巴结分布情况等(图6-18~图6-20)。

经胃路径 NOTES 腹腔内镜治疗对一部分腹腔疾病具有疗效好与微创等优点,目前已成熟的经胃路径 NOTES 腹腔内镜治疗有腹腔内出血止血、腹膜及肠粘连松解、保胆囊息肉摘除、保胆囊取石、胆囊切除,以及重症急性胰腺炎合并腹膜炎的腹腔引流、灌洗与透析、胰腺坏死清除等(图6-21~图6-24)。

8. 封闭胃窦部切口　NOTES 腹腔内镜检查、病理活检或治疗完成后,退出内镜,应用金属夹封闭切口(图6-25,图6-26)。

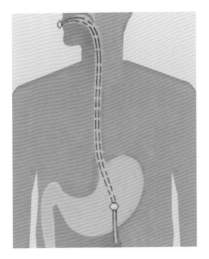

图 6-16　口 - 腹腔套管气囊固定在胃壁外腹腔示意图

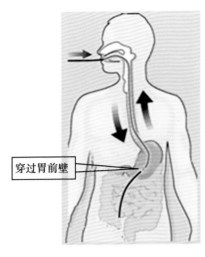

穿过胃前壁

图 6-17　经胃路径 NOTES 腹腔内镜检查与治疗示意图

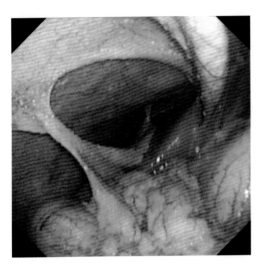

图 6-18　腹腔内镜检查上腹部

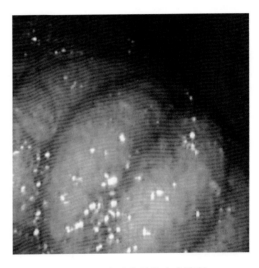

图 6-19　腹腔内镜检查中腹部

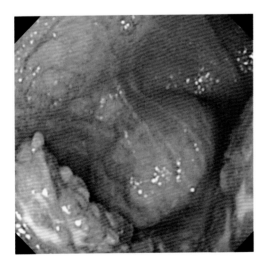

图 6-20　腹腔内镜检查下腹部

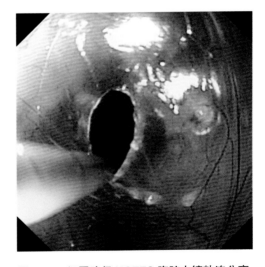

图 6-21　经胃路径 NOTES 腹腔内镜粘连分离

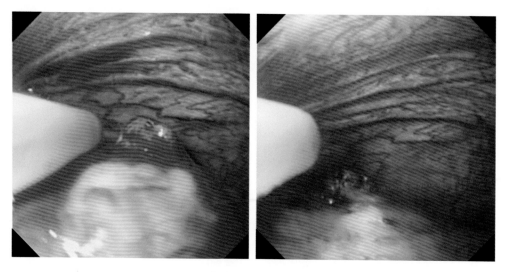

图 6-22　经胃路径 NOTES 腹腔内镜止血

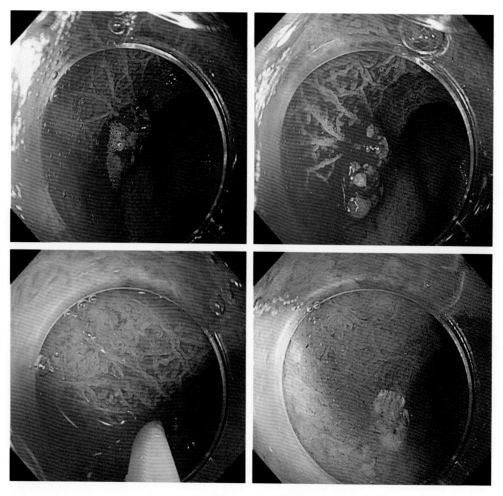

图 6-23　经胃路径 NOTES 胆囊息肉摘除

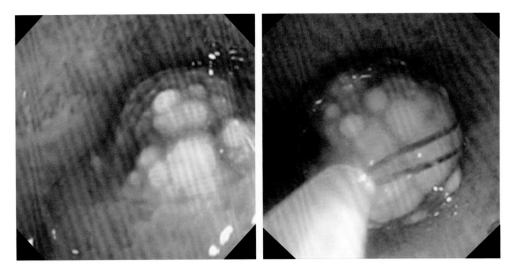

图 6-24　经胃路径 NOTES 腹腔内镜保胆取石

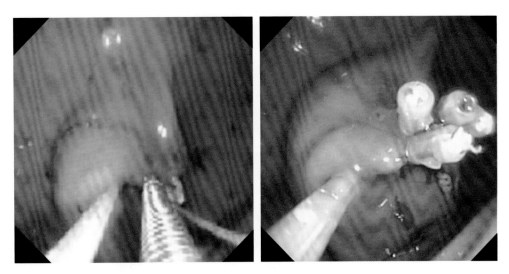

图 6-25　金属夹封闭胃窦部切口

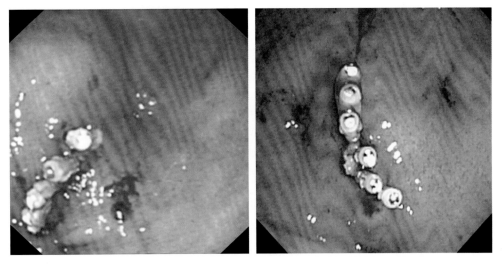

图 6-26　金属夹封闭胃壁切口

二、经胚胎性自然腔道内镜手术软式内镜进入腹腔

在人类胚胎期,脐带是母体与胎儿营养输送和胎儿代谢废物排泄的通道,但胎儿出生后此通道关闭,脐部可将看成胚胎性自然腔道,因此将经脐路径腹腔软式内镜诊断与治疗称为经胚胎性自然腔道内镜手术(embryonal natural orifice transluminal endoscopic surgery,ENOTES)。ENOTES 腹腔内镜诊断与治疗对于胃前壁与腹壁广泛粘连,或胆囊手术的患者,是较好的手术路径。

(一)患者体位

ENOTES 腹腔内镜检查患者采取仰卧位。

(二)术者、助手及麻醉师的位置

术者站在患者的右侧,第一助手位于术者的右侧,第二助手位于患者的左侧,麻醉师位于患者的头侧(图 6-27)。

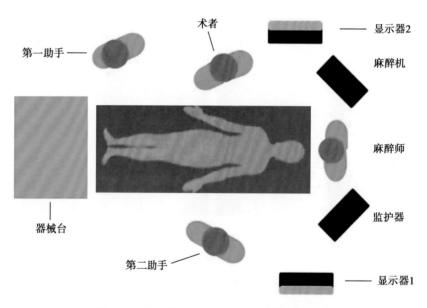

图 6-27　患者体位及术者、助手、麻醉师的位置

(三)ENOTES 操作步骤与方法

ENOTES 腹腔内镜诊断与治疗包括切开脐部边缘、气腹针穿刺腹壁、制造气腹、送导丝、逐级扩张穿刺孔、进穿刺外套管、软式内镜进腹腔等步骤。

1. 制造气腹

(1)气腹气体选择:NOTES 技术改变了传统腹腔疾病诊断和内镜治疗模式,通过气腹制造腹腔内操作空间,消化内镜医师通过显示屏,可根据需要观察腹腔内器官组织。在腹腔内镜手术中充分暴露内镜检查或手术视野,并有利于使用各种经内镜活检钳道送入器械完成腹腔内镜治疗。

目前在临床上使用的气体有二氧化碳、一氧化氮(笑气)和惰性气体,二氧化碳在临床上使用最广泛,

它们各有优缺点。理想气体应具备以下几个特点：①不易燃易爆，也不助燃。②所用气体在血液中应有较高的溶解度，进入血管内的气体不易形成气体栓塞。③吸收在体内的气体能在短时间内通过身体的某些器官有效排出。④气体经腹膜吸收后不会对人体产生不良的影响。⑤所用的气体应在组织内溶解度小，以免造成体内的大量蓄积。⑥无色、无味、无毒。目前在临床上绝大多数气腹仍然是使用二氧化碳，它不助燃，不易爆炸，在血液和组织中有很高的溶解度，形成气栓的可能性小，二氧化碳又是机体能量代谢的正常产物，经腹膜吸收后很易经肺呼出体外，制备和储存都比较方便。

（2）制造气腹技术：首先检查气腹针的各腔道是否通畅，弹簧推进功能是否正常。然后用手指触诊脐周腹壁的厚度（向腹主动脉方向触压）或参考术前 B 超对脐周腹壁的测量值来决定气腹针的进针深度。

气腹针的插入位置常规选在脐下缘。若患者有下腹部手术史或为瘦长体型（剑突与脐距离较长）可选在脐上缘插入。

用尖刀于脐下缘作 1.0cm 左右的弧形切口或纵切口。依次切开皮肤，用弯血管钳钝性分开皮下组织直至筋膜层，在靠近脐部提起，换用两把巾钳呈八字形提起筋膜与皮肤。其目的在于有效地将前腹壁提离腹内脏器，尽量避免气腹针误入腹膜前间隙充气。以肌内注射手持针筒的方式用拇指和示指捏住针杆中下部，腕部用力捻转着插入气腹针，注意体会针尖穿刺腹壁筋膜与腹膜时的突破感和针芯弹入的振动感。此外，实施以下几项试验，可确定气腹针是否准确地进入游离腹腔：①测压管试验：气腹针尖准确地进入游离腹腔，进一步提升腹壁使腹内压增加时就会听到因空气流入而发出的"嘶嘶"声，但此声常常淹没在手术室的噪声之中。也可在气腹针尾安置一个拔除针芯的 10ml 注射器针筒，内盛 8~10ml 的生理盐水，由器械护士装配好并关闭着气腹针阀门交给术者。针尖刺入腹壁后打开气腹针阀门，一旦针尖突破腹膜进入游离腹腔，测压管内的液柱即会自然下降，从而为针尖突破腹膜提供了更为客观的证据。此试验可以与后面的抽吸、注水试验密切结合起来一起来做。也有人在针尾滴入几滴生理盐水以替代测压管，此简化法称为滴水试验。有些一次性气腹针柄内有一红色标志球，作为针尖突破腹膜的色标。②抽吸、注水试验：将液面正在下降的针筒取下，安装上注射器芯，重新连接在气腹针尾，首先抽吸未见血液或肠内容物确认未误入腹内血管或肠腔，然后轻松注入剩余的 5ml 左右的生理盐水。若很易于注入且不能抽回，说明气腹针尖位于游离腹腔内，注入的生理盐水迅速散布于肠间隙而难以抽出；若较难注入且易于抽回，则提示气腹针很可能误入腹膜间隙或腹腔内由于粘连构成的狭小腔隙。此时，需重新穿刺、更换穿刺部位。③负压试验：气腹针与全自动气腹机连接后，首先显示的腹内压应为低度负压（−2mmHg 左右），且随着提升腹壁而使负压有所增加。如果首先测得的腹内压不是负压，应转动气腹针使其针尖的侧孔（与针柄的阀门开关方向一致）不被腹膜或腹内脏器所堵塞造成假象。若仍不能测得负压，而腹内压在短期内迅速升高，应考虑气腹针尖移位离开了游离腹腔。④初期充气压试验：以 1L/min 的注气速度充气，初期腹内压不应超过 8mmHg。若短期内腹内压骤然升高并停止充气，应考虑气腹针尖位置不当。⑤容量试验：一般成人腹内压达 10~12mmHg 需 3L 左右的气体。如果腹内压已达到此则用量不足 1L，则提示气腹针有可能误入腹膜外间隙或肠腔，此时常可导致前腹壁不对称地膨隆。

一旦确定气腹针准确置入游离腹腔，并注入 1L 以上的气体后，可换成 3~5L/min 的中流量注气，以尽快完成制造气腹。此时不应使用高流量（10~30L/min）注气，以免腹内压迅速升高影响心肺功能，诱发心律失常等，另外万一针尖位置有误，高流量注气会加大损伤程度或造成气体栓塞（图 6-28~ 图 6-31）。

2. 扩张穿刺孔及放置腹腔套管　完成制造气腹步骤后，旋开并拔出气腹针的针芯，经针管送入导丝，交换法退出气腹针管留下导丝，再沿导丝应用扩张管及沙氏扩张探条逐级扩张，形成腹壁至腹腔通道。最后放置直径 1.2cm 腹腔套管（图 6-32~ 图 6-34）。

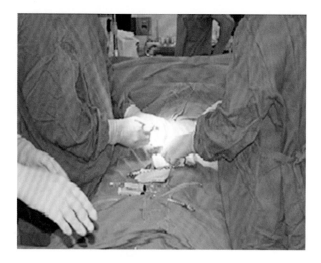

图 6-28　脐缘切开皮肤

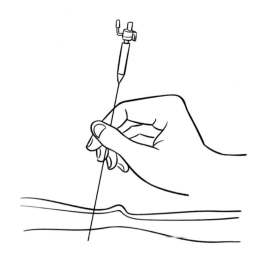

图 6-29　进气腹针方法

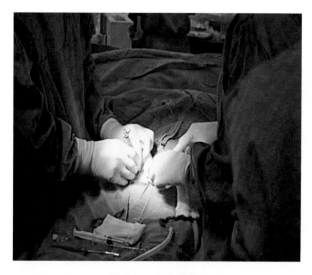

图 6-30　进气腹针

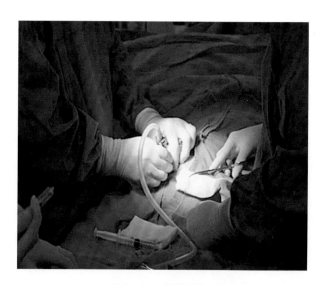

图 6-31　腹腔注气

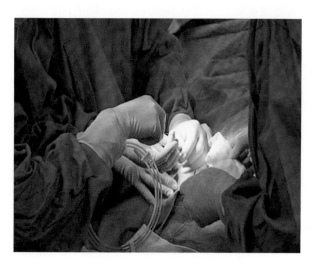

图 6-32　经针管送入导丝

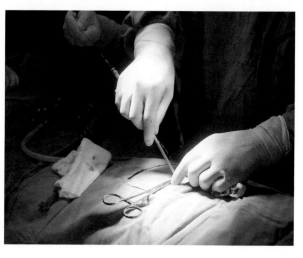

图 6-33　应用扩张管扩张

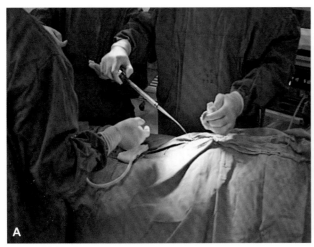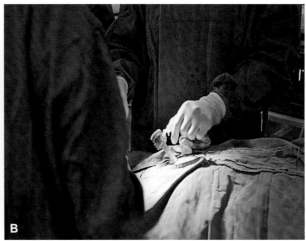

图 6-34　放置腹腔套管

3. ENOTES腹腔检查　检查步骤:插入内镜后,首先对腹腔做360°扫描,操作者应充分利用腹腔充气,抽吸腹水、血液、分泌物、坏死组织等,必要时反复注水灌洗清洁腹腔,通过进镜、退镜、倒镜、调整进退镜方向、旋转镜身等方法,充分暴露观察部位脏器进行观察,以发现疾病。如发现了肿瘤,应仔细了解肿瘤部位、大小、数量、质地、表面、与周边器官的关系、转移灶、淋巴结分布情况等(图6-35,图6-36)。

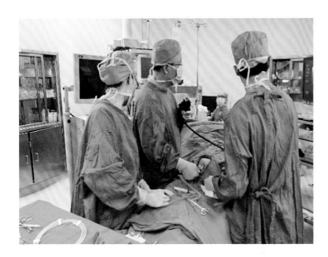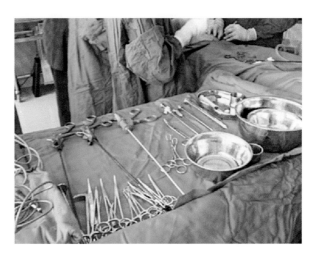

图 6-35　ENOTES腹腔检查与治疗　　　　　图 6-36　ENOTES腹腔检查与治疗的器械

4. 缝合腹壁切口　腹腔检查、病理活检或治疗完成后,退出内镜,缝合腹壁切口。

三、经自然腔道内镜手术腹腔内活检

(一)定义

NOTES腹腔内活检是根据诊断、治疗的需要,从患者腹腔内钳取、切开或穿刺等取出病变组织,进行病理学检查的技术。活检是诊断病理学中最重要的部分,对绝大多数送检病例都能做出明确的组织病理学诊断,被作为临床的最后诊断。

（二）腹腔内镜活检取材注意事项

经胃路径 NOTES 或 ENOTES 软式内镜活检取材注意事项：①取材部位要准确，要避开坏死组织或明显继发感染区，在病变与正常组织的交界处取材，要求取到病变组织及周围少许正常组织，大小一般以 1.0cm×1.0cm×0.2cm 为宜。②取材应有一定的深度，要求与病灶深度平行的垂直切取。③钳取组织时应避免挤压，以免组织变形而影响诊断。④活体组织直径小于 0.5cm 者，必须用透明纸或纱布包好，以免遗失。

（三）活检取材方法

根据病变条件与特点不同，经胃路径 NOTES 或 ENOTES 软式内镜有 3 种活检方法获取标本：①经内镜活检钳道活检；②内镜下切开组织活检；③内镜直视下穿刺活检获取组织。

1. 经内镜活检钳道活检　经胃路径 NOTES 或 ENOTES 软式内镜到达游离腹腔后，可对游离腹腔做 360°扫描，除腹腔粘连外，一般不存在检查盲区，因此遵循先腹膜后腹腔器官表面的顺序检查，发现病变即取活检（图 6-37~ 图 6-46）。

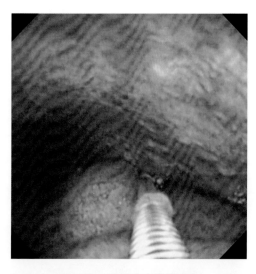

图 6-37　壁层病变腹膜活检

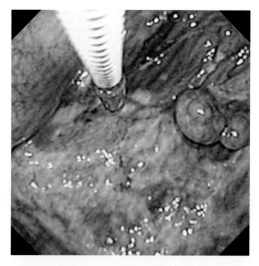

图 6-38　脏层腹膜病变活检

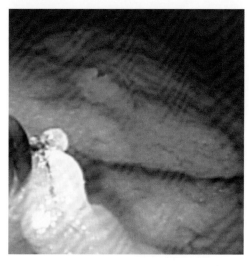

图 6-39　大网膜活检

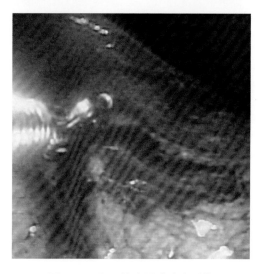

图 6-40　肝下缘大网膜病变活检

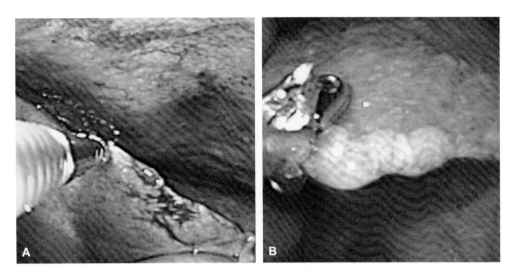

图 6-41　肝叶边缘活检

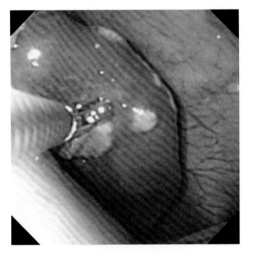

图 6-42　肝表面病变活检

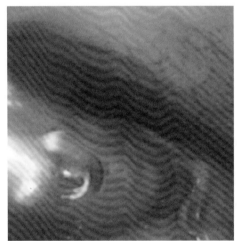

图 6-43　脾活检

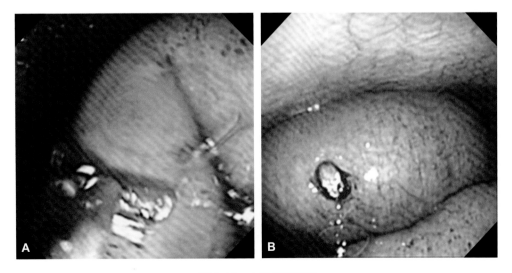

图 6-44　小肠浆膜活检

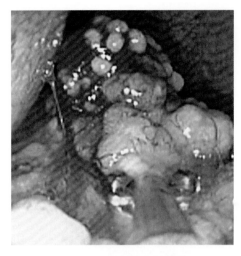

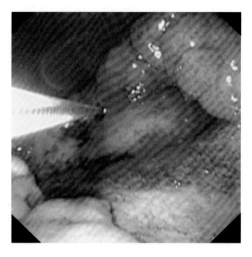

图 6-45　腹膜转移癌活检　　　　　　　　图 6-46　腹腔淋巴瘤活检

2. 内镜下切开组织活检　对于腹腔内镜下显示为腹膜下层病变者,应用活检钳直接活检通常不能获取病变组织,也不能得到正确诊断。因此采用经内镜切开活检获取组织,即应用针刀切开腹膜上皮层,充分暴露病变组织,再用活检钳钳夹获取病变组织(图 6-47)。

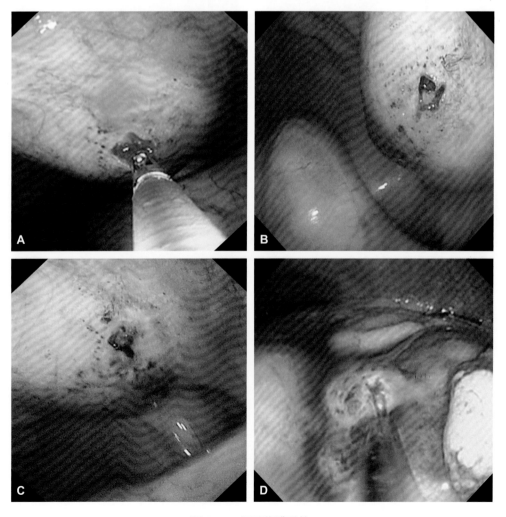

图 6-47　切开腹膜活检

3. 内镜直视下穿刺活检　腹腔内器官较深层的局灶性病变,采用活检钳道活检法无法获得病变组织,内镜下切开取病理发生大出血的风险较大,对此采用内镜直视下通过穿刺方法自病变部位切取小块组织供病理检查是较理想的方法。

内镜直视下穿刺活检应遵循重要原则:①决定活检时应高度重视,周密计划。②确保有足够的有代表性的组织标本供病理医师诊断。

内镜直视下穿刺活检方法:经胃路径 NOTES 或 ENOTES 到达腹腔发现腹腔器官较深层次局灶性病变后,将内镜交给助手监视病灶,术者在患者腹壁选择合适的穿刺点、进穿刺枪到腹腔、穿刺靶器官和病灶(图 6-48~ 图 6-52)。

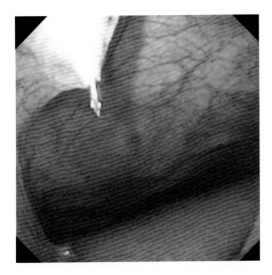

图 6-48　内镜直视下穿刺枪尖端穿过腹壁

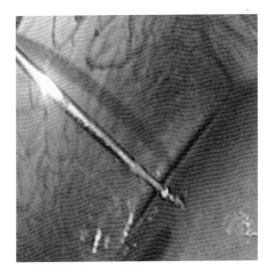

图 6-49　穿刺枪尖端刺入肝脏

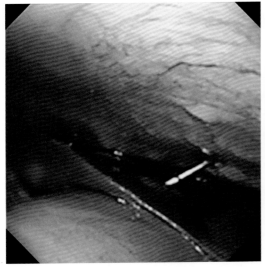

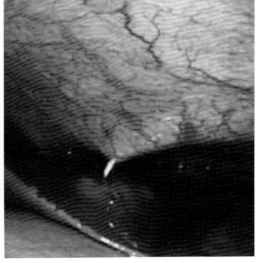

图 6-50　穿刺枪前端刺入肝脏肿块内活检

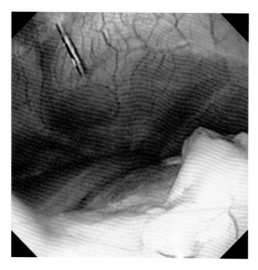

图 6-51　穿刺枪尖端穿过腹壁

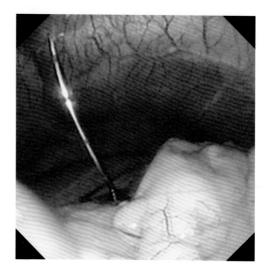

图 6-52　穿刺枪前端刺入脾肿块内活检

四、经自然腔道内镜手术直视下腹腔置管

(一) 定义

NOTES 直视下腹腔置管术是指 NOTES 腹腔内镜直视下穿刺腹腔放置引流管,以完成引流腹腔积液、灌洗腹腔、实施腹膜透析等的技术。

(二) 方法

1. 部位选择　根据腹腔灌洗、引流与透析等治疗目的,应放置一条灌洗管和一条引流管,因此部位选择左上腹部 + 脐部,或左上腹部 + 右下腹部。

(1) 左上腹部:左肋弓下缘中点与脐连线中点。

(2) 脐部:利用 ENOTES 手术中脐部腹腔套管拔出后的孔道放置盆腔引流管。

(3) 右下腹部:脐与右髂前上棘连线的中 1/3 与外 1/3 交界处,此处可避免损伤腹壁下动脉。

2. 穿刺术

(1) 消毒:用聚维酮碘消毒穿刺点周围区域。

(2) 监视:助手持内镜腹腔内监视。

(3) 穿刺:术者左手固定穿刺部位皮肤,右手持针经穿刺点垂直刺入腹壁,待内镜腹腔内监视发现穿刺针时,显示针尖已穿过腹膜壁层,退出针芯留下针管并沿针管内送导丝,然后交换退出针管留下导丝。

(4) 扩张:根据需置入管道直径选择扩张管及扩张探条尺寸,沿导丝应用扩张管及扩张探条逐级扩张,形成腹壁至腹腔孔道。扩张形成孔道后,退出扩张探条留下导丝。

(5) 置管:沿导丝送入灌洗管和引流管,在内镜腹腔内监视下调整好位置,腹壁缝合固定(图 6-53~图 6-55)。

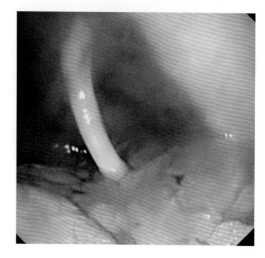

图 6-53　左上腹腔置管

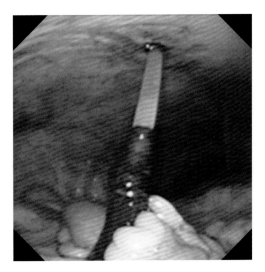

图 6-54 中腹腔置管

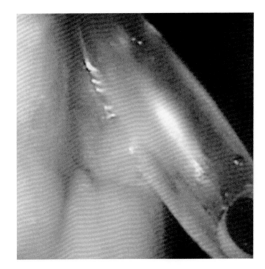

图 6-55 右下腹腔置管

参 考 文 献

［ 1 ］ KALLOO A N,SINGH V K,JAGANNATH S B,et al. Flexible transgastric peritoneoscopy:a noval approach to diagnostic and therapeutic interventions in the peritoneal cavity［ J ］. Gastrointest Endosc,2004,60(1):114-117.

［ 2 ］ RATTNER D,KALLO A,BRUGGE W,et al. ASGE/SAGES Working Group on Natural Orifice. Translumenal Endoscopic Surgery［ J ］. Gastrointest Endosc,2006,20(2):329-333.

［ 3 ］ FLORA E D,WILSON T G,MARTIN U,et al. A review of nature orifice translumenal endoscoic surgery(NOTES)for intraabdominal surgery:experimental models,techniques,and applicability to the clinic setting［ J ］. Ann Surg,2008,247(4): 583-602.

［ 4 ］ AUYANG E D,SANTOS B F,ENTER D H,et al. Natural orifice translumenal endoscopic surgery(NOTES):a technical review ［ J ］. Surg Endosc,2011,25(10):3135-3148.

［ 5 ］ TOLCHER M C,ELEFTHERIA K,MATTHEW R,et al. Hopkins,Safety of Culdotomy as a Surgical Approach:Implications for Natural Orifice Transluminal Endoscopic Surgery［ J ］. JSLS,2012,16(3):413-420.

［ 6 ］ SONG T J,DONG W S,SU H K. Endoscopic gastrojejunostomy with a natural orifice transluminal endoscopic surgerytechnique ［ J ］. World J Gastroenterol,2013,19(22):3447-3452.

［ 7 ］ WHANG S H,THALER K. Natural orifice transluminal endoscopic surgery:Where are we going？ ［ J ］. World J Gastroenterol, 2010,16(35):4371-4373.

［ 8 ］ PASCUAL M,SALVANS S,PERA M,et al. Laparoscopic colorectal surgery:Current status and implementation of the latest technological innovations ［ J ］. World J Gastroenterol,2016,22(2):704-717.

［ 9 ］ RICARDO Z. Natural orifice surgery applied for colorectal diseases ［ J ］. World J Gastrointest Surg,2010,2(2):35-38.

［ 10 ］ MORI H,KOBARA H,NISHIYAMA N,et al. Review of Pure Endoscopic Full-Thickness Resection of the Upper Gastrointestinal Tract ［ J ］. Gut Liver,2015,9(5):590-600.

［ 11 ］ STAVROPOULOS S N,MODAYIL R,FRIEDEL D,et al. Current applications of endoscopic suturing ［ J ］. World J Gastrointest Endosc,2015,7(8):777-789.

［ 12 ］ SHI H,CHEN S Y,WANG Y G,et al. Percutaneous transgastric endoscopic tube ileostomy in a porcine survival model ［ J ］. World J Gastroenterol,2016,22(37):8375-8381.

［ 13 ］ CHEN S Y,SHI H,JIANG S J. Transgastric endoscopic gastrojejunostomy using holing followed by interrupted suture technique in a porcine model ［ J ］. World J Gastrointest Endosc,2015,7(15):1186-1190.

［14］LUIS J G,JORGE L O. Local excision by transanal endoscopic surgery［J］. World J Gastroenterol,2015,21(31):9286-9296.

［15］HAN Y,LIN M B,ZHANG Y J,et al. Total Laparoscopic Modified Duhamel Operation in Combination With Transanal Endoscopic Microsurgery［J］. JSLS,2014,18(1):128-131.

［16］GONZALEZ J M,BONIN E A,VANBIERVLI G,et al. Evaluation of feasibility,efficiency and safety of a pure NOTES gastrojejunal bypass with gastric outlet obstruction,in an in vivo porcine model［J］. Endosc Int Open,2013,1(1):31-38.

［17］XIONG Y,CHEN Q Q,CHAI N L,et al. Endoscopic trans-esophageal submucosal tunneling surgery:A new therapeutic approach for diseases located around the aorta ventralis［J］. World J Gastroenterol,2019,25(1):85-94.

［18］GROMSKI M A,AHN W,MATTHES K,et al. Pre-clinical Training for New Notes Procedures:From Ex-vivo Models to Virtual Reality Simulators Gastrointest Endosc Clin N Am［J］. Gastrointest Endosc Clin N Am,2016,26(2):401-412.

［19］TAKESHITA N,HO K Y. Endoscopic Closure for Full-Thickness Gastrointestinal Defects:Available Applications and Emerging Innovations［J］. Clin Endosc,2016,49(5):438-443.

［20］DOROZHKIN D,NEMANI A,ROBERTS K,et al. Face and content validation of a Virtual Translumenal Endoscopic Surgery Trainer(VTEST)［J］. Surg Endosc,2016,30(12):5529-5536.

［21］NISHIMURA A,KAWAHARA M,HONDA K,et al. Totally laparoscopic anterior resection with transvaginal assistance and transvaginal specimen extraction:a technique for natural orifice surgery combined with reduced-port surgery［J］. Surg Endosc,2013,27(12):4734-4740.

［22］LI Y,WU J H,MENG Y,et al. New devices and techniques for endoscopic closure of gastrointestinal perforations［J］. World J Gastroenterol,2016,22(33):7453-7462.

［23］HIGASHI S,NAKAJIMA K,MIYAZAKI Y,et al. A case of transvaginal NOTES partial gastrectomy using new techniques and devices［J］. Surg Case Rep,2015,1:96.

［24］KIM C G. Endoscopic Full-Thickness Resection Combined with Laparoscopic Surgery［J］. Clin Endosc,2018,51(1):33-36.

［25］GUO J,LIU Z,SUN S,et al. Endoscopic full-thickness resection with defect closure using an over-the-scope clip for gastric subepithelial tumors originating from the muscularis propria［J］. Surg Endosc,2015,29(11):3356-3362.

［26］HUCL T,BENES M,KOCIK M,et al. Comparison of Inflammatory Response to Transgastric and Transcolonic NOTES［J］. Gastroenterol Res Pract,2016,2016:7320275.

［27］DARGAR S,BRINO C,MATTHES K,et al. Characterization of Force and Torque Interactions during a Simulated Transgastric Appendectomy Procedure［J］. IEEE Trans Biomed Eng,2015,62(3):890-899.

第七章

经自然腔道内镜手术腹腔检查显示的正常腹膜及脏器图像

一、腹膜

腹膜（peritoneum）是全身最大和分布最复杂的浆膜，其总面积几乎和皮肤面积相等，约 $2m^2$。衬贴于腹、盆腔壁内面的腹膜为壁层腹膜（parietal peritoneum）或腹膜壁层，由壁层腹膜折返并覆盖于腹腔、盆腔脏器表面的部分称为脏层腹膜（visceral peritoneum）或腹膜脏层。腹膜具有分泌、吸收、保护、支持、修复和刺激反应等功能。

NOTES 腹腔检查显示，正常腹膜呈粉白色或稍带青色，光滑而亮，其上分布有清晰而细致的血管。由于腹腔脏器和腹壁血管的红色反光，腹膜有时呈粉红色（图 7-1~图 7-9）。

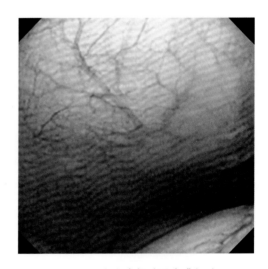

图 7-1　左上腹部壁层腹膜（一）

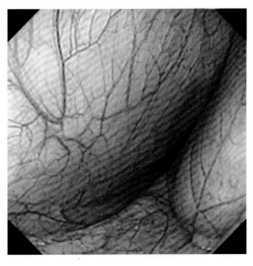

图 7-2　左上腹部壁层腹膜（二）

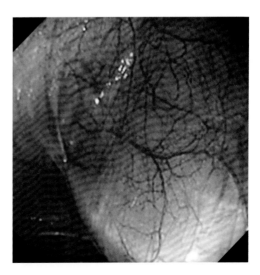

图 7-3　右上腹部壁层腹膜（一）

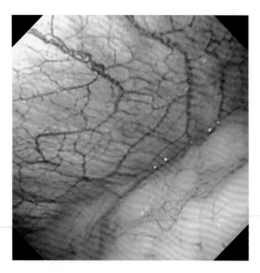

图 7-4　右上腹部壁层腹膜（二）

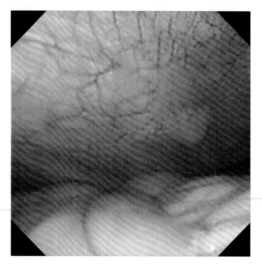

图 7-5　中腹部壁层与脏层腹膜（一）

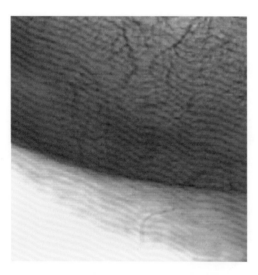

图 7-6　中腹部壁层与脏层腹膜（二）

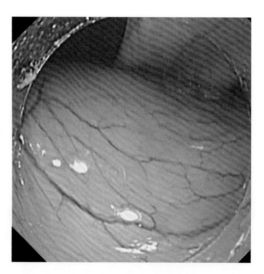

图 7-7　下腹部脏层腹膜

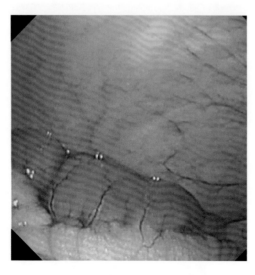

图 7-8　下腹部壁层与脏层腹膜

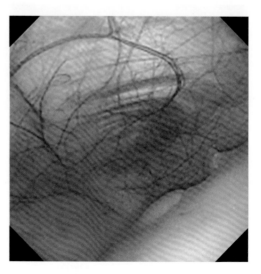

图 7-9　下腹部壁层腹膜

二、网膜

网膜(omentum)包括大网膜(greater omentum)及小网膜(lesser omentum)。大网膜连接于胃大弯与横结肠之间,呈围裙状下垂,遮盖于横结肠、空肠、回肠的前面,其长度因人而异。大网膜由四层腹膜折叠而成,前两层由胃前、后壁浆膜延续而成,向下伸至脐平面或稍下方,然后向后反折,并向上附着于横结肠,形成前后两层。

小网膜是连于膈、肝静脉韧带裂和肝门与胃小弯和十二指肠上部之间的双层腹膜。其左侧部主要从膈、肝静脉韧带裂连于胃小弯,称为肝胃韧带(hepatogastric ligament),右侧部从肝门连至十二指肠上部,称为肝十二指肠韧带(hepatoduodenal ligament)。小网膜右侧为游离缘,后方为网膜孔。

NOTES腹腔内镜检查显示网膜组织覆盖于小肠和部分结肠之上,为呈波浪状的薄膜或脂肪块状组织,呈黄白色或红黄色,反光强,血管分布清楚且较粗大,甚至可见静脉和动脉的搏动(图7-10~图7-21)。

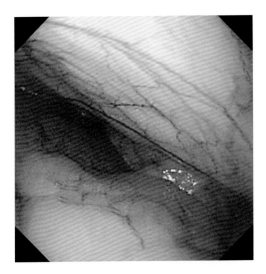

图 7-10　左上腹部大网膜(一)

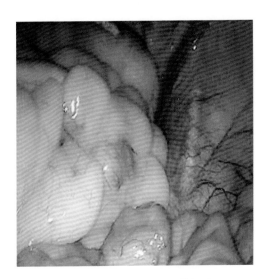

图 7-11　左上腹部大网膜(二)

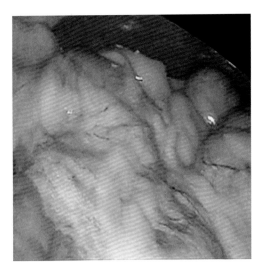

图 7-12　右上腹部大网膜

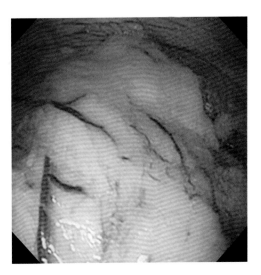

图 7-13　中腹部大网膜(一)

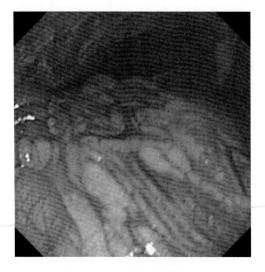

图 7-14　中腹部大网膜（二）

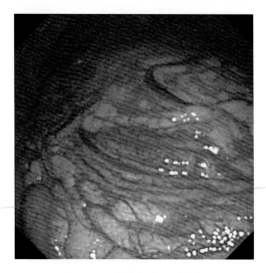

图 7-15　中腹部大网膜（三）

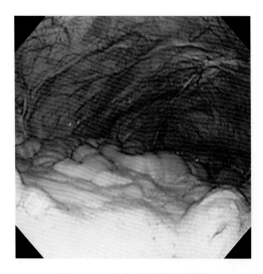

图 7-16　左中、下腹部大网膜

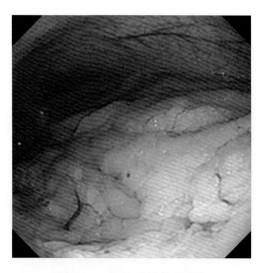

图 7-17　右中、下腹部大网膜

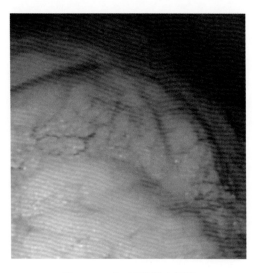

图 7-18　中、下腹部大网膜

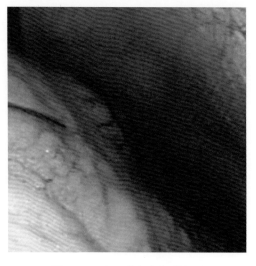

图 7-19　右下腹部大网膜（一）

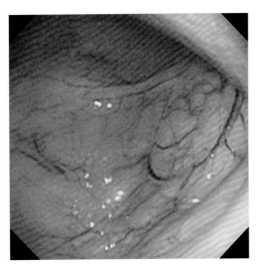

图 7-20　右下腹部大网膜（二）

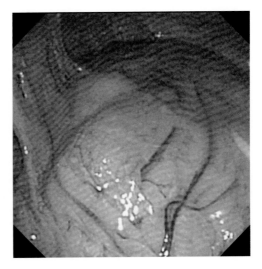

图 7-21　盆腔大网膜

三、肝、胆、脾

　　肝（liver）是人体最大的腺体，也是最大的消化腺。肝质地柔软而脆弱，正常肝脏内镜下可见色泽光亮，平滑，边缘锐利，呈棕红色，形态呈不规则的楔形，可分为上、下两面，前、后、左、右四缘。肝上面膨隆，与膈相接触，又称膈面（diaphragmatic surface）。肝下面凹凸不平，邻接一些腹腔器官，又称脏面（visceral surface）。脏面中部有略呈 H 形的三条沟，分别称为肝门、肝圆韧带裂、静脉韧带裂、胆囊窝、腔静脉沟等。

　　肝的前缘是肝的膈面与脏面的分界线，薄而锐利。肝后缘钝圆，朝向脊柱。肝右缘是肝右叶的右下缘，亦钝圆。肝左缘即肝左叶的左缘，薄而锐利。

　　肝的表面，除膈面后份与膈愈着的部分（即肝裸区）及脏面各沟处以外，均覆有浆膜。浆膜与肝实质间有一层结缔组织构成的纤维膜（图 7-22~ 图 7-27）。

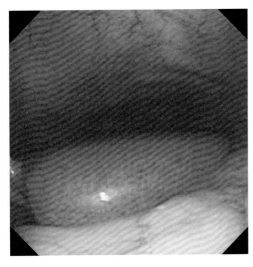

图 7-22　肝左叶及胃

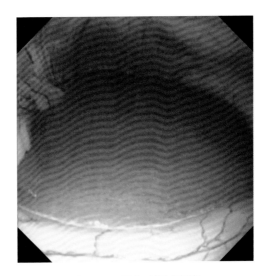

图 7-23　肝左叶膈面及胃

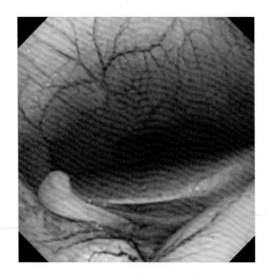

图 7-24　肝右叶膈面及胆囊(一)

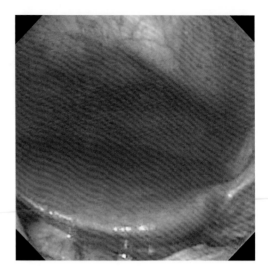

图 7-25　肝右叶膈面及胆囊(二)

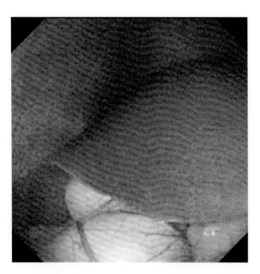

图 7-26　肝右叶膈面及胆囊(三)

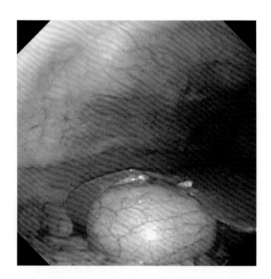

图 7-27　肝右叶膈面及胆囊(四)

　　肝外胆道系统包括胆囊(gallbladder)与输胆管道(肝左管、肝右管、肝总管和胆总管),将胆汁输送到十二指肠腔。

　　NOTES 腹腔检查显示,胆囊呈梨形,长 8~12cm,宽 3~5cm,容量 40~60ml,位于肝下面的胆囊窝内。正常胆囊光滑透明,呈淡蓝色或蓝白色,胆囊浆膜层血管分布细致而清楚。胆总管由肝总管与胆囊管汇合而成,长度取决于两者汇合部位的高低,一般长 4~8cm,直径 0.6~0.8cm(图 7-28~ 图 7-33)。

　　NOTES 腹腔检查显示,脾(spleen)位于左上腹,为浅褐色实体器官,有的个体脾被大网膜覆盖(图 7-34,图 7-35)。

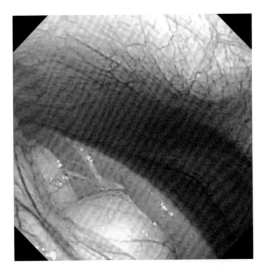

图 7-28　肝右叶脏面及胆囊（一）

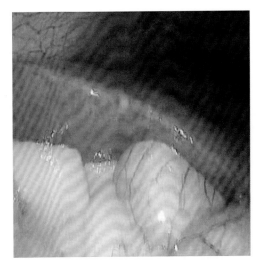

图 7-29　肝右叶脏面及胆囊（二）

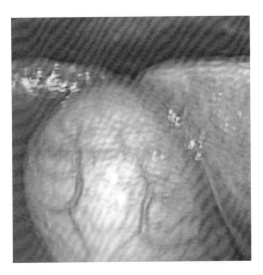

图 7-30　肝右叶脏面及胆囊（三）

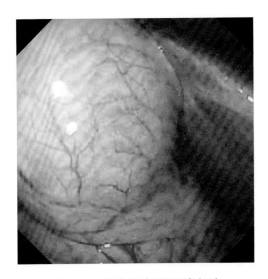

图 7-31　肝右叶脏面及胆囊（四）

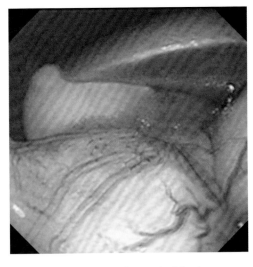

图 7-32　胆囊及肝右叶（一）

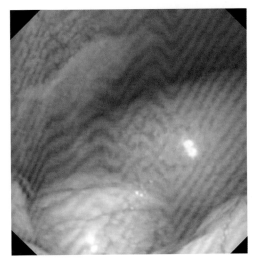

图 7-33　胆囊及肝右叶（二）

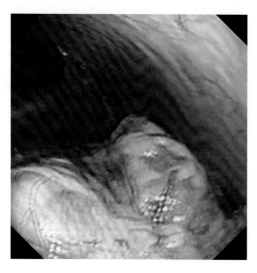

图 7-34 脾及肝左叶

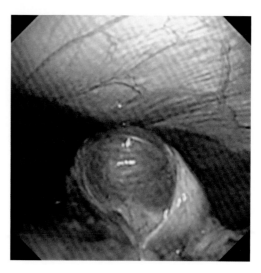

图 7-35 脾

四、胃肠

胃（stomach）是消化管各部中最膨大的部分，上接食管，入口是贲门，下续十二指肠，出口是幽门，容量约 1 500ml。

胃的位置常因体型、体位和充盈程度不同而有较大变化。通常，胃在中等程度充盈时，大部分位于左季肋区，小部分位于腹上区。胃前壁右侧部与肝左叶和方叶相邻，左侧部与膈相邻，被左肋弓掩盖。胃前壁的中间部分位于剑突下方，直接与腹前壁相贴。胃后壁与胰、横结肠、左肾上部和左肾上腺相邻，胃底与膈和脾相邻。

NOTES 腹腔检查显示，正常胃壁浆膜层呈白色或淡红色，光滑，反光强，血管分布清楚。大弯部的血管常明显隆起粗大，并可见血管搏动（图 7-36~ 图 7-41）。

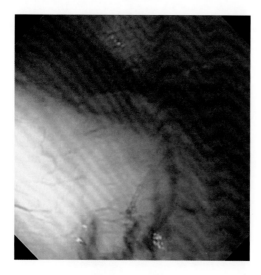

图 7-36 胃前壁

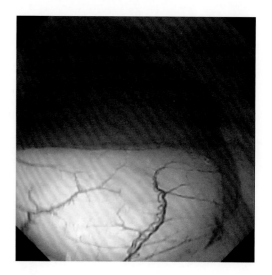

图 7-37 胃大弯（一）

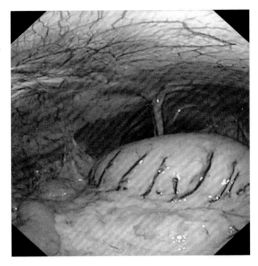

图 7-38　胃大弯（二）

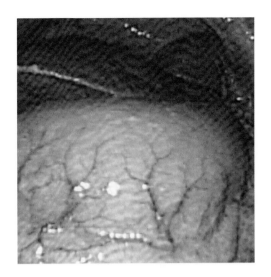

图 7-39　胃大弯（三）

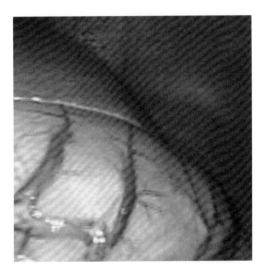

图 7-40　胃大弯及前壁（一）

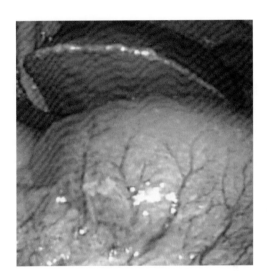

图 7-41　胃大弯及前壁（二）

　　小肠（small intestine）是消化管中最长的一段，在成人长 5~7m。上端起于胃幽门，下端接续盲肠，分十二指肠、空肠和回肠三部分。

　　十二指肠（duodenum）介于胃与空肠之间，长约 25cm，是小肠中长度最短、管径最大、位置最深且最为固定的部分，分为上部、降部、水平部和升部。内镜下可见十二指肠常见于肝圆韧带下的右侧，其色较胃壁稍红，血管分布少而细。

　　空肠（jejunum）和回肠（ileum）上端起自十二指肠空肠曲，下端接续盲肠。空肠和回肠形态结构不完全一致，但变化是逐渐发生的，两者间无明显界限。内镜下可见从空肠到回肠管腔直径逐渐减小，空肠血管密度高，血供丰富，表面呈肉红色；回肠血管密度小，表面颜色苍白（图 7-42~图 7-46）。

　　大肠（large intestine）是消化管的下段，全长 1.5m，围绕于空、回肠周围，可分为盲肠、阑尾、结肠、直肠、肛管五部分。结肠又分为升结肠、横结肠、降结肠和乙状结肠四部分。结肠和盲肠具有三种特征性结构，即结肠带、结肠袋和肠脂垂。内镜下可见正常结肠呈囊状隆起，表面光滑，色淡红或浅紫色，血管分布清楚，可以见到结肠袋的构造和蠕动波形（图 7-47~图 7-53）。

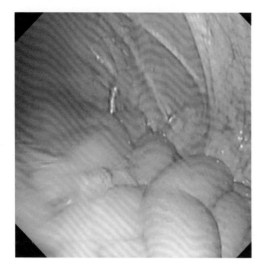

图 7-42　Z 形摆列小肠（一）

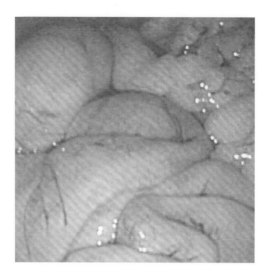

图 7-43　Z 形摆列小肠（二）

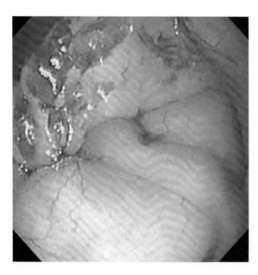

图 7-44　Z 形摆列小肠（三）

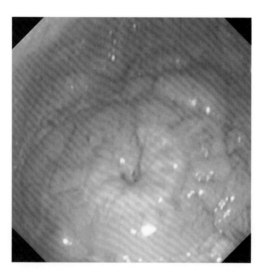

图 7-45　O 形摆列小肠（一）

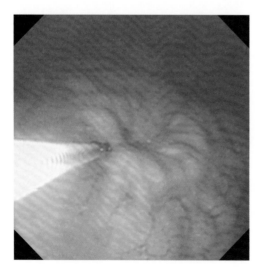

图 7-46　O 形摆列小肠（二）

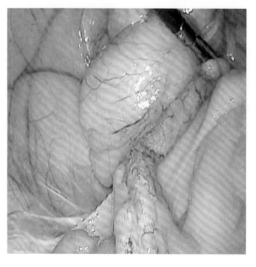

图 7-47　阑尾

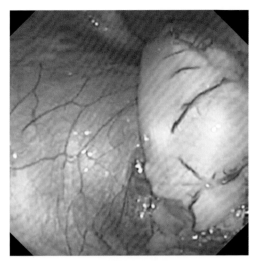

图 7-48　升结肠

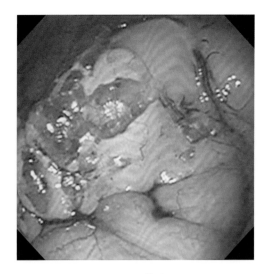

图 7-49　横结肠

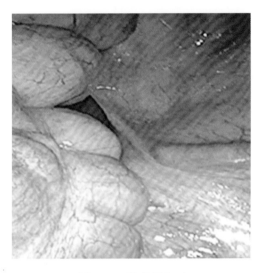

图 7-50　降结肠（一）

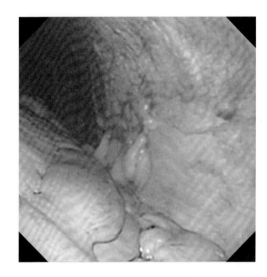

图 7-51　降结肠（二）

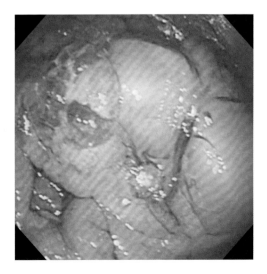

图 7-52　乙状结肠（一）

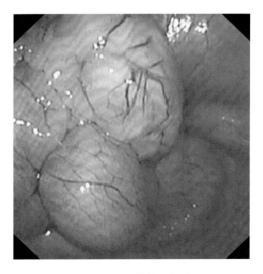

图 7-53　乙状结肠（二）

五、子宫与附件

子宫(uterus)是容纳胎儿生长发育的肌性器官,位于小骨盆的中央,在膀胱和直肠之间,下端接续阴道,两侧有输卵管和卵巢(二者统称子宫附件)。成人未孕子宫犹如前后稍扁、倒置的梨形,长 7~9cm,最宽径约 4cm,厚 2~3cm,分为底、体、颈三部分。

卵巢(ovary)是位于盆腔卵巢窝内的成对生殖腺,呈扁卵圆形,略呈灰红色,成年女子的卵巢大小约 4cm×3cm×1cm,重 5~6g。

输卵管(uterine tube)是输送卵子的肌性管道,左右各一个,长 10~14cm,由卵巢上端连于子宫底的两侧,位于子宫阔韧带上缘内。输卵管由内侧向外侧分为输卵管子宫部、输卵管峡部、输卵管壶腹部、输卵管漏斗部等四部(图 7-54,图 7-55)。

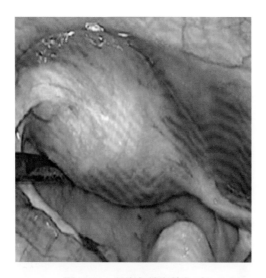

图 7-54 子宫与输卵管(一)

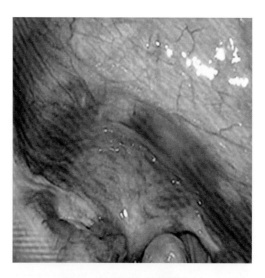

图 7-55 子宫与输卵管(二)

参 考 文 献

[1] COOMBER R S,SODERGREN M H,CLARK J,et al. Natural orifice translumenal endoscopic surgery applications in clinical practice [J]. World J Gastrointest Endosc,2012,4(3):65-74.

[2] CLARK M P,QAYED E S,KOOBY D A,et al. Natural Orifice Translumenal Endoscopic Surgery in Humans:A Review [J]. Minim Invasive Surg,2012,2012:189296.

[3] KIM C G. Natural Orifice Transluminal Endoscopic Surgery and Upper Gastrointestinal Tract[J]. J Gastric Cancer,2013,13(4):199-206.

[4] HEIDARY B,PHANG T P,RAVAL M J,et al. Transanal endoscopic microsurgery:a review[J]. Can J Surg,2014,57(2):127-138.

第八章

经自然腔道内镜手术腹腔疾病
图像诊断基础

一、腹水

（一）定义

腹水（ascites）是指因某些疾病所引起的腹腔内液体积聚过多，是临床常见的病理现象。正常人腹腔内有少量的游离液体，一般不超过 200ml，这些液体处于正常代谢的动态平衡中。由腹膜原发或转移性恶性肿瘤形成的腹水称为恶性腹水，其他原因形成的腹水称为良性腹水。

（二）腹水的性质与原因

根据腹水性质，可将腹水分为漏出性腹水、渗出性腹水、混合性腹水、血性腹水、乳糜性腹水、癌性腹水等。产生腹水的病因，首位是肝硬化，占 42.5%，其次是肿瘤，占 25.9%，第三位是结核性腹膜炎，占 21.8%，其他病变占 9.8%，包括巴德 - 基亚里综合征（Budd-Chiari syndrome）、心脏病、肾病等。

（三）经自然腔道内镜手术腹腔检查

不同病因所致的腹水可表现为不同的性状与外观，NOTES 腹腔检查时显示不同外观。漏出性腹水在腹腔内镜下显示为无色清亮腹水，渗出性腹水在腹腔内镜下显示为稍混浊腹水，腹腔器官组织中血管破裂在腹腔内镜下显示为淡红色、鲜红色或暗红色腹水，结核性腹膜炎在腹腔内镜下显示为淡黄、草绿色腹水，腹腔其他细菌感染在腹腔内镜下显示为白色、深绿色、黑色腹水。病变累及腹腔淋巴系统在腹腔内镜下显示为乳糜样腹水。一般情况下，腹腔良性疾病其腹水在腹腔内镜下显示较清洁，而腹腔恶性肿瘤腹水在腹腔内镜下显示较污秽，腹腔多重细菌感染，特别是厌氧菌感染产生的腹水亦较污秽。此外，某些慢性肾功能不全长期腹膜透析者，腹膜表面常分布一层白色物质，是腹膜透析液中葡萄糖沉淀在腹膜表面的结果。轻者腹膜或腹腔器官表面布满一层白色物质如霜，重者腹膜表面覆盖较厚的白色物质如积雪。此为腹膜透析患者的特征性腹膜表现，即腹膜"糖衣征"和腹膜"积雪征"（图 8-1~ 图 8-30）。

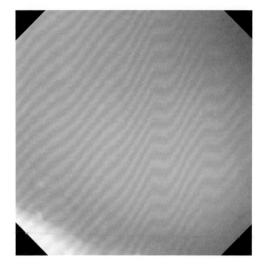

图 8-1 混浊浆液性腹水（一）

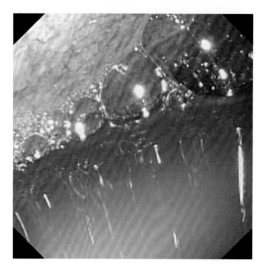

图 8-2 混浊浆液性腹水（二）

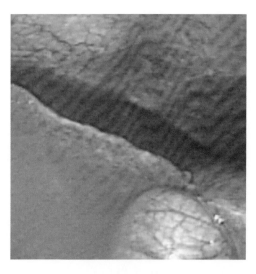

图 8-3 淡黄色腹水（一）

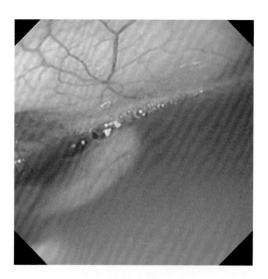

图 8-4 淡黄色腹水（二）

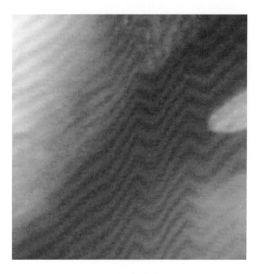

图 8-5 褐色腹水（一）

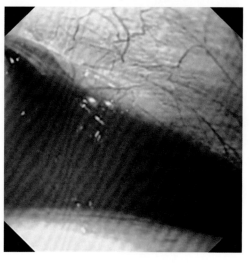

图 8-6 褐色腹水（二）

图 8-7　鲜红色腹水（一）

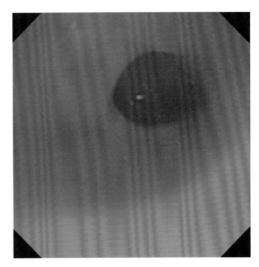

图 8-8　鲜红色腹水（二）

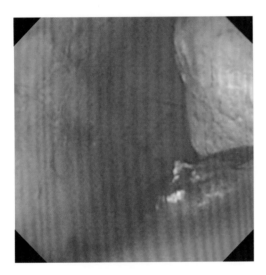

图 8-9　鲜红色腹水（三）

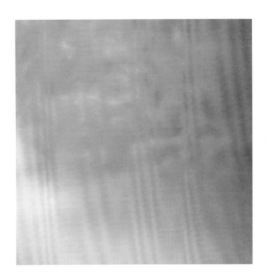

图 8-10　草绿色腹水（一）

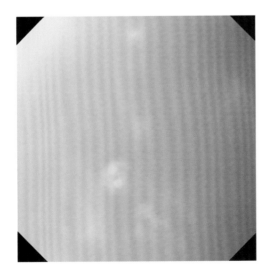

图 8-11　草绿色腹水（二）

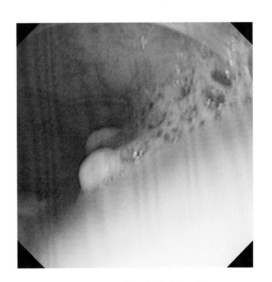

图 8-12　草绿色腹水（三）

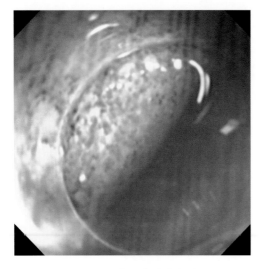

图 8-13 墨绿色腹水（一）

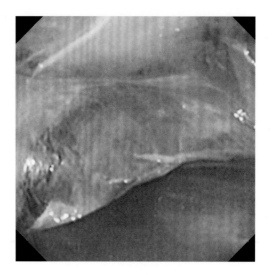

图 8-14 墨绿色腹水（二）

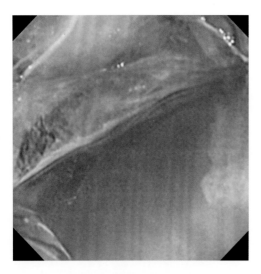

图 8-15 墨绿色腹水（三）

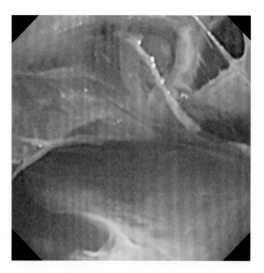

图 8-16 墨绿色腹水（四）

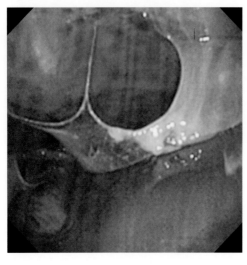

图 8-17 墨绿色腹水（五）

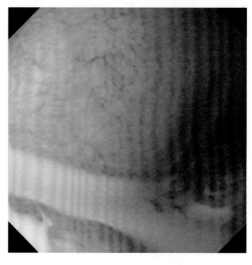

图 8-18 灰白色脓性腹水

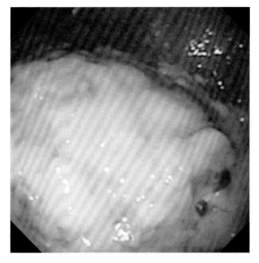

图 8-19 白色黏稠脓液

图 8-20 乳白色腹水（一）

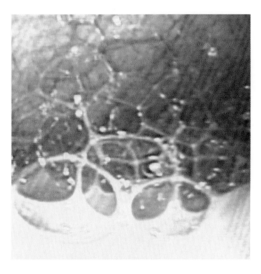

图 8-21 乳白色腹水（二）

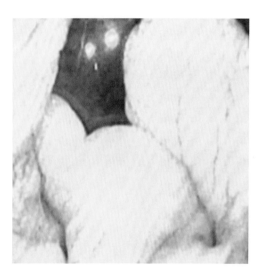

图 8-22 乳白色腹水（三）

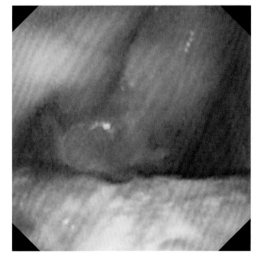

图 8-23 腹膜"糖衣征"（一）

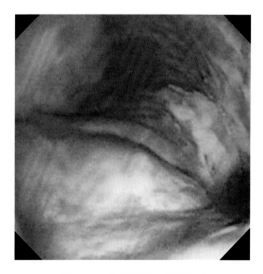

图 8-24 腹膜"糖衣征"（二）

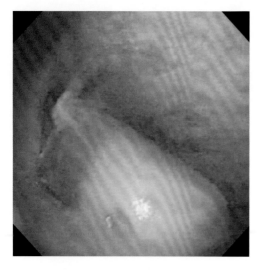

图 8-25　腹膜"糖衣征"（三）

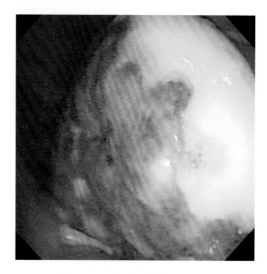

图 8-26　腹膜"糖衣征"（四）

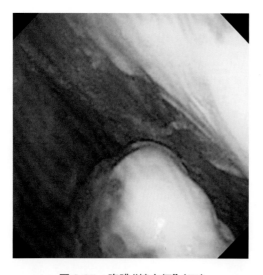

图 8-27　腹膜"糖衣征"（五）

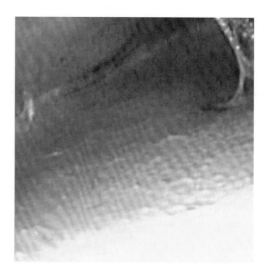

图 8-28　腹膜"积雪征"（一）

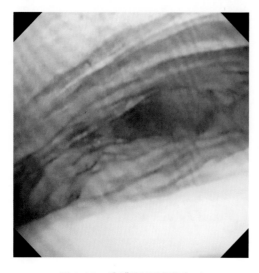

图 8-29　腹膜"积雪征"（二）

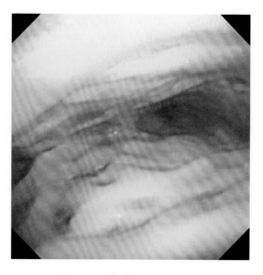

图 8-30　腹膜"积雪征"（三）

二、腹膜炎症与糜烂

(一)定义

腹膜炎症(peritoneal inflammation)是指腹膜充血与肿胀。炎症表现为病理性充血,特别是在炎症反应的早期,由于致炎因子的作用引起的神经轴突反射使血管舒张神经兴奋,以及血管活性胺类介质作用,使细动脉扩张充血,局部组织变红和肿胀。

腹膜糜烂(peritoneal erosion)是指局限于浆膜层的浅表性坏死性缺损。

(二)原因

1. 生物性因子,如细菌、病毒、真菌等为腹膜炎症最常见的原因。它们通过在体内繁殖,产生、释放毒素直接导致细胞和组织损伤,而且还可通过其抗原性诱发免疫反应导致炎症,常见的疾病如结核性腹膜炎。

2. 炎症因子介导所致组织和细胞损伤疾病,如重症急性胰腺炎、嗜酸细胞性胃肠炎。

3. 免疫介导疾病,如风湿病、结缔组织病等。

(三)经自然腔道内镜手术腹腔检查

NOTES腹腔检查显示腹膜局灶性或弥漫性红肿、充血、糜烂,病程较长病例可见白色瘢痕(图8-31~图8-39)。

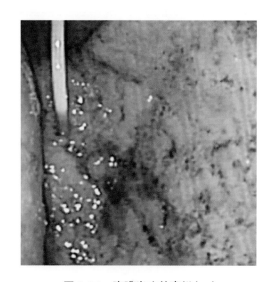

图 8-31　腹膜炎症并糜烂(一)

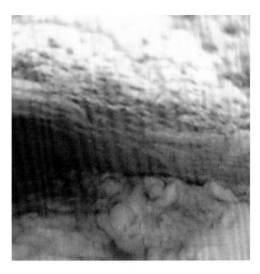

图 8-32　腹膜炎症并糜烂(二)

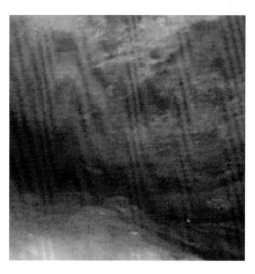

图 8-33　腹膜炎症并糜烂(三)

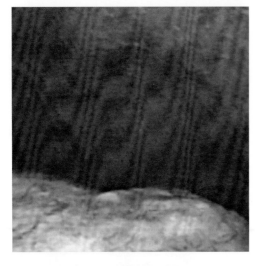

图 8-34 腹膜炎症并糜烂（四）

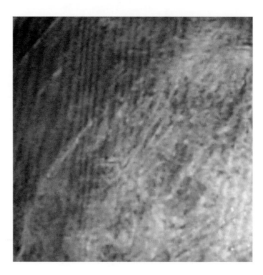

图 8-35 腹膜炎症并糜烂（五）

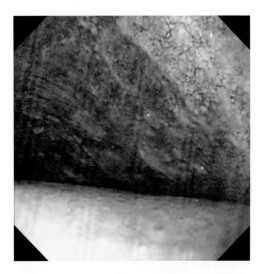

图 8-36 腹膜炎症并糜烂（六）

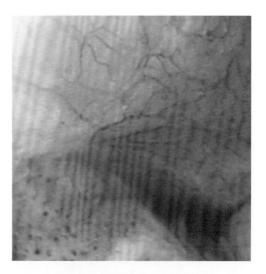

图 8-37 腹膜炎症并糜烂（七）

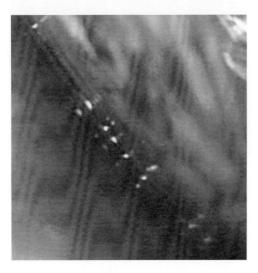

图 8-38 腹膜炎症并糜烂（八）

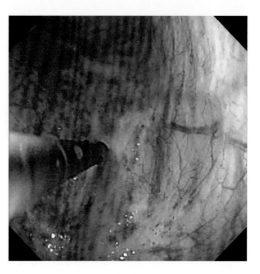

图 8-39 腹膜炎症与白斑

三、腹膜溃疡

(一) 定义

腹膜溃疡(peritoneal ulcer)是指浆膜和浆膜下组织的局限性缺损、溃烂,表面常覆盖有脓液。溃疡大小、形态、深浅、发展过程等也不一致,愈后遗有瘢痕。

(二) 病因

腹膜溃疡是由微生物感染、炎症、肿瘤等引起的组织缺损。微生物感染性疾病多由细菌、真菌、病毒等引起组织破坏。肿瘤破溃可引起恶性溃疡病变。

(三) 经自然腔道内镜手术腹腔检查

NOTES 腹腔内镜显示腹膜浆膜及浆膜下组织缺损,表面附着白苔或黄苔。范围较广泛时表现为大片状或花纹样。较清洁溃疡常见于良性疾病,污秽溃疡亦称为恶性溃疡,多见于恶性肿瘤,少见于感染性腹膜炎(图 8-40~图 8-54)。

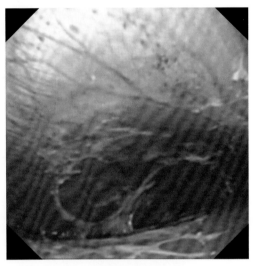

图 8-40　腹膜"清洁"溃疡(一)

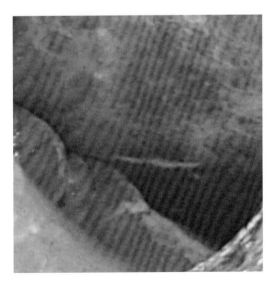

图 8-41　腹膜"清洁"溃疡(二)

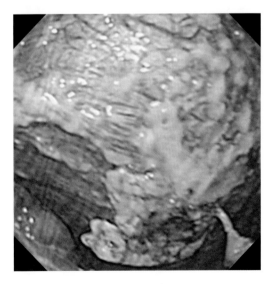

图 8-42　腹膜"污秽"溃疡(一)

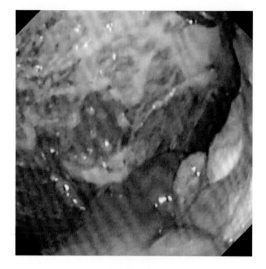

图 8-43　腹膜"污秽"溃疡（二）

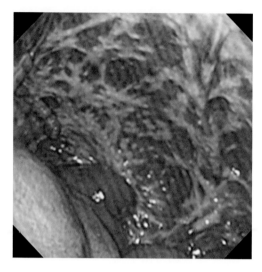

图 8-44　腹膜"花纹"样溃疡（一）

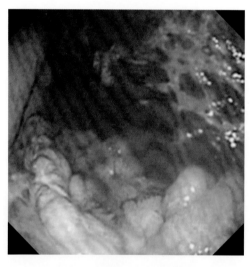

图 8-45　腹膜"花纹"样溃疡（二）

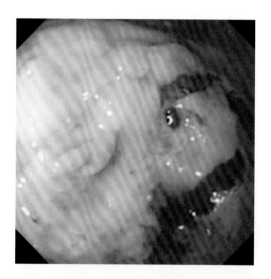

图 8-46　腹膜厚白苔溃疡（一）

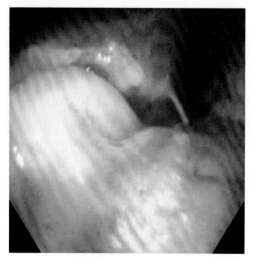

图 8-47　腹膜厚白苔溃疡（二）

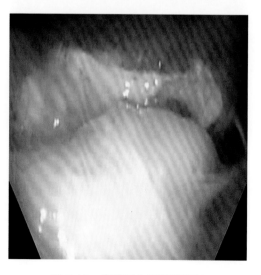

图 8-48　腹膜厚白苔溃疡（三）

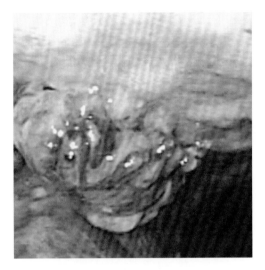

图 8-49 腹膜厚黄苔溃疡(一)

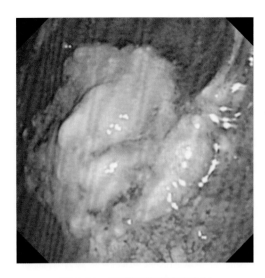

图 8-50 腹膜厚黄苔溃疡(二)

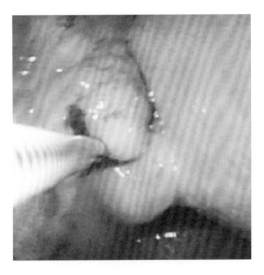

图 8-51 腹膜厚灰白苔溃疡(一)

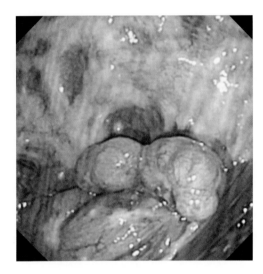

图 8-52 腹膜厚灰白苔溃疡(二)

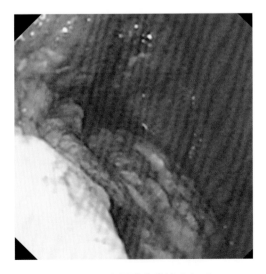

图 8-53 大网膜多发溃疡(一)

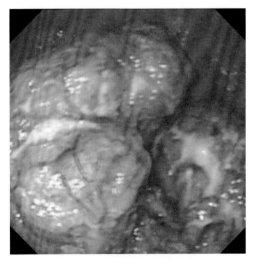

图 8-54 大网膜多发溃疡(二)

四、腹膜出血

(一) 定义

腹膜出血(peritoneal hemorrhage)指血液从腹膜血管溢出。其机制可分为破裂性出血和漏出性出血。破裂性出血乃由血管壁破裂所致,一般出血量较多。漏出性出血是由于毛细血管通透性增高,血液通过扩大的内皮细胞间隙和受损的基底膜漏出血管外。

(二) 病因

1. 腹膜感染　细菌感染为腹膜炎合并出血的常见原因,常见的疾病如结核性腹膜炎。
2. 肿瘤　原发性腹膜癌或转移性腹膜癌,以后者较常见,如原发性肝癌、胃癌、卵巢癌等。
3. 腹膜炎　致炎因子所致腹膜出血,如重症急性胰腺炎、嗜酸细胞性胃肠炎。

(三) 经自然腔道内镜手术腹腔检查

腹腔内出血的 NOTES 腹腔内镜下表现(图 8-55~ 图 8-62):
1. 出血点　血液从完整的浆膜中漏出,腹腔内镜下显示红色点状。
2. 出血斑　浆膜表面出血,其直径 1~5mm,腹腔内镜下显示红色斑片状。
3. 弥漫性浆膜出血　系指整个浆膜及器官表面的主要部出血。
4. 大量出血　较大速度出血,无法立刻评估出血量。
5. 瘀斑　腹腔内镜下显示较大区域的浆膜内出血。
6. 出血性糜烂　腹腔内镜下显示红棕色的血黑质痂皮覆盖在线状或椭圆状缺损。
7. 陈旧性出血　腹腔内镜下显示血液颜色暗红。

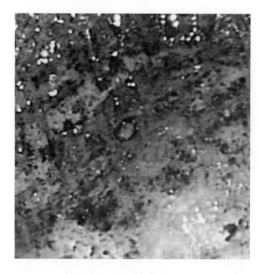

图 8-55　壁层腹膜出血(一)

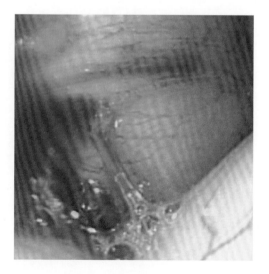

图 8-56　壁层腹膜出血(二)

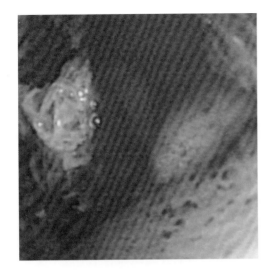

图 8-57　脏层腹膜出血（一）

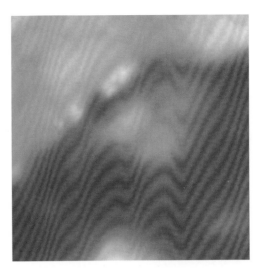

图 8-58　脏层腹膜出血（二）

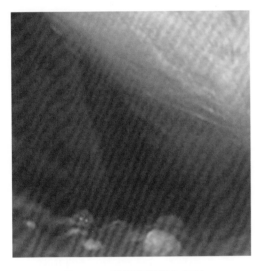

图 8-59　脏层腹膜出血（三）

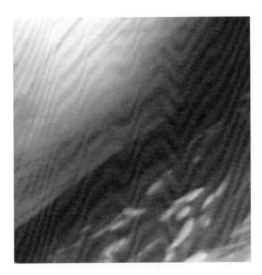

图 8-60　脏层腹膜出血（四）

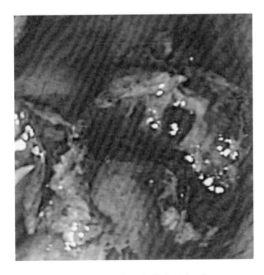

图 8-61　脏层腹膜出血（五）

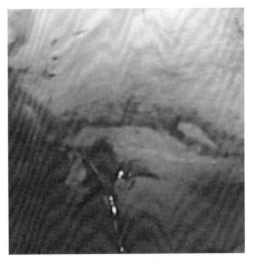

图 8-62　腹膜陈旧性出血

五、腹膜增生

（一）定义

腹膜增生（peritoneal hyperplasia）指腹膜组织内实质细胞数目增多。腹膜增生按其范围可分为局灶性增生和弥漫性增生，按其性质可分为良性增生和恶性增生。

（二）病因

1. 感染　腹腔感染可导致腹膜良性增生，细胞有丝分裂活跃，以及细胞凋亡受到抑制。感染性细胞增生可为弥漫性或局限性，分别表现为增生组织均匀弥漫性增大，或者在组织器官中形成单发或多发增生性结节。常见疾病如结核性腹膜炎。

2. 慢性腹膜炎　长期慢性炎症改变可使腹膜慢性弥漫性增生，腹膜明显增厚，有时可见颗粒样或结节病变。如慢性肾功能不全长期腹膜透析等。

3. 肿瘤　恶性肿瘤可表现为腹膜恶性增生，细胞增生过度失去控制。常见疾病如原发性腹膜癌和转移性腹膜癌等。

（三）经自然腔道内镜手术腹腔检查

腹膜增生 NOTES 腹腔检查显示结节状、腹膜增厚和肿块形成等特点：

1. 结节状　腹膜弥漫性或局部颗粒或结节，大小相等或大小不等，散在或密集分布，颜色鲜红或暗红提示病程短，颜色灰白提示病程较长，结节高度融合提示病情较严重（图 8-63~ 图 8-74）。

2. 腹膜增厚　内镜下腹膜失去原有的光泽和光滑，呈灰白色，血管网消失，表面不光滑，高低不平，腹膜增厚（图 8-75~ 图 8-80）。

3. 肿块形成　恶性增生可形成肿块，腹腔内镜下显示球状、串珠状、巨块状肿块（图 8-81~ 图 8-88）。

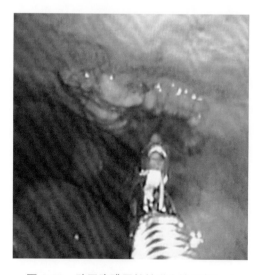

图 8-63　壁层腹膜局灶性增生性结节（一）

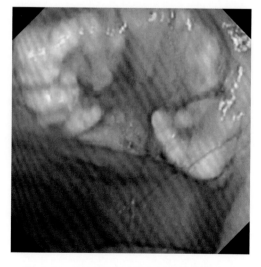

图 8-64　壁层腹膜局灶性增生性结节（二）

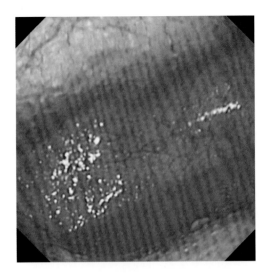

图 8-65　壁层腹膜弥漫性增生性结节（一）

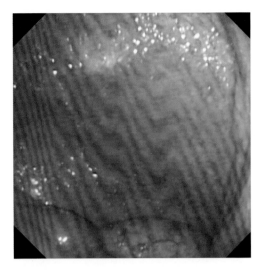

图 8-66　壁层腹膜弥漫性增生性结节（二）

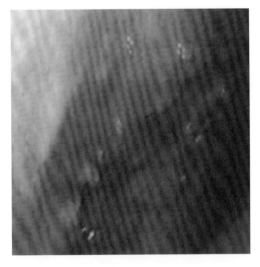

图 8-67　壁层腹膜弥漫性增生性结节（三）

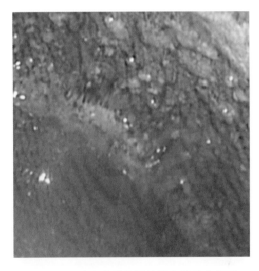

图 8-68　壁层腹膜弥漫性增生性结节（四）

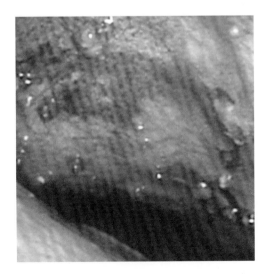

图 8-69　壁层腹膜弥漫性增生性结节（五）

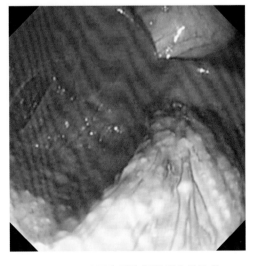

图 8-70　脏层腹膜弥漫性增生性结节

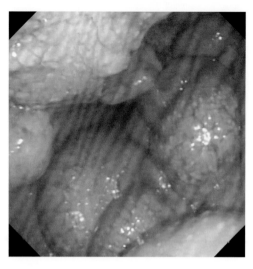

图 8-71　壁层腹膜与脏层腹膜弥漫性增生性结节（一）

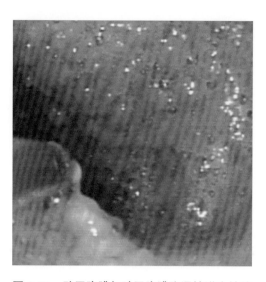

图 8-72　壁层腹膜与脏层腹膜弥漫性增生性结节（二）

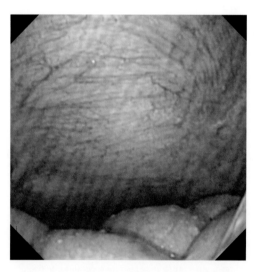

图 8-73　壁层腹膜与脏层腹膜弥漫性增生性结节（三）

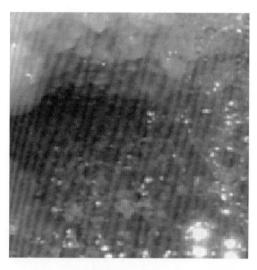

图 8-74　壁层腹膜与脏层腹膜弥漫性增生性结节（四）

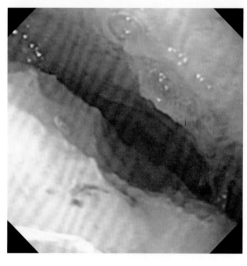

图 8-75　腹膜增厚（一）

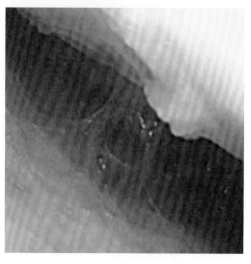

图 8-76　腹膜增厚（二）

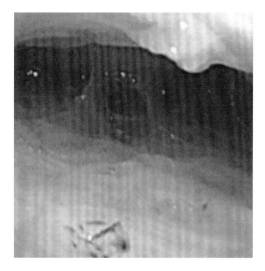

图 8-77 腹膜增厚（三）

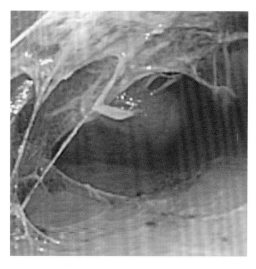

图 8-78 腹膜增厚（四）

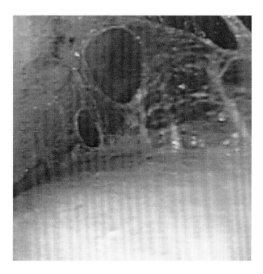

图 8-79 腹膜增厚（五）

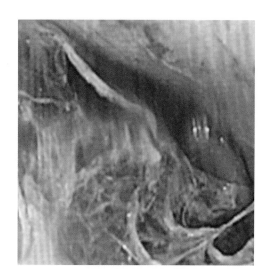

图 8-80 腹膜增厚（六）

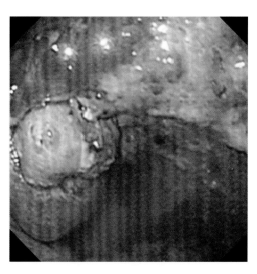

图 8-81 大结节性增生（一）

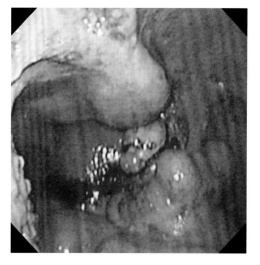

图 8-82 大结节性增生（二）

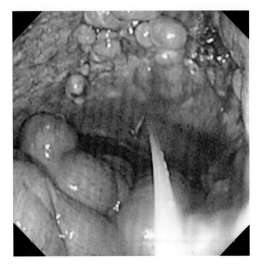

图 8-83　大结节性增生融合（一）

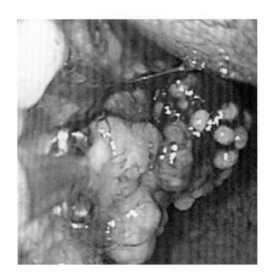

图 8-84　大结节性增生融合（二）

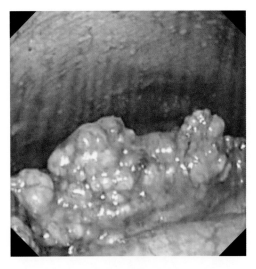

图 8-85　大结节性增生融合（三）

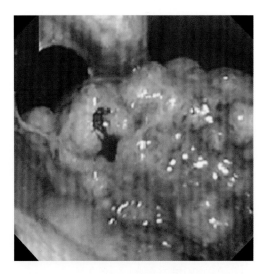

图 8-86　大结节性增生融合（四）

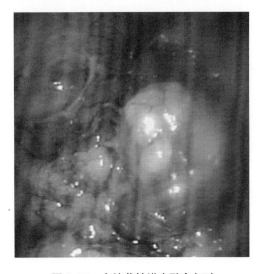

图 8-87　大结节性增生融合（五）

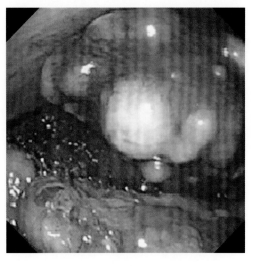

图 8-88　大结节性增生融合（六）

六、腹膜粘连

(一) 定义

腹膜粘连(peritoneal adhesion)是腹膜炎症坏死,腹膜结构破坏,随之通过溶解、吸收损伤的坏死组织,以后肉芽组织转化成以胶原纤维为主的瘢痕组织。瘢痕组织的形成虽然具有修复功能,但也有对机体不利的一面,即瘢痕性粘连,特别在器官之间或器官与体腔壁之间发生的纤维性粘连,常常不同程度地影响其功能。

(二) 病因

粘连的形成,除了先天原因之外,主要由腹腔内的炎症、创伤、出血、异物刺激等所形成。

1. 炎症

(1) 腹腔内炎症导致炎性水肿,渗出物或脓液溢入腹腔引发粘连。

(2) 结核性腹膜炎引发肠粘连,结核性腹膜炎可分为干、湿两型,干型特点为腹膜上除结核结节外,尚有纤维素性渗出物、机化后引发腹腔脏器、大网膜、肠系膜广泛粘连。

(3) 肠结核患者在肠的浆膜面可见纤维素渗出和多数灰白色结核结节,同时肠壁常因纤维组织增生肥厚而与邻近肠管或大网膜形成粘连。

2. 损伤

(1) 手术过程中肠管暴露时间过长、动作粗糙、创面大、止血不彻底、术后渗血、渗液、腹腔冲洗不净或腹腔内遗留异物等都可能造成肠粘连。

(2) 腹部创伤,腹部突然受到外界冲击,受冲击部位虽未破裂穿孔,但也有一定损伤或有血性渗出物流入腹腔,使周围组织水肿粘连。

(3) 化学药物,如计划生育的粘堵术药物外流进入腹腔造成严重粘连。

3. 其他　如肿瘤浸润性增长破坏周围组织形成粘连或个别未明原因的肠粘连。

(三) 经自然腔道内镜手术腹腔检查

腹腔内镜检查中常可见腹膜和网膜之间或脏器之间的粘连,呈带状或束状,也可呈薄膜状,这些粘连常是腹腔脏器的特异性或非特异性炎症所致,粘连部位可能与脏器疾病有关(图 8-89~ 图 8-100)。

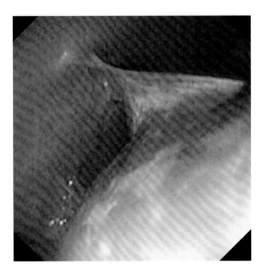

图 8-89　横膈与肝脏粘连(一)

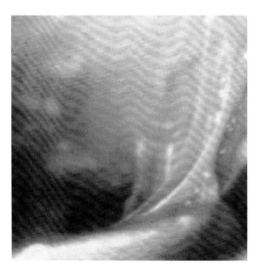

图 8-90　横膈与肝脏粘连(二)

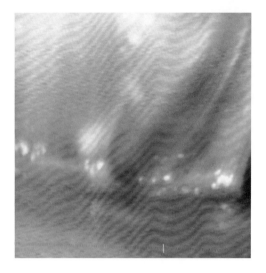

图 8-91 横膈与肝脏粘连（三）

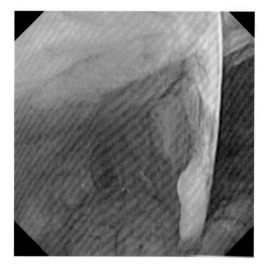

图 8-92 壁层腹膜与大网膜粘连（一）

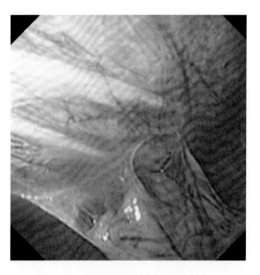

图 8-93 壁层腹膜与大网膜粘连（二）

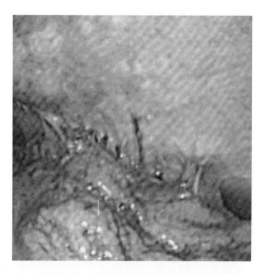

图 8-94 壁层腹膜与大网膜粘连（三）

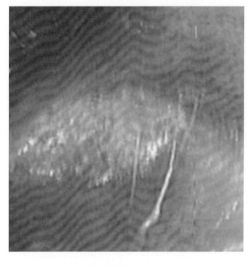

图 8-95 壁层腹膜与脏层腹膜粘连（一）

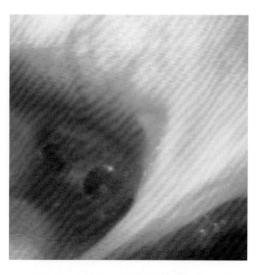

图 8-96 壁层腹膜与脏层腹膜粘连（二）

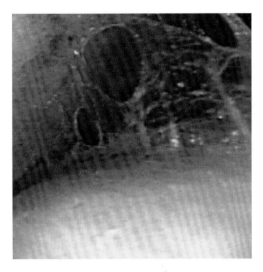

图 8-97　壁层腹膜与脏层腹膜粘连(三)

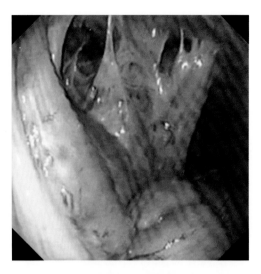

图 8-98　壁层腹膜与脏层腹膜粘连(四)

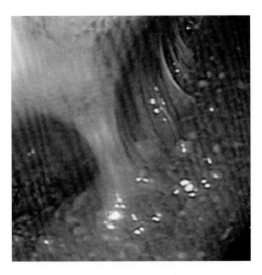

图 8-99　壁层腹膜与肝包膜粘连(一)

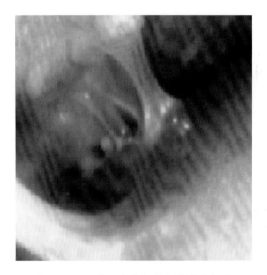

图 8-100　壁层腹膜与肝包膜粘连(二)

七、恶性肿瘤浸润

(一)定义

恶性肿瘤浸润(malignant tumor infiltration)是指恶性肿瘤细胞长入并破坏周围组织(包括组织间隙、淋巴管或血管)的生长方式。恶性肿瘤多呈浸润性生长,一般无被膜,与邻近正常组织无明显界限。

(二)病因

原发性腹膜癌或转移性腹膜癌,以后者较常见,如原发性肝癌、胃癌、卵巢癌等。

(三)经自然腔道内镜手术腹腔检查

NOTES 腹腔内镜下显示,恶性肿瘤多呈浸润性生长,肿块一般无包膜、边界不清,无阻挡无边界地"长入"邻近的正常组织中。范围较广泛的大网膜恶性肿瘤浸润病例腹腔内镜下可显示为"大饼状"或"球状",部分腹膜恶性肿瘤浸润病例腹腔内镜下显示"云絮状"(图 8-101~图 8-108)。

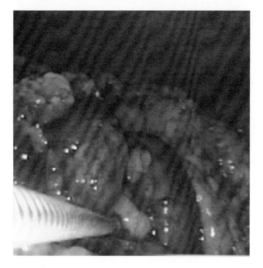

图 8-101　肝脏周围恶性肿瘤浸润

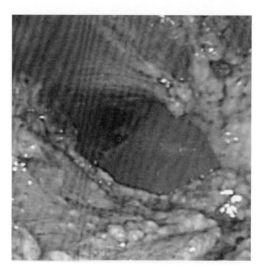

图 8-102　腹腔恶性肿瘤浸润（一）

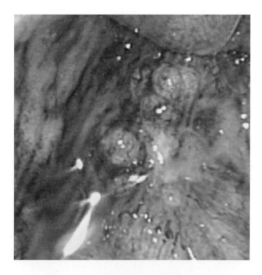

图 8-103　腹腔恶性肿瘤浸润（二）

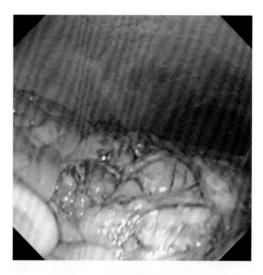

图 8-104　腹腔恶性肿瘤浸润（三）

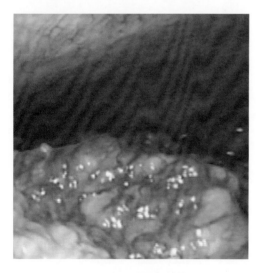

图 8-105　大网膜浸润包裹（一）

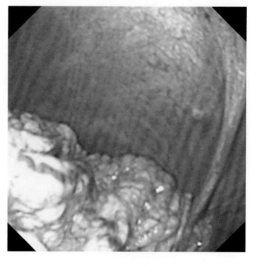

图 8-106　大网膜浸润包裹（二）

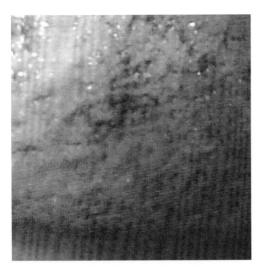

图 8-107　壁层腹膜"云絮状"浸润(一)

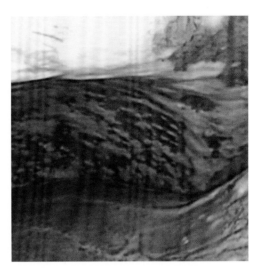

图 8-108　壁层腹膜"云絮状"浸润(二)

八、腹膜脂质沉着

(一) 定义

腹膜脂质沉着(peritoneal lipid deposition)是因脂代谢紊乱,使过剩的脂肪向非脂肪组织转移,大量脂肪开始不断在大网膜和腹膜内储存。

(二) 经自然腔道内镜手术腹腔检查

NOTES 检查显示腹膜壁层、脏层以及大网膜上覆盖黄色脂肪组织,有光泽,反光强,呈片状、丘疹样或颗粒样隆起(图 8-109~ 图 8-117)。

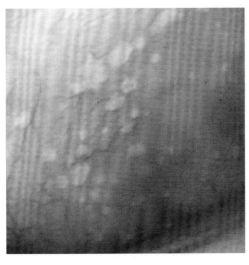

图 8-109　壁层腹膜脂质沉着(一)

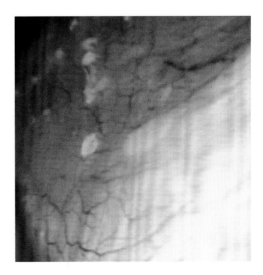

图 8-110　壁层腹膜脂质沉着(二)

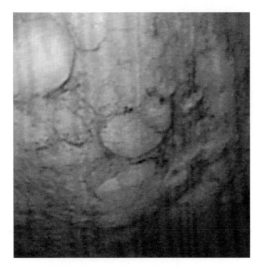

图 8-111 壁层腹膜脂质沉着（三）

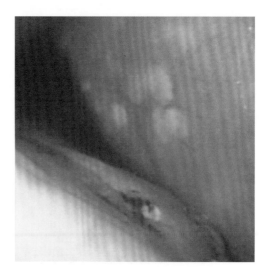

图 8-112 壁层与脏层腹膜脂质沉着（一）

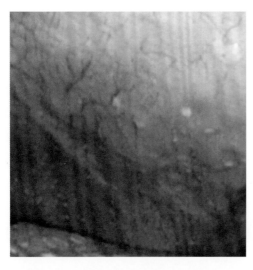

图 8-113 壁层与脏层腹膜脂质沉着（二）

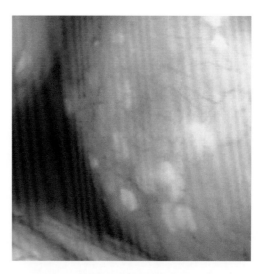

图 8-114 壁层与脏层腹膜脂质沉着（三）

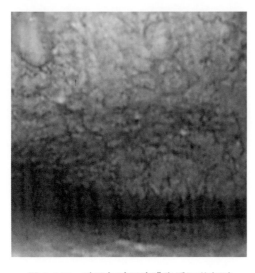

图 8-115 壁层与脏层腹膜脂质沉着（四）

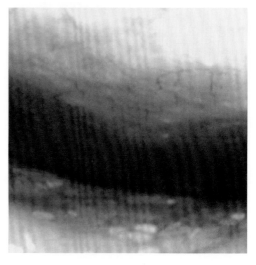

图 8-116 壁层与脏层腹膜脂质沉着（五）

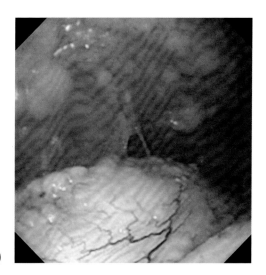

图 8-117　壁层与脏层腹膜脂质沉着（六）

九、腹壁缺损

（一）定义

腹壁缺损（abdominal wall defect）是指存在于腹壁上的孔隙。

（二）原因

先天或后天形成的薄弱点。

（三）经自然腔道内镜手术腹腔检查

NOTES 腹腔内镜下表现腹壁的连续性丧失，形成孔道。直径大小不等，形状可呈圆形、椭圆形、三角形等（图 8-118~ 图 8-122）。

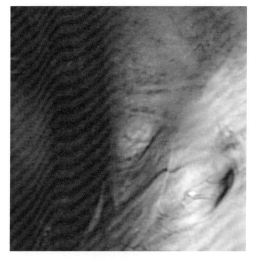

图 8-118　腹壁椭圆形缺损（一）

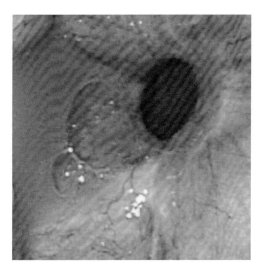

图 8-119　腹壁椭圆形缺损（二）

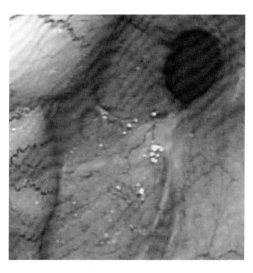

图 8-120　腹壁椭圆形缺损（三）

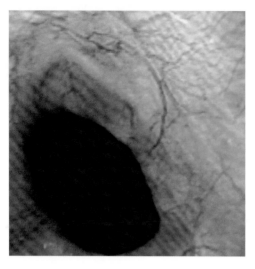

图 8-121 腹壁椭圆形缺损（四）

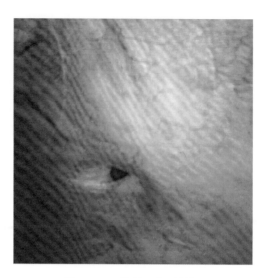

图 8-122 腹壁三角形缺损

十、腹腔内血管扩张

（一）定义

腹腔内血管扩张（intra-abdominal vasodilation）是指腹腔内浆膜面或器官表面显露出直径扩大、迂曲、呈紫色或暗红色条索状改变的血管。

（二）原因

1. 肝硬化门静脉高压症。
2. 肿瘤生长过快需要增加血液供应。

（三）经自然腔道内镜手术腹腔内镜检查

腹腔血管扩张在 NOTES 腹腔内镜下显示腹膜、网膜、胃大弯侧等部位血管呈蚯蚓样迂曲，重度扩张，表面紫蓝色（图 8-123～图 8-129）。

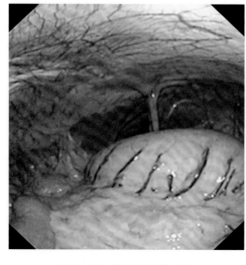

图 8-123 胃大弯静脉曲张

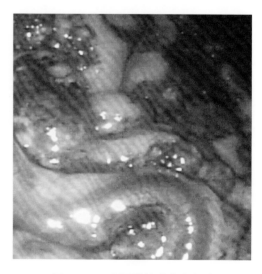

图 8-124 大网膜静脉曲张（一）

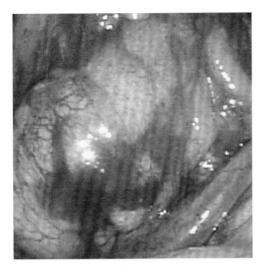

图 8-125　大网膜静脉曲张（二）

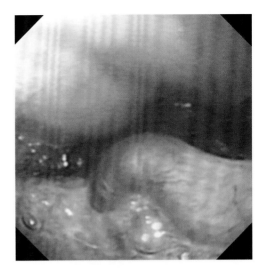

图 8-126　肝门部静脉曲张

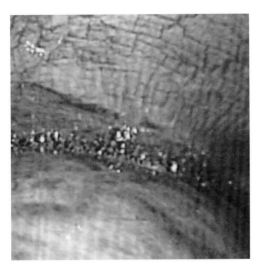

图 8-127　肝癌表面静脉曲张

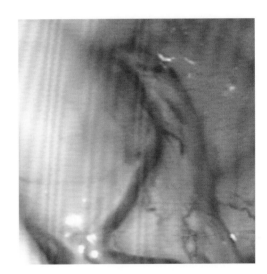

图 8-128　腹腔间质瘤表面静脉曲张

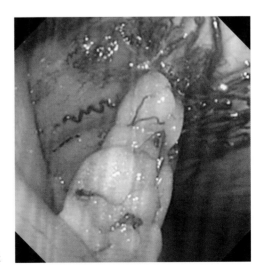

图 8-129　腹壁大网膜转移癌周围血管增生并扩张

参 考 文 献

［1］朱惠明,师瑞月,王娜,等.经胃腹腔内镜检查对原因不明腹水的诊断价值[J].中华消化内镜杂志,2010,27(1):5-8.

［2］朱惠明,李迎雪.经自然腔道内镜检查在腹膜转移癌诊断中的应用[J].中华医学杂志,2011,91(27):1895-1898.

［3］SANTOS B F,HUNGNESS E S. Natural orifice translumenal endoscopic surgery:Progress in humans since white paper［J］. World J Gastroenterol,2011,17(13):1655-1665.

［4］COOMBER R S,SODERGREN M H,CLARK J,et al. Natural orifice translumenal endoscopic surgery applications in clinical practice［J］. World J Gastrointest Endosc,2012,4(3):65-74.

第九章

经自然腔道内镜手术对腹腔感染性
疾病的诊断

一、结核性腹膜炎经自然腔道内镜手术诊断

结核性腹膜炎（tuberculous peritonitis）是由结核分枝杆菌引起的慢性弥漫性腹膜感染，感染途径以腹腔内结核病灶直接蔓延为主，少数由血行播散。本病好发于儿童及青壮年，女性多于男性。

（一）病因

结核性腹膜炎大多继发于其他器官的结核病变。感染途径可由腹腔内结核直接蔓延或血行播散而来，前者更为常见。可由腹膜后及肠系膜淋巴结破溃至腹腔导致腹腔干酪病灶，从邻近脏器如肠结核或输卵管结核扩散波及。血行播散则常由原发性肺结核经血行播散至腹膜潜伏下来，在机体抵抗力下降时重新活动。

（二）临床表现

本病临床表现缺乏特异性，多数起病较缓，常表现为发热、盗汗、腹痛、腹胀等，也有起病急骤，以急性腹痛或骤起高热为主要表现者。起病缓急和症状轻重取决于有无原发病灶、感染途径、病理类型，以及机体反应的差异。

1. 全身表现　发热与盗汗最为常见，热型以低热与中等热居多，约 1/3 的患者呈弛张热，少数可呈稽留热，疾病后期可有消瘦、贫血、营养不良、水肿、口角炎、维生素 A 缺乏症等表现。

2. 腹痛　约 2/3 的患者可有不同程度的腹痛，多为持续性隐痛或钝痛，部位多位于脐周、下腹或全腹，当患者出现急腹症时，应考虑是否因肠系膜淋巴结或腹腔其他结核干酪样坏死病灶破溃后引起的急性腹膜炎，也可由肠结核急性肠穿孔等原因所致。

3. 腹胀　患者起病常有腹胀感，为结核病中毒症状或腹膜炎伴有的肠功能紊乱引起。约 1/3 的患者可出现腹水，以小量、中等量为多见。

4. 腹部肿块　粘连型及干酪型患者腹部常可触及肿块，常位于脐周，肿块多由增厚的大网膜、肿大的肠系膜淋巴结、粘连成团的肠曲或干酪样坏死脓性物积聚而成，其大小不一，边缘不齐，有时呈横形块状物或有结节感，多有轻微触痛。

5. 腹壁柔韧感　因腹膜增厚、腹壁肌张力增高、腹壁与腹腔脏器粘连引起的腹壁触诊感觉，常见于粘

连型腹膜炎,大多数患者有不同程度的压痛,一般较轻微,少数压痛明显并有反跳痛,后者多见于干酪型。

6. 其他 部分患者可出现腹泻,通常是由于腹膜炎症刺激所致,也可因肠曲间瘘管形成所引起,一般每日 3~4 次。粘连型患者,便秘较为常见,有时腹泻与便秘交替出现。肝大并不少见,可由营养不良所致脂肪肝或肝结核引起。如并发肠梗阻时,可见蠕动波,肠鸣音亢进。

(三)一般检查

1. 血常规和血沉 多数患者有轻度或中度正细胞正色素性贫血,结核病灶急性扩散者可有白细胞计数增高。病变活动时红细胞沉降率大多增快,病情趋于稳定后逐渐恢复正常。

2. 结核菌素试验和 γ- 干扰素释放试验 结核菌素(PPD)试验强阳性有助于本病诊断,但假阳性率高,阴性亦不能排除诊断。γ- 干扰素释放试验检测淋巴细胞在结核抗原刺激下产生 IFN-γ 的反应性,阴性预测值和敏感性均高于结核菌素试验。

3. 腹水检查 腹水常为草黄色渗出液,静置后可见自然凝固块,少数为淡血色,偶见乳糜样腹水。腹水比重 >1.018,白细胞计数 >0.5×10⁹/L,以淋巴细胞或单核细胞为主,蛋白质定量多在 30g/L 以上。腹水腺苷脱氨酶(ADA)明显升高,有助于结核性腹膜炎的诊断。腹水脱落细胞学检查有助于排除癌性腹水。

4. 影像学检查 X 线检查可发现提示结核性腹膜炎的征象,如腹膜增厚粘连、肠梗阻、肠结核、肠粘连等,腹部平片见散在钙化阴影提示钙化的肠系膜淋巴结结核。胸片提示肺部钙化灶及硬结影像有助于结核性腹膜炎诊断。B 超、CT、MRI 检查可见腹水及增厚的腹壁,干酪型结核性腹膜炎者,可显示腹内多囊样病灶。

(四)NOTES 腹腔内镜检查

结核性腹膜炎 NOTES 腹腔内镜检查可表现为腹水、腹膜结节、腹膜粘连、腹膜干酪样坏死等。在病情发展过程中,大多数病例有上述两种或两种以上病变并存。

1. 腹水 结核性腹膜炎腹水是积聚在腹腔的浆液性渗出液,NOTES 腹腔内镜检查显示为较混浊和富含纤维蛋白的液体。腹水颜色可因病程及病变累及组织不同而显示为淡黄色、草绿色、淡红色、乳白色等不同颜色。淡黄色腹水提示患者结核病程较短,草绿色腹水提示病程较长。淡红色腹水提示结核病变累及小血管。乳白色腹水提示结核病变累及淋巴管(图 9-1~ 图 9-12)。

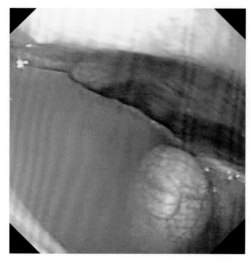

图 9-1 混浊腹水(一)

图 9-2 混浊腹水(二)

图 9-3　混浊腹水（三）

图 9-4　淡黄色混浊腹水（一）

图 9-5　淡黄色混浊腹水（二）

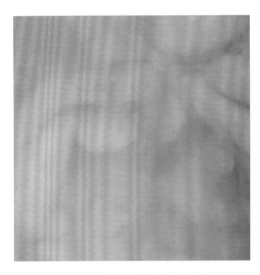

图 9-6　淡黄色混浊腹水（三）

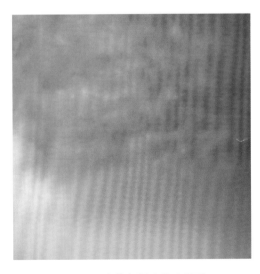

图 9-7　淡黄色混浊腹水（四）

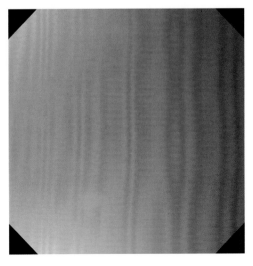

图 9-8　淡红色腹水

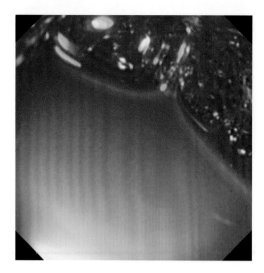

图 9-9 浅蓝色腹水

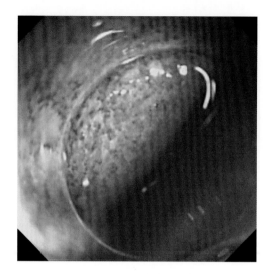

图 9-10 墨绿色混浊腹水

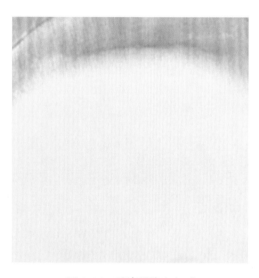

图 9-11 乳糜样腹水(一)

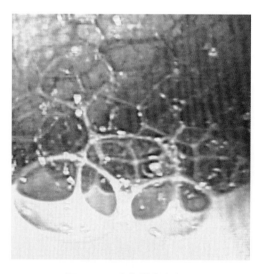

图 9-12 乳糜样腹水(二)

2. 腹膜结节 腹膜结节是结核性腹膜炎较特征性的腹腔内镜下的表现,典型表现为粟粒样结节,弥漫性或散在性分布在腹膜壁层、脏层或腹膜壁层脏层均有分布,部分病例抽干净腹水后可见纤维素渗出(图 9-13~ 图 9-33)。结核性腹膜炎腹腔清洁度较腹腔转移癌好,但合并其他细菌感染时腹腔清洁度也会变差(图 9-34~ 图 9-43)。病程较短病例腹膜结节周围可伴有腹膜充血、糜烂和浅表溃疡,病程较长或合并其他慢性疾病患者腹膜颜色暗红或灰白,合并肝胆疾病者腹膜呈绿色(图 9-44~ 图 9-63)。病程较长病例可形成结核肉芽肿(图 9-64~ 图 9-67)。

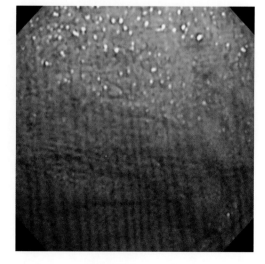

图 9-13 壁层腹膜弥漫性充血性粟粒样结节

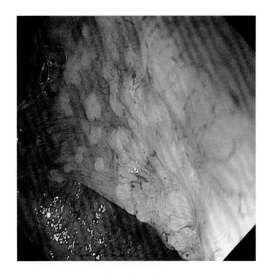

图 9-14　壁层腹膜弥漫性粟粒样结节（一）

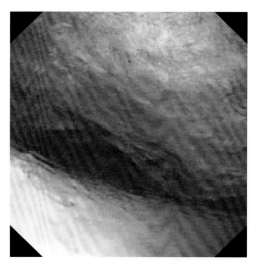

图 9-15　壁层腹膜弥漫性粟粒样结节（二）

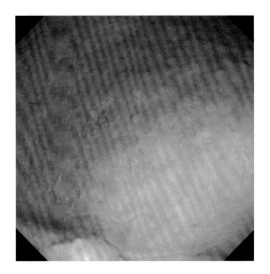

图 9-16　壁层腹膜弥漫性粟粒样结节（三）

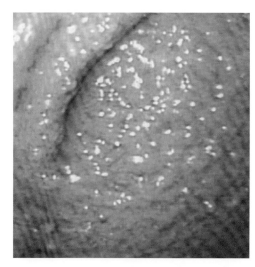

图 9-17　壁层腹膜弥漫性粟粒样结节（四）

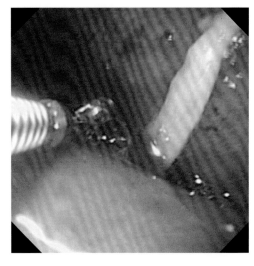

图 9-18　壁层腹膜充血，粟粒样结节

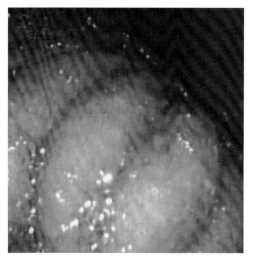

图 9-19　脏层腹膜弥漫性粟粒样结节并糜烂

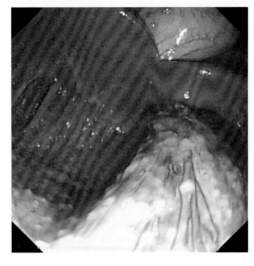

图 9-20 脏层腹膜弥漫性粟粒样结节（一）

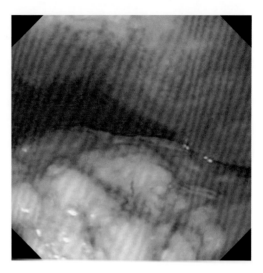

图 9-21 脏层腹膜弥漫性粟粒样结节（二）

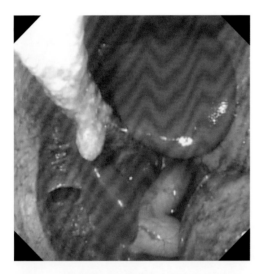

图 9-22 壁层与脏层腹膜弥漫性粟粒样结节（一）

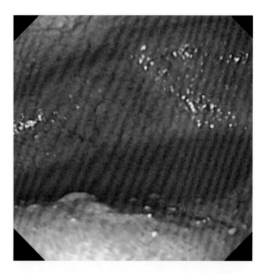

图 9-23 壁层与脏层腹膜弥漫性粟粒样结节（二）

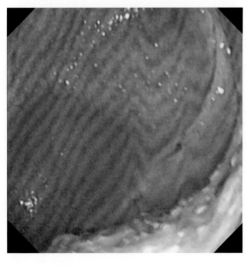

图 9-24 壁层与脏层腹膜弥漫性粟粒样结节（三）

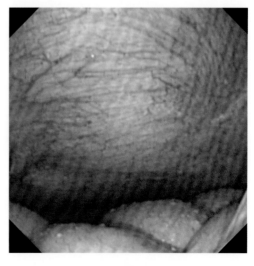

图 9-25 壁层与脏层腹膜弥漫性粟粒样结节（四）

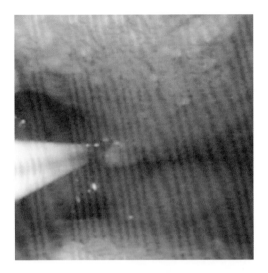

图9-26 壁层与脏层腹膜弥漫性粟粒样结节（五）

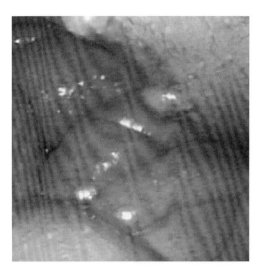

图9-27 壁层与脏层腹膜弥漫性粟粒样结节（六）

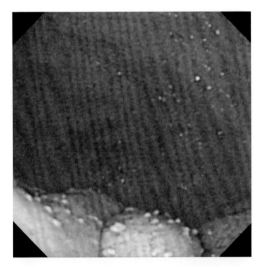

图9-28 壁层与脏层腹膜弥漫性粟粒样结节（七）

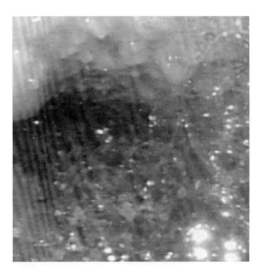

图9-29 壁层与脏层腹膜弥漫性粟粒样结节（八）

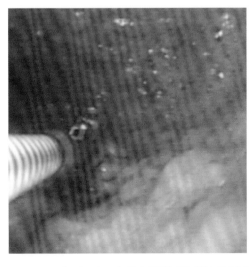

图9-30 壁层与脏层腹膜弥漫性粟粒样结节（九）

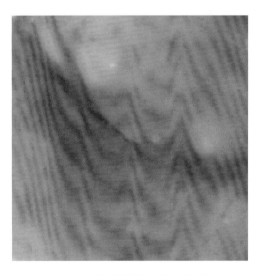

图9-31 壁层与脏层腹膜弥漫性粟粒样结节（十）

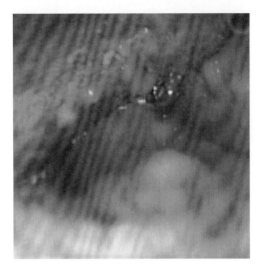

图 9-32 腹膜充血,壁层与脏层腹膜弥漫性粟粒样结节

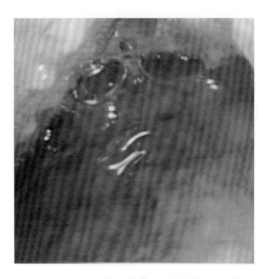

图 9-33 壁层与脏层腹膜弥漫性粟粒样结节并糜烂

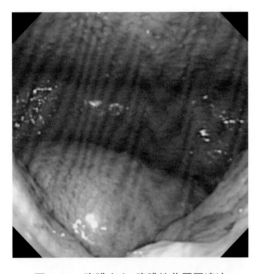

图 9-34 腹膜充血,腹膜结节周围清洁

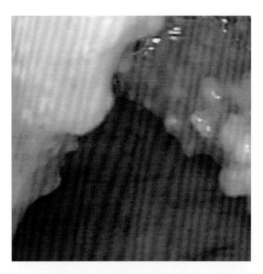

图 9-35 腹膜结节周围清洁(一)

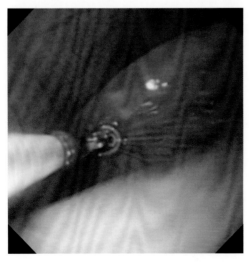

图 9-36 腹膜结节周围清洁(二)

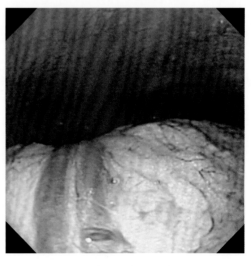

图 9-37 腹膜结节周围清洁(三)

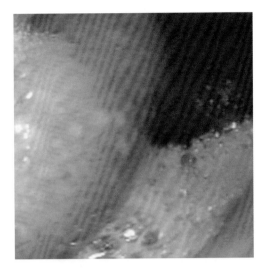

图 9-38　腹膜结节周围炎性渗出（一）

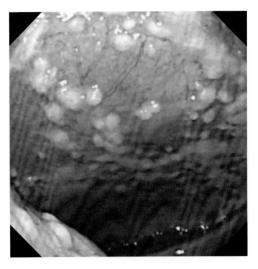

图 9-39　腹膜结节周围炎性渗出（二）

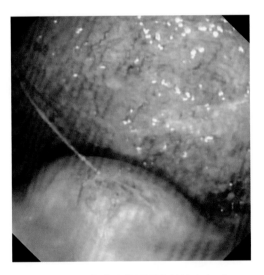

图 9-40　腹膜结节周围炎性渗出（三）

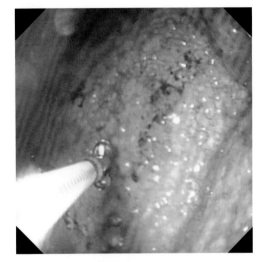

图 9-41　腹膜结节周围炎性渗出（四）

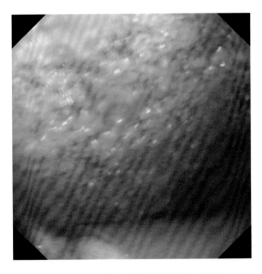

图 9-42　腹膜结节周围炎性渗出（五）

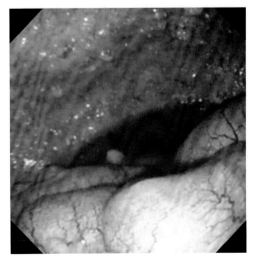

图 9-43　腹膜结节周围炎性渗出（六）

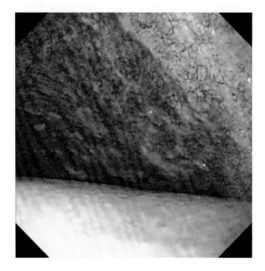

图 9-44　腹膜结节周围充血（一）

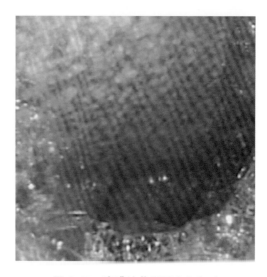

图 9-45　腹膜结节周围充血（二）

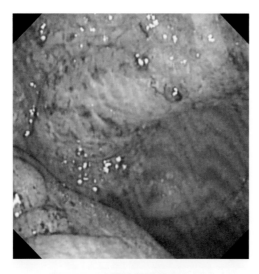

图 9-46　腹膜结节周围充血（三）

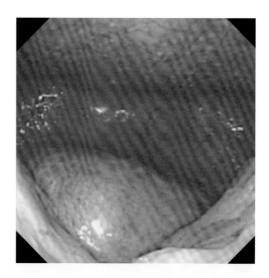

图 9-47　腹膜结节周围充血（四）

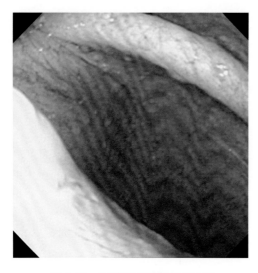

图 9-48　腹膜结节周围充血（五）

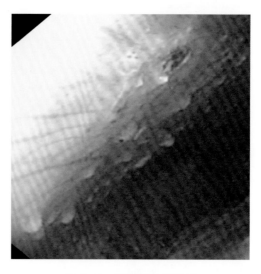

图 9-49　腹膜结节并糜烂

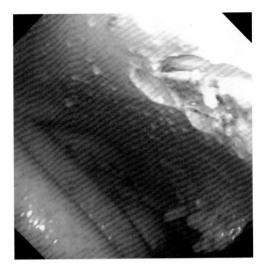

图 9-50　腹膜结节周围表浅溃疡（一）

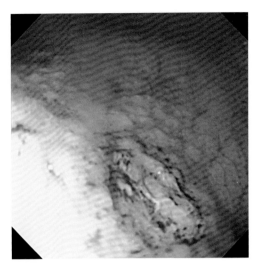

图 9-51　腹膜结节周围表浅溃疡（二）

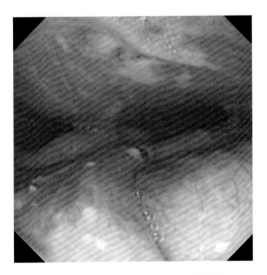

图 9-52　腹膜色泽灰暗，灰白色腹膜结节（一）

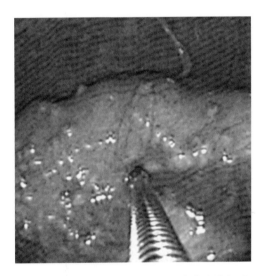

图 9-53　腹膜色泽灰暗，灰白色腹膜结节（二）

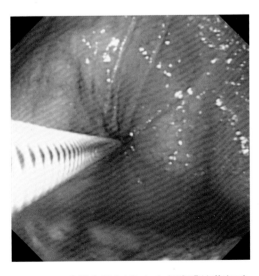

图 9-54　腹膜色泽灰暗，灰白色腹膜结节（三）

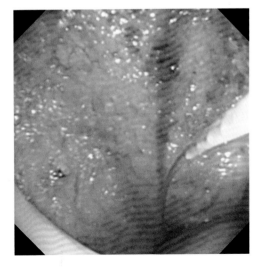

图 9-55　腹膜色泽灰暗，灰白色腹膜结节（四）

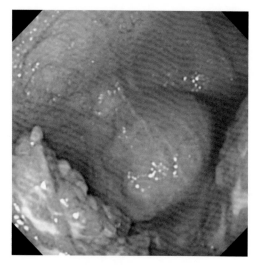

图 9-56　腹膜色泽灰暗,灰白色腹膜结节(五)

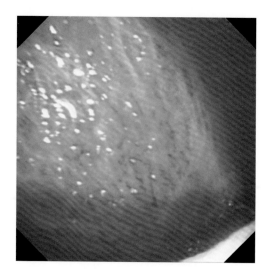

图 9-57　腹膜色泽灰暗,灰白色腹膜结节(六)

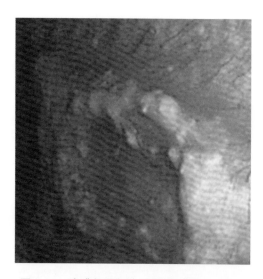

图 9-58　腹膜色泽灰暗,灰白色腹膜结节(七)

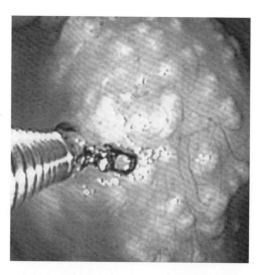

图 9-59　腹膜色泽灰暗,灰白色腹膜结节(八)

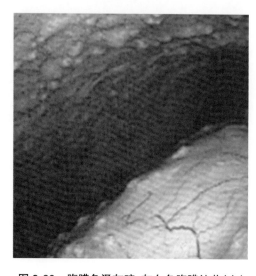

图 9-60　腹膜色泽灰暗,灰白色腹膜结节(九)

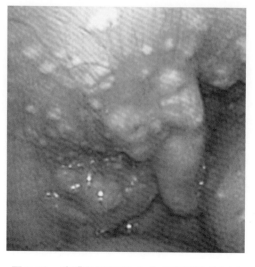

图 9-61　腹膜色泽灰暗,灰白色腹膜结节(十)

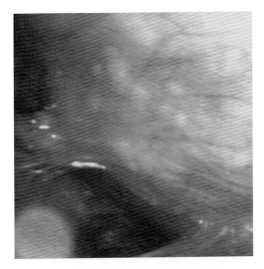

图 9-62　腹膜色泽淡绿色,灰白色腹膜结节(一)

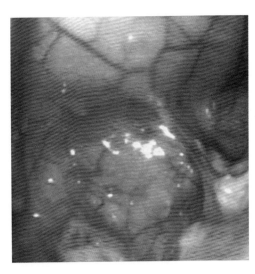

图 9-63　腹膜色泽淡绿色,灰白色腹膜结节(二)

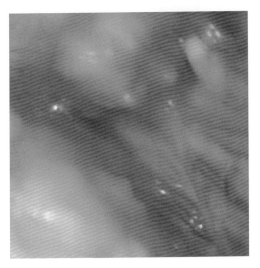

图 9-64　结核肉芽肿(一)

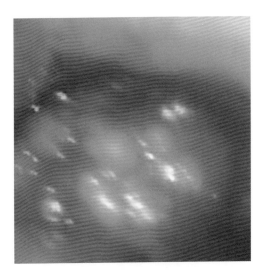

图 9-65　结核肉芽肿(二)

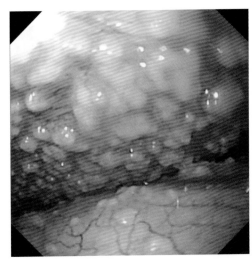

图 9-66　结核肉芽肿(三)

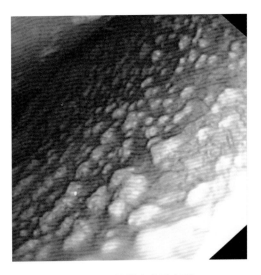

图 9-67　结核肉芽肿(四)

　　3. 腹膜粘连　当腹膜有大量纤维蛋白沉积时,可发生腹膜与腹膜、腹膜与肠系膜、腹膜与大网膜、肠管与大网膜、肠管与肠管间发生粘连,严重病例可形成包块,甚至腹腔完全闭塞。由于包块压迫或肠管粘连,可引起肠梗阻。腹膜粘连可由腹膜渗出病变腹水吸收后形成,也可在开始时即为腹膜粘连(图 9-68~ 图 9-99)。

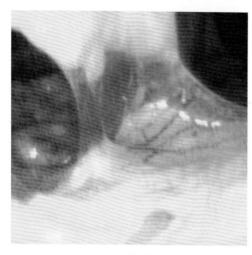

图 9-68　腹膜粘连(一)

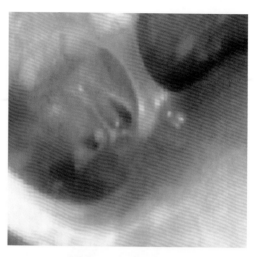

图 9-69　腹膜粘连(二)

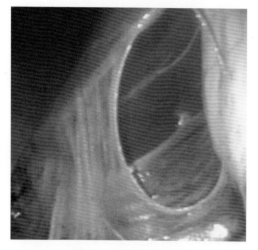

图 9-70　腹膜粘连(三)

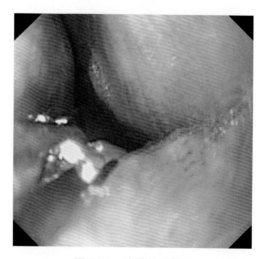

图 9-71　腹膜粘连(四)

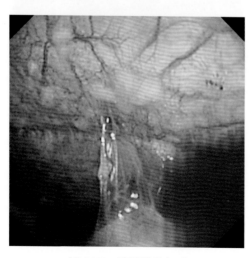

图 9-72　腹膜粘连(五)

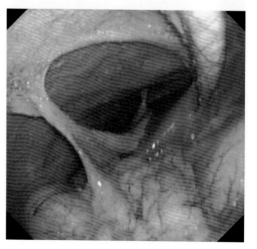

图 9-73　腹膜粘连(六)

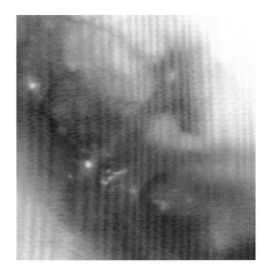

图 9-74　腹膜粘连（七）

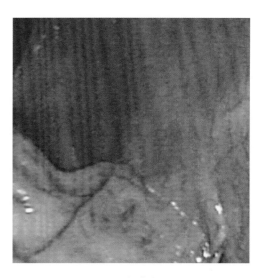

图 9-75　腹膜粘连（八）

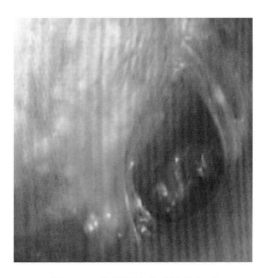

图 9-76　腹膜粘连合并结节（一）

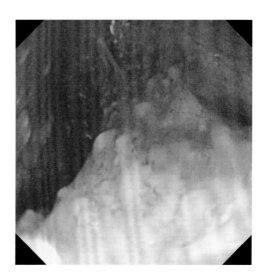

图 9-77　腹膜粘连合并结节（二）

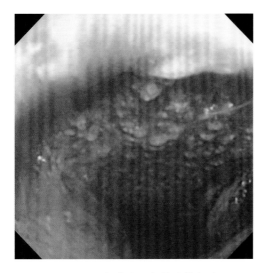

图 9-78　腹膜粘连合并结节（三）

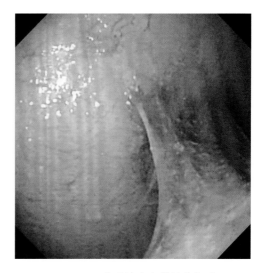

图 9-79　腹膜粘连合并结节（四）

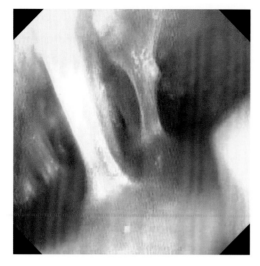

图 9-80　腹膜粘连合并结节（五）

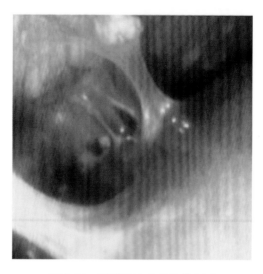

图 9-81　腹膜粘连合并结节（六）

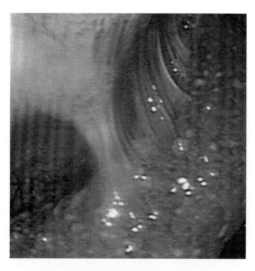

图 9-82　腹膜肝脏包膜粘连合并结节（一）

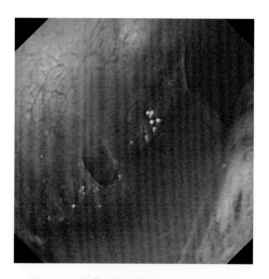

图 9-83　腹膜肝脏包膜粘连合并结节（二）

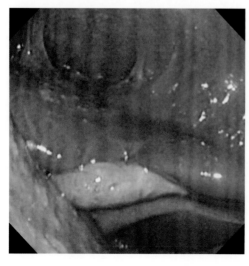

图 9-84　腹膜肝脏包膜粘连合并结节（三）

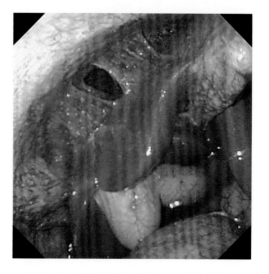

图 9-85　腹膜肝脏包膜粘连合并结节（四）

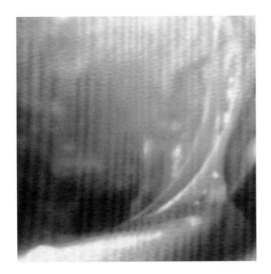

图 9-86　腹膜肝脏包膜粘连合并结节（五）

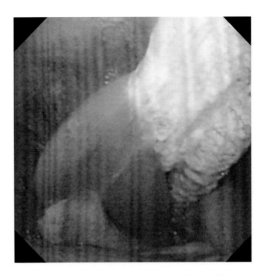

图 9-87　腹膜肝圆韧带粘连合并结节

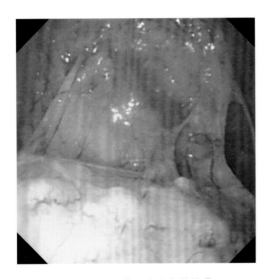

图 9-88　腹膜胃粘连合并结节

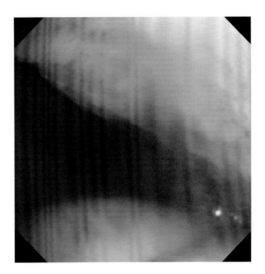

图 9-89　腹膜肠粘连合并结节（一）

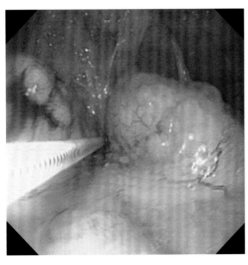

图 9-90　腹膜肠粘连合并结节（二）

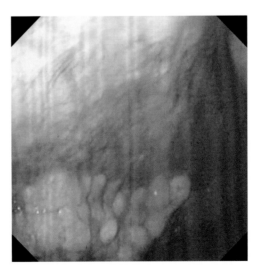

图 9-91　腹膜大网膜粘连合并结节

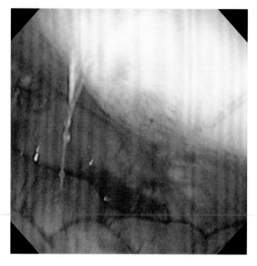

图 9-92 腹膜小肠粘连合并结节

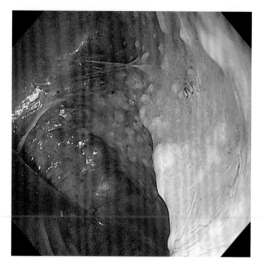

图 9-93 壁层与脏层腹膜粘连合并结节（一）

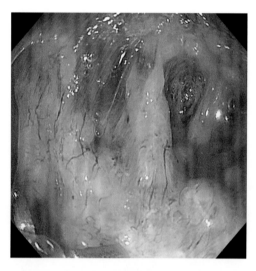

图 9-94 壁层与脏层腹膜粘连合并结节（二）

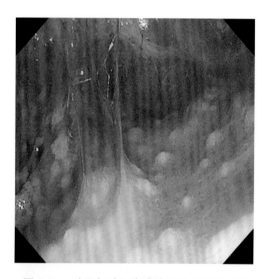

图 9-95 壁层与脏层腹膜粘连合并结节（三）

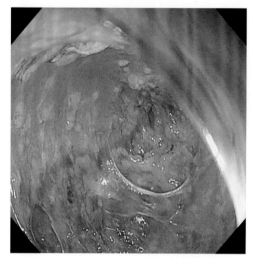

图 9-96 壁层与脏层腹膜粘连分离术后（一）

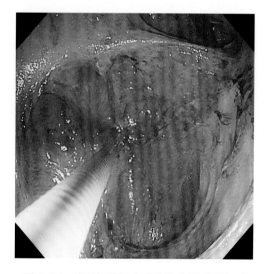

图 9-97 壁层与脏层腹膜粘连分离术后（二）

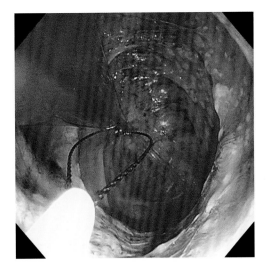

图 9-98　壁层与脏层腹膜粘连分离术后（三）

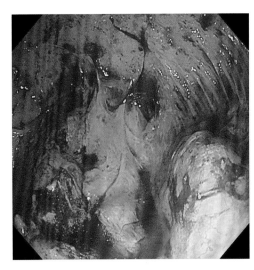

图 9-99　壁层与脏层腹膜粘连分离术后（四）

4. 干酪样坏死　NOTES 腹腔内镜检查显示，干酪样坏死可发生在壁层腹膜、脏层腹膜、大网膜、肠管间、肠系膜淋巴结。严重时干酪样坏死病灶可相互粘连，或分隔成许多小房，房内渗出液系混浊脓性，其中有坏死的肠系膜淋巴结存在，形成结核性脓肿（图 9-100~图 9-110）。

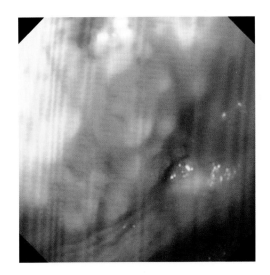

图 9-100　壁层腹膜干酪样坏死（一）

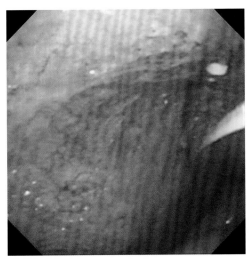

图 9-101　壁层腹膜干酪样坏死（二）

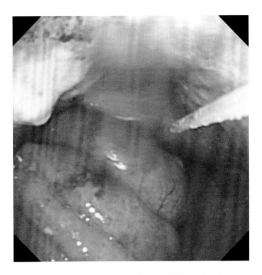

图 9-102　壁层腹膜干酪样坏死（三）

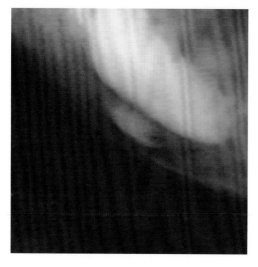

图 9-103　壁层腹膜干酪样坏死（四）

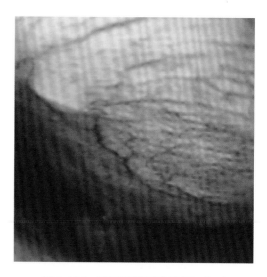

图 9-104　壁层腹膜干酪样坏死（五）

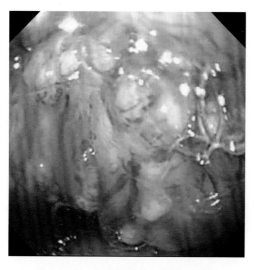

图 9-105　壁层腹膜干酪样坏死（六）

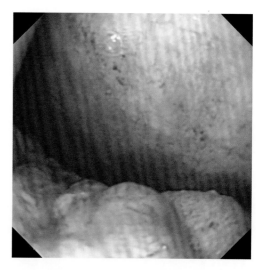

图 9-106　大网膜干酪样坏死（一）

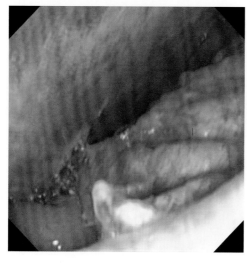

图 9-107　大网膜干酪样坏死（二）

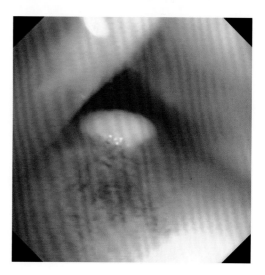

图 9-108　大网膜干酪样坏死（三）

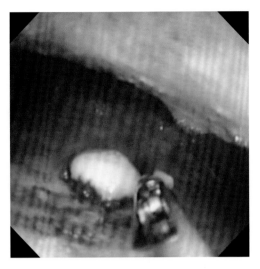

图 9-109　大网膜干酪样坏死（四）

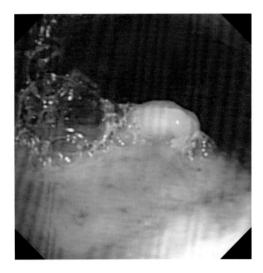

图 9-110　大网膜干酪样坏死（五）

二、自发性腹膜炎经自然腔道内镜手术诊断

自发性腹膜炎（spontaneous peritonitis，SBP）是一种急性或亚急性弥漫性腹膜炎，而腹腔内无明显的感染源。SBP 多见于晚期肝硬化或其他重型肝炎的患者，是终末期肝病患者的重要死亡原因之一。

（一）病因

超过 90% 的 SBP 为单一菌种感染，病原菌大多为需氧菌，以大肠埃希菌最为常见。SBP 是肠道细菌移位至腹腔所致的机会性感染，目前普遍认为可能与患者网状内皮系统功能损害、肠黏膜屏障作用削弱、单核 - 巨噬细胞等免疫系统功能低下、肠腔内细菌增殖紊乱和细菌移位关系密切。

（二）临床表现

SBP 患者临床表现轻重不一，可能出现下列主要表现：

1. 发热　为本病主要症状之一，多为不规则发热，其次为弛张热或稽留热，高热伴脓毒症状者常有败血症。

2. 腹痛　该病患者多有腹痛，急性起病者可有突发腹部剧痛，常伴有恶心、呕吐、腹泻，起病隐匿者可仅有全腹不适。肝硬化晚期或重症、大量腹水者可无腹痛表现。

3. 腹膜刺激征　表现为腹部压痛、反跳痛，可为全腹压痛，也可局部压痛或深压痛。

4. 腹水征　该病患者起病后往往于短时间内腹水迅速增加，利尿剂无效，进而出现进行性加重的腹胀、食欲缺乏、少尿，甚至呼吸困难等压迫症状。

（三）一般检查

1. 腹水检查　SBP 患者腹水多为淡黄色，细胞数较高者外观混浊，Rivalta 试验阳性者居多。腹水白细胞计数多 $>0.5 \times 10^9/L$。SBP 诊断主要基于腹水多形核白细胞 $>250/mm^3$，诊断 SBP 不一定需要腹水培养阳性，但腹水培养有助于指导抗生素使用。

2. 影像学检查 CT、腹部 B 超等影像学检查对于基础疾病,如肝硬化等的诊断有意义,且有助于鉴别继发性腹膜炎。

(四) NOTES 腹腔内镜检查

SBP 病例 NOTES 腹腔内镜检查可显示为腹水、腹膜炎和肝硬化。NOTES 腹腔内镜下自发性腹膜炎腹水为混浊和富含纤维蛋白的液体,腹水量一般在 2 500ml 以上,抽尽腹水后可见纤维蛋白在网膜及腹腔脏器周围黏附。如混合其他特种细菌感染则形成褐色、浅绿色、深绿色腹水(图 9-111~图 9-119)。

SBP 患者腹膜充血、水肿、糜烂,程度较轻,部分病例呈散在性糜烂,较少病例为弥漫性糜烂(图 9-120~图 9-122)。

SBP 多见于晚期肝硬化的患者,NOTES 腹腔内镜检查可显示肝脏体积缩小,表面弥漫性结节,质地较硬,部分病例肝脏表面有沉淀物(图 9-123~图 9-128)。

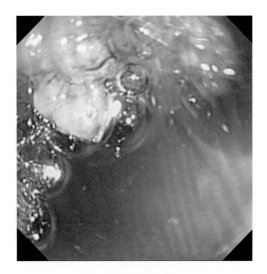

图 9-111 混浊腹水(一)

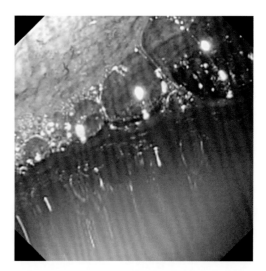

图 9-112 混浊腹水(二)

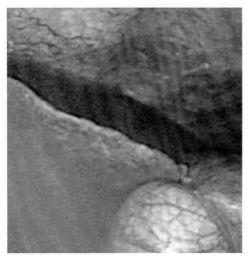

图 9-113 混浊腹水(三)

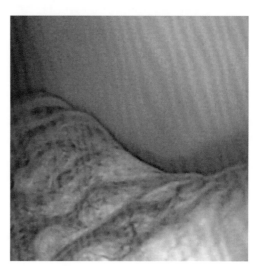

图 9-114 灰色混浊腹水

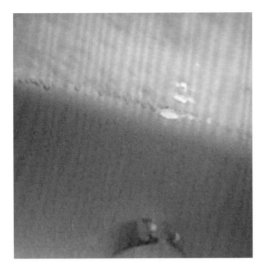

图 9-115　褐色混浊腹水

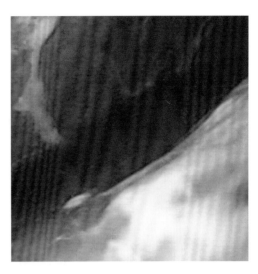

图 9-116　褐色混浊腹水、纤维素沉淀

图 9-117　绿色混浊腹水（一）

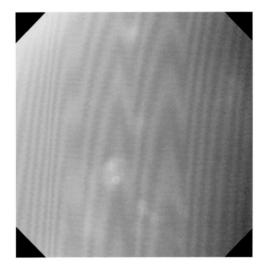

图 9-118　绿色混浊腹水（二）

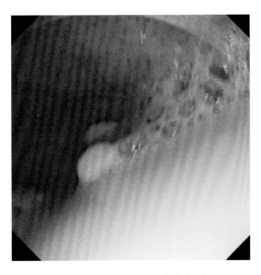

图 9-119　绿色混浊腹水（三）

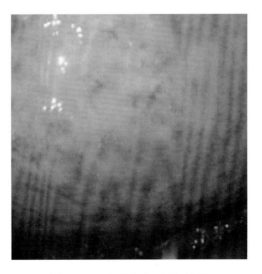

图 9-120　腹膜充血、水肿、糜烂

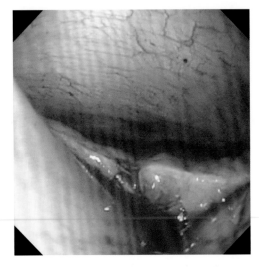

图 9-121 腹膜充血、水肿、糜烂、肝硬化

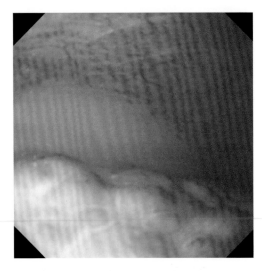

图 9-122 腹膜充血、水肿、肝硬化

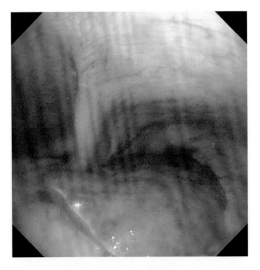

图 9-123 结节性肝硬化（一）

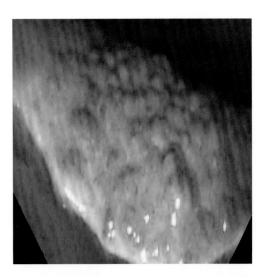

图 9-124 结节性肝硬化（二）

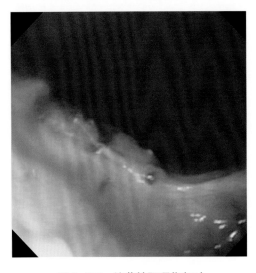

图 9-125 结节性肝硬化（三）

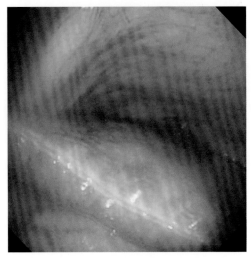

图 9-126 结节性肝硬化（四）

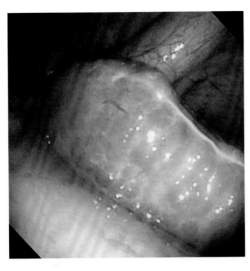

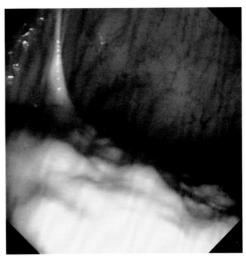

图 9-127　结节性肝硬化（五）　　　　　　　图 9-128　结节性肝硬化（六）

三、继发性腹膜炎经自然腔道内镜手术诊断

继发性腹膜炎是由腹内脏器穿孔、炎症、损伤、破裂或手术污染继发细菌感染性腹膜炎。

（一）病因

主要的原因是腹腔器官炎症如急性阑尾炎、重症急性胰腺炎等,其次是胃十二指肠溃疡穿孔、或手术污染等所致的急性化脓性腹膜炎。病原菌以大肠埃希菌最多见,其次为厌氧类杆菌、肠球菌、链球菌、变形杆菌等。

（二）临床表现

1. 症状

（1）腹痛:腹痛是最主要的症状,其程度随炎症的程度而异,但一般都比较剧烈,不能忍受,且呈持续性。深呼吸、咳嗽、转动身体时都可加剧疼痛,故患者不变动体位。疼痛多自原发灶开始,炎症扩散后蔓延及全腹,但仍以原发病变部位较为显著。

（2）恶心、呕吐:为早期出现的常见症状。开始时因腹膜受刺激引起反射性的恶心、呕吐,呕吐物为胃内容物。后期出现麻痹性肠梗阻时,呕吐物转为黄绿色内含胆汁液,甚至为棕褐色粪样肠内容物。由于呕吐频繁,可呈现严重脱水和电解质紊乱。

（3）发热:开始时体温可以正常,之后逐渐升高。老年衰弱的患者,体温不一定随病情加重而升高。脉搏通常随体温的升高而加快。如果脉搏增快而体温反而下降,多为病情恶化的征象,必须及早采取有效措施。

（4）感染中毒症状:当腹膜炎进入严重阶段时,常出现高热、大汗、口干、脉快、呼吸浅促等全身中毒表现。后期由于大量毒素吸收,患者则表现为表情淡漠、面容憔悴、眼窝凹陷、口唇发绀、肢体冰冷、皮肤干燥、呼吸急促、脉搏细弱、体温剧升或下降、血压下降、休克、酸中毒。若病情继续恶化,终因肝肾衰弱及呼吸循环衰竭而死亡。

2. 体征

（1）腹式呼吸减弱或消失，并伴有明显腹胀。腹胀加重常是判断病情发展的一个重要标志。

（2）肌紧张、压痛、反跳痛是腹膜炎的重要体征，始终存在，通常是遍及全腹而以原发病灶部位最为显著。腹肌紧张程度则随病因和患者全身状况的不同而有轻重不一。

（3）腹部叩诊可因胃肠胀气而呈鼓音。胃肠道穿孔时，叩诊时常发现心肝浊音界缩小或消失。腹腔内积液过多时，可以叩出移动性浊音。

（4）听诊常发现肠鸣音减弱或消失。

（5）直肠指诊时，如直肠前窝饱满及触痛，则表示有盆腔感染存在。

（三）一般检查

1. 实验室检查　白细胞计数和中性粒细胞比例增多，或有中毒颗粒。

2. 临床特殊检查

（1）X线检查：小肠普遍胀气，并有多个小液平面的肠麻痹征象；胃肠穿孔时多数可见膈下游离气体。

（2）B超检查：可显示腹内有积液，有助于原发病的诊断。

（3）诊断性腹腔穿刺：腹腔穿刺可判断原发病变，明确病因，如胃十二指肠溃疡穿孔时穿刺液呈黄色、混浊、无臭味，有时可抽出食物残渣；急性重症胰腺炎时抽出液为血性，胰淀粉酶含量高。如果腹腔穿刺抽出不凝固血液，说明有腹腔内实质脏器损伤。腹腔内液体少于100ml时，腹腔穿刺往往抽不出液体，可注入一定量的生理盐水后再行抽液检查。

（四）NOTES 腹腔内镜检查

继发性腹腔感染病例NOTES腹腔内镜检查可显示为化脓性腹水、腹膜炎或腹腔内感染病灶。NOTES腹腔内镜下典型特征为化脓性腹水，呈乳白色混浊状，富含纤维蛋白，化脓性腹水量可数百毫升以上，稀薄或黏稠，抽尽腹水后可见纤维蛋白在网膜及腹腔脏器周围黏附。如混合其他特殊细菌感染则形成淡黄色、褐色、浅绿色、深绿色脓液（图9-129~图9-160）。

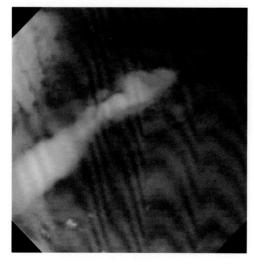

图 9-129　化脓性腹膜炎（一）

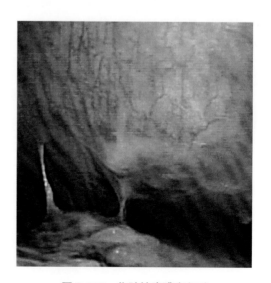

图 9-130　化脓性腹膜炎（二）

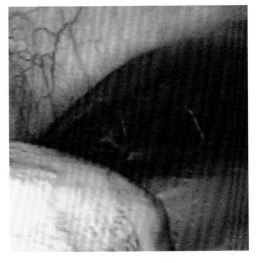

图 9-131　化脓性腹膜炎（三）

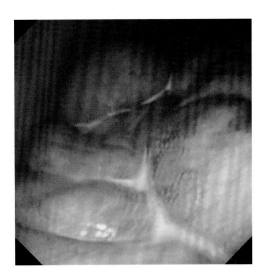

图 9-132　白色脓液（一）

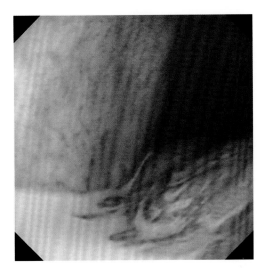

图 9-133　白色脓液（二）

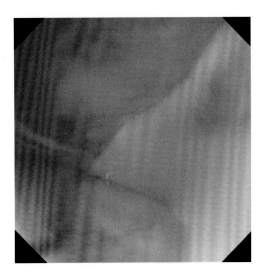

图 9-134　白色脓液（三）

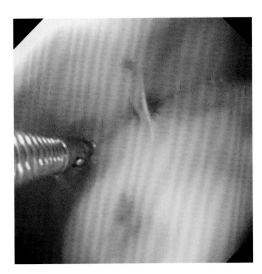

图 9-135　白色黏稠脓液（一）

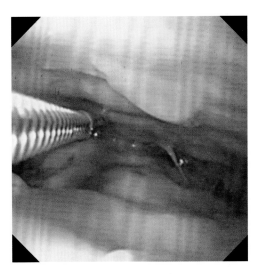

图 9-136　白色黏稠脓液（二）

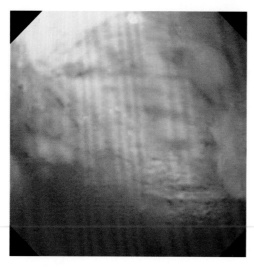

图 9-137　灰白色稀薄脓液

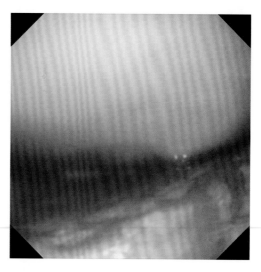

图 9-138　灰褐色黏稠脓液

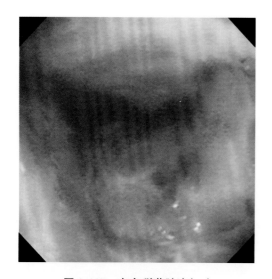

图 9-139　灰色稀薄脓液（一）

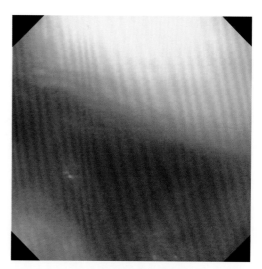

图 9-140　灰色稀薄脓液（二）

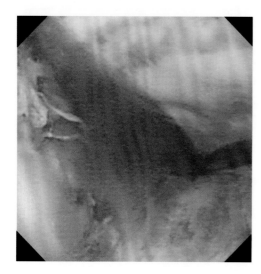

图 9-141　浅灰色稀薄脓液

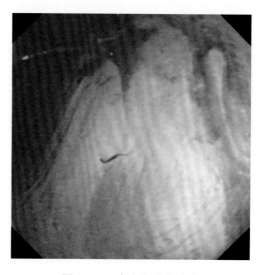

图 9-142　灰白色黏稠脓液

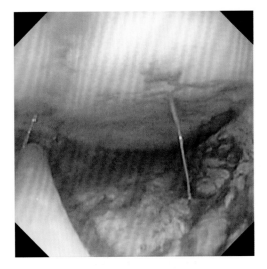

图 9-143 灰褐色黏稠脓液

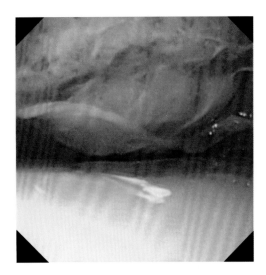

图 9-144 灰黄色稀薄脓液

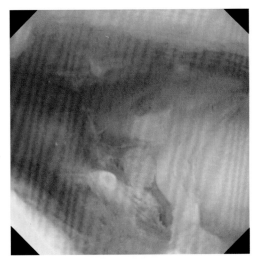

图 9-145 淡黄色黏稠脓液(一)

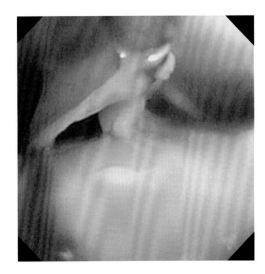

图 9-146 淡黄色黏稠脓液(二)

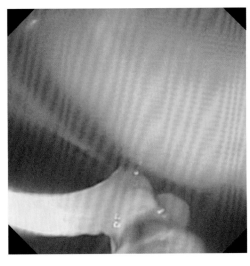

图 9-147 淡黄色黏稠脓液(三)

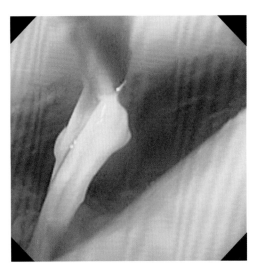

图 9-148 淡黄色黏稠脓液(四)

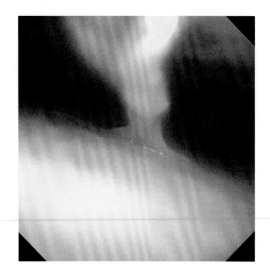

图 9-149　淡黄色黏稠脓液（五）

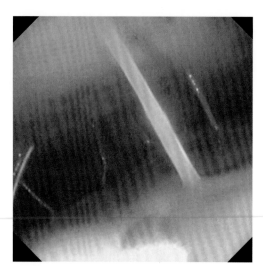

图 9-150　淡黄色黏稠脓液（六）

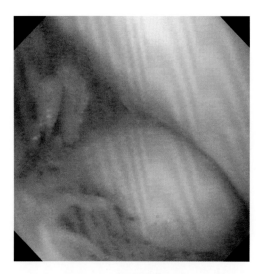

图 9-151　淡黄色脓液（一）

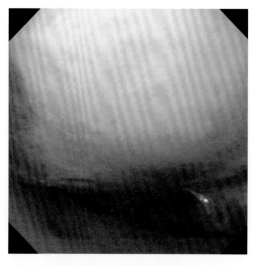

图 9-152　淡黄色脓液（二）

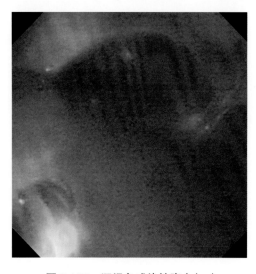

图 9-153　深绿色感染性腹水（一）

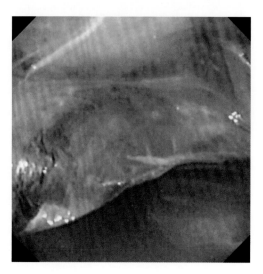

图 9-154　深绿色感染性腹水（二）

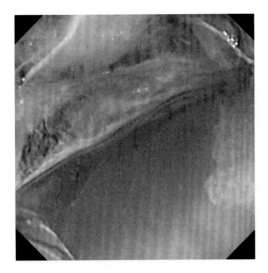

图 9-155 深绿色感染性腹水（三）

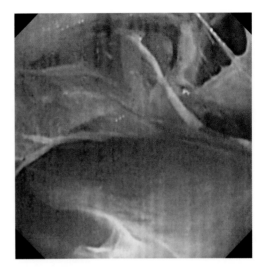

图 9-156 深绿色感染性腹水（四）

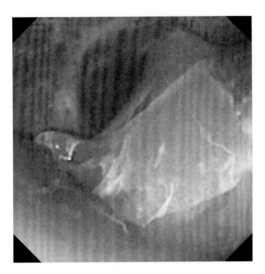

图 9-157 深绿色感染性腹水（五）

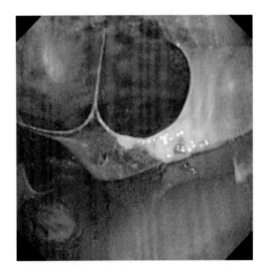

图 9-158 深绿色感染性腹水（六）

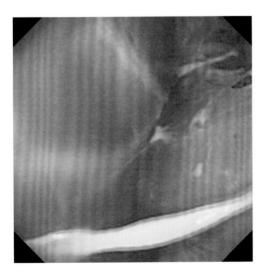

图 9-159 深绿色感染性腹水（七）

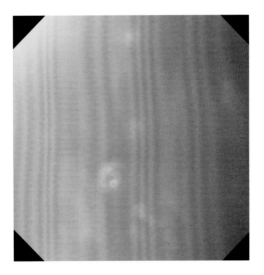

图 9-160 草绿色感染性腹水

参 考 文 献

［1］朱惠明,师瑞月,王娜,等.经胃腹腔内镜检查对原因不明腹水的诊断价值［J］.中华消化内镜杂志,2010,27(1):5-8.

［2］TOMAS H,ADELA S,MAREK B,et al. Patient and physician perception of natural orifice transluminal endoscopic appendectomy［J］. World J Gastroenterol,2012,18(15):1800-1805.

［3］RITU R S,JEREMY S N,Nikhil A K. Endoscopic management of perforations,leaks and fistulas［J］. Transl Gastroenterol Hepatol,2018,3:85.

［4］FADY M,TALARICO J,ZINC J,et al. NOTES for the management of an intra-abdominal abscess:transcolonic peritonoscopy and abscess drainage in a canine model［J］. Can J Surg,2013,56(3):159-166.

［5］ALIS H,SOYLU A,DOLAY K,et al. Endoscopic transcolonic catheter-free pelvic abscess drainage［J］. Can J Gastroenterol,2008,22(12):983-986.

［6］SHIN E J,JEONG G A,JUNG J C,et al. Transvaginal Endoscopic Appendectomy［J］. J Korean Soc Oloproctol,2010,26(6):429-432.

［7］ABBAS M A,FALLS G. Transanal Endoscopic Drainage of Abdominopelvic Sepsis［J］. JSLS,2008,12(3):347-350.

［8］李银鹏,王立生,李迎雪,等.经脐自然腔道内镜手术探查对结核性腹膜炎的诊断价值［J］.中国内镜杂志,2012,18(7):717-720.

［9］张定国,王立生,李迎雪,等.腹腔内镜检查对诊断结核性腹膜炎的价值［J］.广东医学 2013,34(5):721-723.

［10］YAGCI M A,KAYAALP C. Transvaginal Appendectomy:A Systematic Review［J］. Minim Invasive Surg,2014,2014:384706.

［11］BAIK S M,HONG K S,KIM Y I. A comparison of transumbilical single-port laparoscopic appendectomy and conventional three-port laparoscopic appendectomy:from the diagnosis to the hospital cost［J］. J Korean Surg Soc,2013,85(2):68-74.

［12］HOOKEY L C. Natural orifice transluminal endoscopic surgery and transrectal abscess drainage:Is this what we are getting into?［J］. Can J Gastroenterol. 2008 Dec;22(12):981.

［13］BINGENER J,LOOMIS E A,GOSTOUT C J,et al. Feasibility of NOTES Omental Plug Repair of Perforated Peptic Ulcers - Results from a Clinical Pilot Trial［J］. Surg Endosc,2013,27(6):2201-2208.

［14］YAGCI M A,KAYAALP C,ATES M. Transvaginal Appendectomy in Morbidly Obese Patient［J］. Case Rep Surg,2014,2014:368640.

［15］LIU B R,ULLAH S,YE L,et al. Endoscopic transcecal appendectomy:a novel option for the treatment of appendiceal polyps［J］. Video GIE,2019,4(6):271-273.

［16］MOUSTARAH F,TALARICO J,ZINC J,et al. NOTES for the management of an intra-abdominal abscess:transcolonic peritonoscopy and abscess drainage in a canine model［J］. Can J Surg,2013,56(3):159-166.

第十章

经自然腔道内镜手术对腹腔非感染性疾病的诊断

一、嗜酸细胞性胃肠炎经自然腔道内镜手术诊断

嗜酸细胞性胃肠炎(eosinophilic gastroenteritis,EG)是一种较少见的疾病,以胃肠道嗜酸性粒细胞浸润、胃肠道水肿增厚为特点。病因不明确,可能与过敏反应、免疫功能障碍有关。该病好发于青壮年,儿童少见,对糖皮质激素治疗反应良好。病变可累及自食管至结肠的全消化道黏膜,以盲肠及升结肠较多见。

(一)病因

EG 的病因尚不清楚,多数证据表明与变态反应紊乱、超敏反应相关。

(二)临床表现

EG 的临床症状和体征取决于胃肠壁受浸润的程度,临床可分为 3 型。

1. 黏膜型　病变主要累及胃肠道黏膜,常见症状有恶心、呕吐、腹痛、腹泻、体重下降和腰背痛,进食特殊过敏食物可使症状加重。部分患者还可因胃肠道出血表现为贫血。病变广泛时出现小肠吸收不良、蛋白丢失性肠病、贫血等全身性表现,青少年出现发育不良、生长迟缓,女性可有继发性闭经。

2. 肌层型　病变主要累及肌层,临床主要表现为完全性或不完全性消化道梗阻症状,恶心、呕吐、腹痛,抗酸药或抗胆碱药难以缓解。

3. 浆膜型　病变主要累及浆膜层,临床表现为腹痛,可出现腹腔积液,腹腔积液中含大量的嗜酸性粒细胞,本型可单独存在,亦可与其他两型并存。

(三)一般检查

1. 血液检查　患者可有外周血嗜酸性粒细胞增多,可随疾病病程波动,但有 1/3 的患者在疾病过程中嗜酸性粒细胞计数始终正常,因此,外周血嗜酸性粒细胞增多并非诊断的必要条件。此外,还可有缺铁性贫血、血清白蛋白降低、血 IgE 增高、血沉增快等表现。

2. 粪便检查　可见夏科 - 莱登结晶,大便隐血阳性,部分患者有轻至中度脂肪泻。粪便检查还可协助除外肠道寄生虫感染。

3. 腹水检查　为无菌性腹水,含大量嗜酸性粒细胞。

4. **影像学检查** 缺乏特异性,X 线钡餐可见黏膜水肿,皱襞增宽,结节样充盈缺损,胃肠壁增厚,肠腔狭窄及梗阻;CT 检查可见胃肠壁增厚、肠系膜淋巴结肿大或腹水。

5. **内镜及活检** 适用于黏膜和黏膜下层病变为主的嗜酸细胞性胃肠炎。镜下可见黏膜皱襞粗大、充血、水肿、溃疡或结节,活检从病理上证实有大量嗜酸性粒细胞浸润,对确诊有价值。但活检组织对于肌层和浆膜层受累为主的患者价值不大。

(四) NOTES 腹腔内镜检查

浆膜型 EG NOTES 检查结果如下:腹腔内少量浆液性腹水或血性腹水,节段肠管浆膜层弥漫性充血、水肿、弥漫性点状糜烂灶。NOTES 直视下对胃肠道浆膜层进行病理活检,可获得嗜酸细胞性胃肠炎的明确诊断(图 10-1~ 图 10-17)。

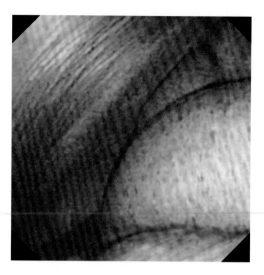

图 10-1 浆液性腹水、小肠浆膜糜烂

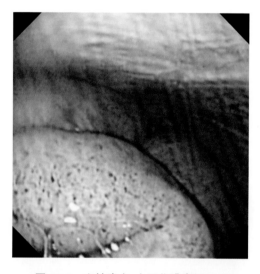

图 10-2 血性腹水、小肠浆膜糜烂(一)

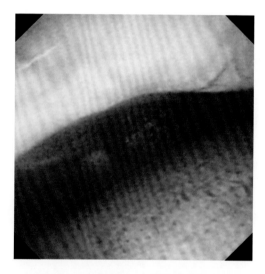

图 10-3 血性腹水、小肠浆膜糜烂(二)

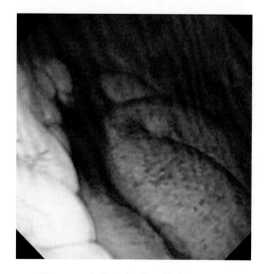

图 10-4 血性腹水、小肠浆膜充血(一)

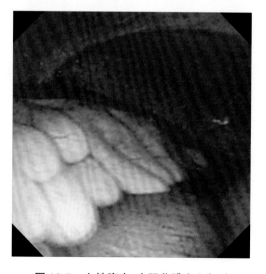

图 10-5 血性腹水、小肠浆膜充血(二)

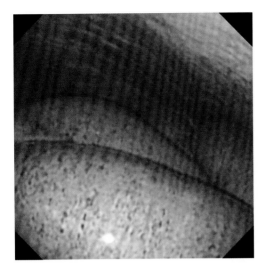

图 10-6　小肠浆膜糜烂（一）

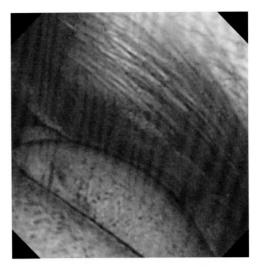

图 10-7　小肠浆膜糜烂（二）

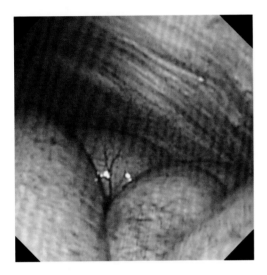

图 10-8　小肠浆膜糜烂（三）

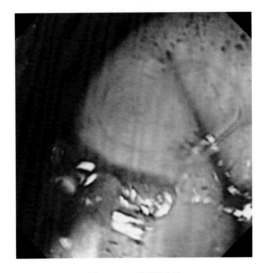

图 10-9　浆膜活检

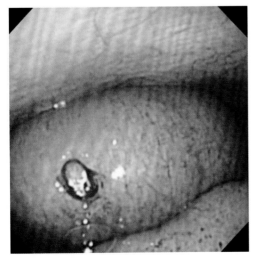

图 10-10　浆膜活检后

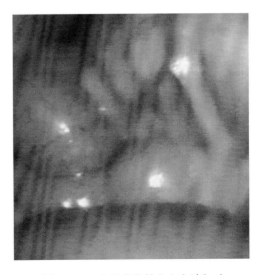

图 10-11　小肠节段性充血水肿（一）

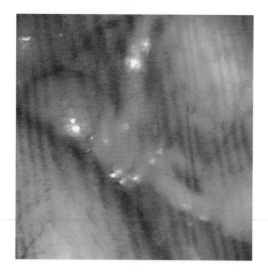

图 10-12 小肠节段性充血水肿（二）

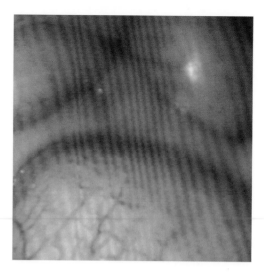

图 10-13 小肠节段性充血水肿（三）

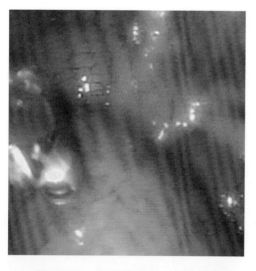

图 10-14 小肠节段性充血水肿（四）

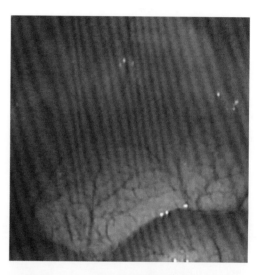

图 10-15 小肠节段性充血水肿（五）

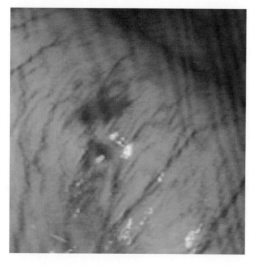

图 10-16 小肠节段性充血水肿并出血

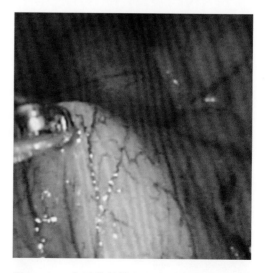

图 10-17 小肠节段性充血水肿、血管扩张、浆膜出血

二、腹膜透析相关性腹膜炎经自然腔道内镜手术诊断

腹膜透析相关性腹膜炎（peritoneal dialysis associated peritonitis，PDAP）是腹膜透析最常见的临床并发症，严重影响腹膜超滤和透析效能，妨碍腹膜透析的进行，是患者退出腹膜透析甚至死亡的重要原因。

（一）病因

大致可分为化学性腹膜炎、硬化性腹膜炎、细菌性腹膜炎等，以化学性腹膜炎合并细菌感染较常见，细菌性感染以表皮和金黄色葡萄球菌居多。常见原因是透析液的理化因素对腹腔防御机制的影响及宿主抵抗力的下降，透析操作技术不良，连接导管与腹膜透析管在拆接时污染等因素。

（二）临床表现

PDAP 最早的临床表现为透析液混浊，有时也可以腹痛为最早的症状。部分患者可伴有恶心、呕吐，腹痛多为逐渐加重，表现为局限性或广泛性腹痛。多数患者伴有发热，低中度发热较为常见，少数患者高热，伴寒战、败血症者罕见。由于蛋白凝块堵塞腹膜透析管，可导致透析液引流不畅。

（三）一般检查

PDAP 的常规诊断主要依据临床表现、透出液常规和病原学检查。在上述临床表现的基础上，腹膜透析液常规检查发现白细胞计数大于 $100/mm^3$，且多核细胞占 50% 以上，透出液革兰氏染色或培养发现病原菌，可诊断 PDAP。

（四）NOTES 腹腔内镜检查

PDAP 病例 NOTES 检查的表现为腹水、腹腔沉淀物、腹膜粘连、慢性腹膜炎及腹膜肥厚等。

1. 腹水　腹腔内可见少量混浊腹水，不同患者因病情差异其腹水颜色可呈浅灰色、深灰色、淡黄色或褐色。深灰色或淡黄色腹水提示 PDAP 合并腹腔感染，褐色腹水提示 PDAP 合并腹腔陈旧性出血（图 10-18~图 10-21）。

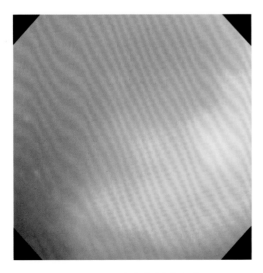

图 10-18　浅灰色混浊腹水

图 10-19　淡绿色混浊腹水

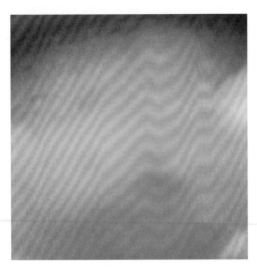

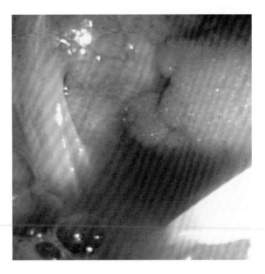

图 10-20　淡黄色混浊腹水　　　　　　　　　　　图 10-21　褐色混浊腹水

2. 腹腔沉淀物　PDAP 患者的腹腔内可出现一层白色沉淀物,当肾功能不全患者长期腹膜透析时,腹膜透析液中葡萄糖可沉淀在腹膜表面。轻者腹膜或腹腔器官表面覆盖稀薄的白色物质如白色糖衣,NOTES 腹腔内镜检查表现为腹膜"糖衣征"。重者腹膜表面可覆盖厚厚的白色物质如积雪,NOTES 腹腔内镜检查表现为腹膜"积雪征"(图 10-22~ 图 10-29)。

3. 腹膜粘连　腹膜脏层及壁层间,壁层及腹腔脏器间,腹膜脏层及网膜间可见片状、蛛网状纤维素成分粘连。严重者致腹腔空间变狭小(图 10-30~ 图 10-40)。

4. 慢性腹膜炎　腹膜透析治疗患者的腹膜表面血管纹理消失,失去原有光泽,颜色晦暗,或局灶性浆膜缺失,大网膜萎缩、浆膜糜烂、出血点(图 10-41~ 图 10-56)。

5. 腹膜肥厚　腹膜肥厚,淡黄色,弹性下降,呈皮革样变(图 10-57~ 图 10-60)。

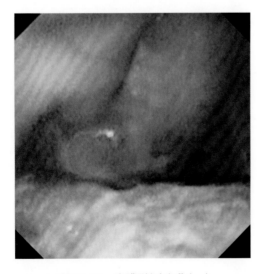

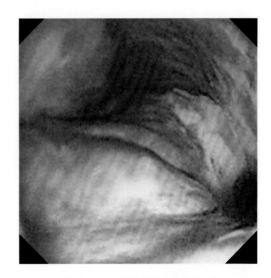

图 10-22　腹膜"糖衣征"(一)　　　　　　　　　　图 10-23　腹膜"糖衣征"(二)

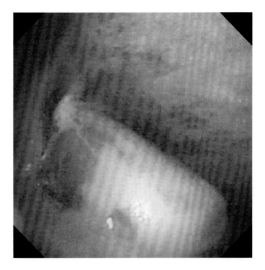

图 10-24　腹膜"糖衣征"（三）

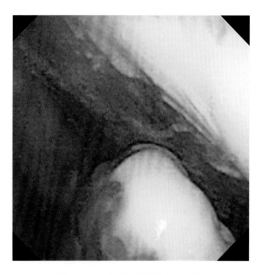

图 10-25　腹膜"糖衣征"（四）

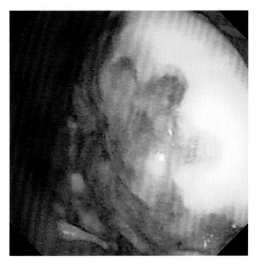

图 10-26　腹膜"糖衣征"（五）

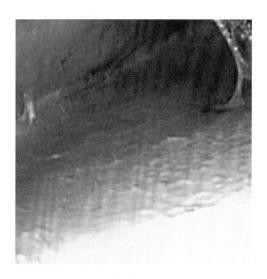

图 10-27　腹膜"积雪征"（一）

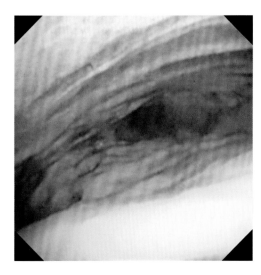

图 10-28　腹膜"积雪征"（二）

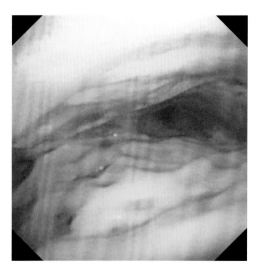

图 10-29　腹膜"积雪征"（三）

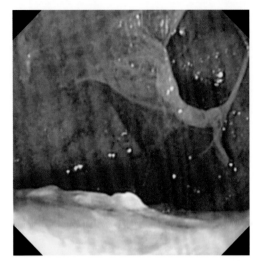

图 10-30　腹膜粘连（一）

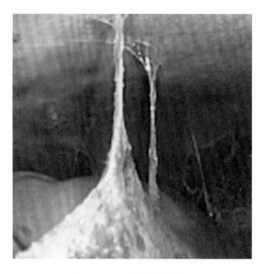

图 10-31　腹膜粘连（二）

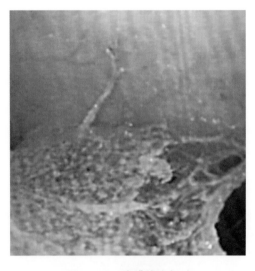

图 10-32　腹膜粘连（三）

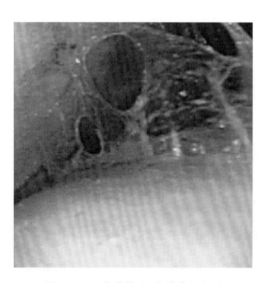

图 10-33　腹膜粘连、腹膜糜烂（一）

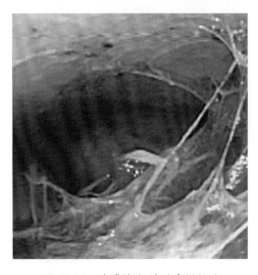

图 10-34　腹膜粘连、腹腔糜烂（二）

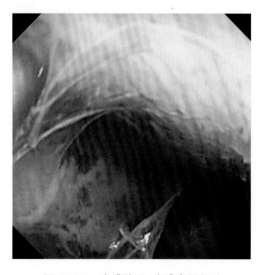

图 10-35　腹膜粘连、腹膜糜烂（三）

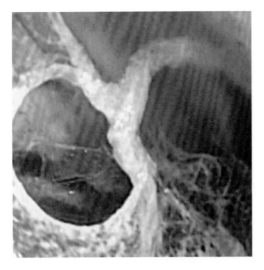

图 10-36　腹膜粘连、腹膜糜烂（四）

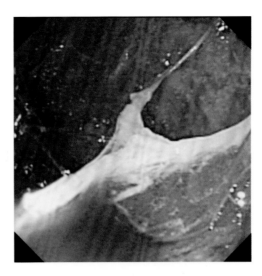

图 10-37　腹膜粘连、腹膜糜烂（五）

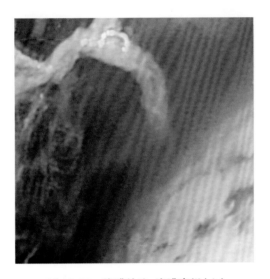

图 10-38　腹膜粘连、腹膜糜烂（六）

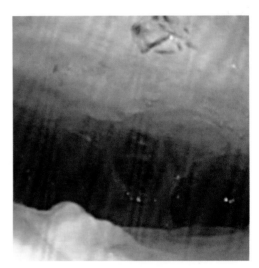

图 10-39　腹膜粘连、腹腔狭窄、腹膜肥厚

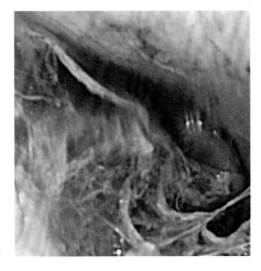

图 10-40　腹膜粘连、腹腔狭窄、腹膜糜烂

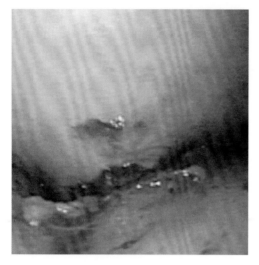

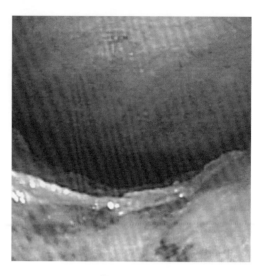

图 10-41　血管纹理消失、颜色灰白（一）　　　图 10-42　血管纹理消失、颜色灰白（二）

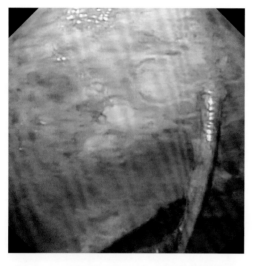

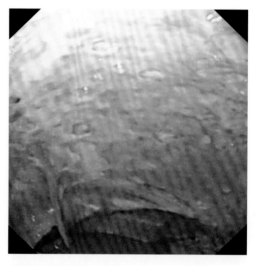

图 10-43　腹膜色泽暗淡、局灶性腹膜缺损（一）　图 10-44　腹膜色泽暗淡、局灶性腹膜缺损（二）

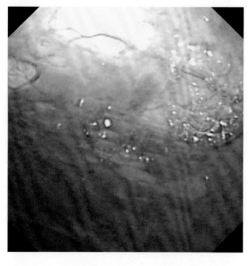

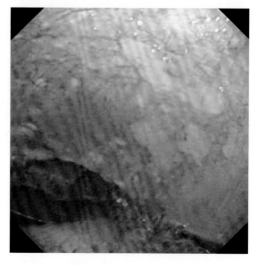

图 10-45　腹膜色泽暗淡、局灶性腹膜缺损（三）　图 10-46　腹膜色泽暗淡、局灶性腹膜缺损（四）

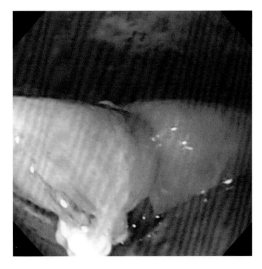

图 10-47　肝包膜色泽灰暗（一）

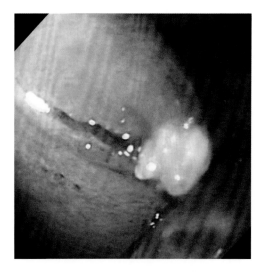

图 10-48　肝包膜色泽灰暗（二）

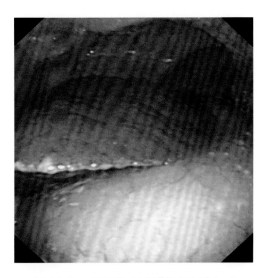

图 10-49　肝包膜、胃浆膜颜色灰暗（一）

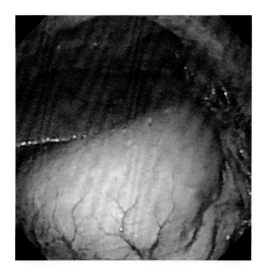

图 10-50　肝包膜、胃浆膜颜色灰暗（二）

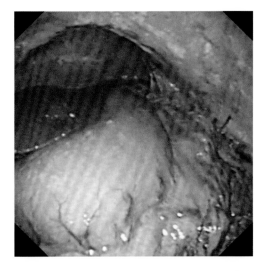

图 10-51　肝包膜、胃浆膜颜色灰暗、大网膜萎缩（一）

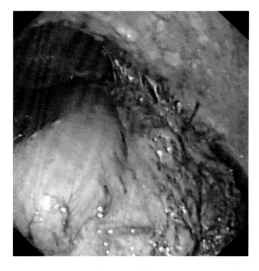

图 10-52　肝包膜、胃浆膜颜色灰暗、大网膜萎缩（二）

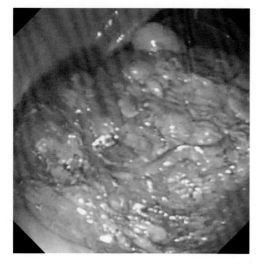

图 10-53 大网膜颜色灰暗、萎缩(一)

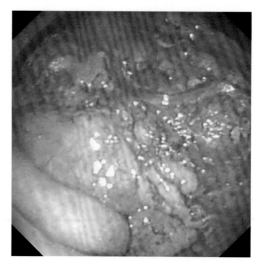

图 10-54 大网膜颜色灰暗、萎缩(二)

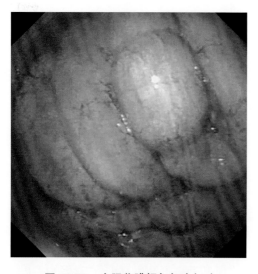

图 10-55 小肠浆膜颜色灰暗(一)

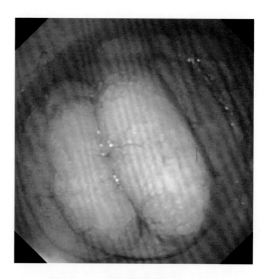

图 10-56 小肠浆膜颜色灰暗(二)

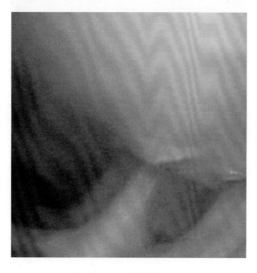

图 10-57 腹膜肥厚(一)

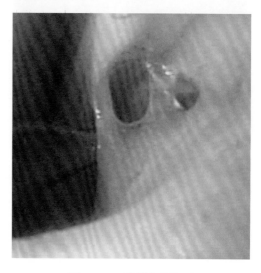

图 10-58 腹膜肥厚(二)

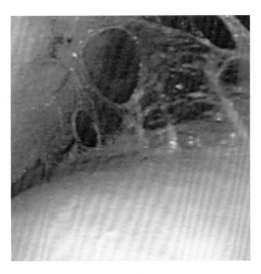
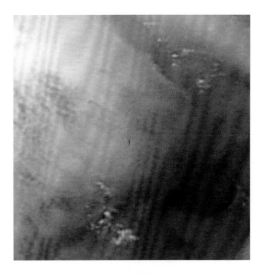

图 10-59　腹膜肥厚（三）　　　　　　　　　图 10-60　腹膜肥厚（四）

三、重症急性胰腺炎合并腹腔间隔室综合征经自然腔道内镜手术诊断

重症急性胰腺炎（severe acute pancreatitis，SAP）病情险恶、并发症多、病死率较高，占整个急性胰腺炎的 10%~15%。SAP 可累及肠系膜、网膜等，大量炎性渗出可导致腹腔积液。同时，SAP 也是导致腹内压增高，引发腹腔间隔室综合征（abdominal compartment syndrome，ACS）的重要病因之一。

ACS 又称腹腔筋膜室综合征、腹腔间隙综合征，是由于 SAP 导致腹腔内压（intra-abdominal pressure，IAP）非生理性、进行性、急剧升高，引起腹腔内器官和相关的腹外器官系统功能损害的一种临床综合征。

（一）病因

SAP 时由于胰腺组织损伤，组织坏死后释放出多种生物活性物质和各种酶类，进而产生并释放大量炎症因子，全身毛细血管通透性增加，发生全身毛细血管渗漏综合征，导致腹腔脏器明显水肿，腹腔积液，加之肠麻痹、肠胀气及全身炎症反应综合征（systemic inflammatory response syndrome，SIRS）等多种因素，腹内压增高，从而发生 ACS。

（二）临床表现

1. SAP 的临床表现　SAP 的临床表现由 3 部分组成：①急性胰腺炎的临床表现；②全身炎症反应综合征；③多器官功能障碍综合征（multiple organ dysfunction syndrome，MODS）。

（1）诊断急性胰腺炎应该具备以下三项中的两项：①持续上腹痛；②血清淀粉酶 > 正常值 3 倍；③CT 检查胰腺肿大（或坏死）、胰腺周围渗出。

（2）全身炎症反应综合征：全身炎症反应综合征是因 SAP 时胰腺产生并释放的炎症因子作用于机体，引起的机体失控的自我持续放大和自我破坏的全身性炎症反应。

具有下列临床表现中两项以上者即可诊断：①体温 >38℃ 或 <36℃；②心率 >90 次 /min；③呼吸频率 >20 次 /min 或过度通气，$PaCO_2<32mmHg$；④WBC>$12×10^9$/L 或 <$4×10^9$/L，或未成熟粒细胞 >10%。

（3）多器官功能障碍综合征：多器官功能障碍综合征是指机体在遭受 SAP 的过程中，有两个或两个以上的器官或系统同时或序贯发生功能障碍，以至于不能维持内环境稳定的临床综合征。

根据病因、临床表现，结合心血管系统、呼吸系统、神经系统、血液系统、肾脏系统、胃肠系统、肝脏系统各种指标，可明确诊断：①循环：收缩压低于 90mmHg，并持续 1 小时以上，或需要药物支持才能使循环稳定。②呼吸：急性起病，动脉血氧分压 / 吸入氧浓度≤200mmHg（无论有否应用呼气末正压），胸片见双侧肺浸润，肺动脉楔压≤18mmHg 或无左房压力升高的证据。③肝脏：血胆红素 >34.1μmol/L，并伴有转氨酶升高，大于正常值 2 倍以上，或已出现肝性脑病。④肾脏：血肌酐 >176.8μmol/L，伴有少尿或多尿，或需要血液净化治疗。⑤胃肠：上消化道出血，24 小时出血量超过 400ml，或胃肠蠕动消失不能耐受食物，或出现消化道穿孔或坏死。⑥代谢：不能为机体提供所需的能量，糖耐量降低，需要用胰岛素；或出现骨骼肌萎缩、无力等表现。⑦血液：血小板 <50×10⁹/L 或降低 25%，或出现弥散性血管内凝血。⑧中枢神经：格拉斯哥昏迷评分 <7 分。

2. SAP 合并 ACS 的临床表现　SAP 合并 ACS 的诊断主要依据以下几点：①SAP 的临床表现；②APACHE Ⅱ评分在 14 分以上；③进行性加重的腹胀、腹痛及弥漫性腹膜炎体征；④体温升高 >38℃，呼吸加快；⑤腹内压 >20mmHg，肠功能紊乱；⑥进行性少尿，部分患者出现精神异常，甚至昏迷等；⑦超声提示腹腔内、肠腔内大量积液；⑧CT 提示后腹膜张力性浸润，严重腹胀呈球腹征（腹前后径 / 横径 >0.80，此点易忽视）；⑨部分患者出现下腔静脉受压、肾受压或移位、肠壁增厚、肠腔扩张等影像学表现。

(1) 症状：高度腹胀、腹痛，或伴恶心、呕吐，并出现心悸、气短、胸闷、心动过速、呼吸急促，少尿或无尿。当 IAP>20mmHg，上述症状更为明显，甚至出现酸中毒、凝血功能障碍和体温降低，此为 ACS 的"危重三联征"。

(2) 体征：血压降低，浅静脉怒张，腹部高度膨隆和腹壁紧张，近似圆腹，腹部压痛显著或无明显压痛，腹壁张力增高或腹壁紧张，肠鸣音减弱或消失。

（三）一般检查

1. 腹腔压力（IAP）测定　2007 年 3 月在比利时安特卫普召开的第三届国际 ACS 专题会议上，与会专家对 IAH 和 ACS 进行了重新定义，提出了 IAH 和 ACS 定义、分级和分类的诊治指南：腹腔内潜在的压力正常值在 0~5mmHg；危重患者的 IAP 波动于 5~7mmHg；病理性 IAP 是一个包含 IAP 轻度升高（无显著临床并发症）到伴有重要脏器严重损伤的持续性 IAP 升高的连续范畴。出现持续或反复的 IAP 病理性升高≥12mmHg，定义为 IAH 的诊断指标，如 IAP 持续 >20mmHg 伴或不伴有腹腔灌注压（abdominal perfusion pressure，APP）<60mmHg，并伴有新的器官功能不全 / 衰竭则定义为 ACS。IAH 一般分为：Ⅰ级，IAP 12~15mmHg；Ⅱ级，IAP 16~20mmHg；Ⅲ级，IAP 2l~25mmHg：Ⅳ级，IAP>25mmHg。目前临床一般用 IAH 测值来判定 ACS 的严重程度。

IAP 测定可分为间接法和直接法。前者通过测定内脏压力来间接反映腹腔内压力，相对无创、安全和易行，且与直接测压具有良好相关性，包括膀胱测压、胃内测压和下腔静脉测压法等，其中膀胱测压法因简便廉价而最为常用，是目前 IAP 测定的标准方法。膀胱测压法检测时患者应平卧，腹肌松弛，排空膀胱内尿液后注入 25ml 无菌生理盐水，以腋中线为零点，在呼气末测定，以 mmHg 为单位。值得注意的是某些胰腺炎患者病情进展时，腹膜后水肿、渗出严重，但游离腹腔压力升高并不明显，此时膀胱内压测定正常亦不能排除 ACS 存在，应结合临床和有关检查明确诊断。而此时直接测压法可有效测定 IAP，同时可以留取腹腔内引流液，以评估患者 SAP 进展程度。

2. 影像学检查　SAP 合并 ACS 最理想的无创影像学检查方法为腹部 CT 增强扫描。腹部 CT 显示腹腔前后径增大，"球腹"征阳性；小肠黏膜"羽毛征""弹簧征"和"齿轮征"；胃肠腔扩张，肠系膜广泛肿胀模糊，肠腔积液，肠壁水肿增厚；胸腔、腹腔积液，腹膜后大量坏死组织或液体聚积，腹腔间隙闭合；可见下腔静脉受压,肾脏受压或移位。腹部平片显示左侧膈肌麻痹、位置升高,局限性胸膜炎,以及腹膜炎引起的胃肠积气。超声检查可以显示胰腺形态,发现胰腺内积液、出血、坏死等征象。MRCP 检查是否合并结石。

(四) NOTES 腹腔内镜检查

本研究小组根据临床实践经验,提出了按照 NOTES 检查与 CT 检查相结合分型法,将 ACS 可分为 4 型: I 型:肠胀气型 ACS; II 型:腹水型 ACS; III 型:小网膜囊积液型 ACS; IV 型:腹膜后型 ACS。其中 I、II、III 型 ACS 可通过临床表现及腹腔测压诊断, IV 型 ACS 则需要通过临床表现及 CT 检查确诊。

SAP 合并 ACS 病例 NOTES 检查显示腹水、腹膜炎、腹膜出血、小肠局部淤血、小网膜囊向腹壁方向膨出等表现。

1. 腹水　腹水呈浆液性稍混浊、黄色混浊样。腹腔组织坏死出血者腹水为红色、褐色或洗肉水样。合并腹腔感染者腹水为白色或黄色黏稠状化脓性腹水,腹腔多重细菌混合感染者腹水呈黑色(图 10-61~图 10-64)。

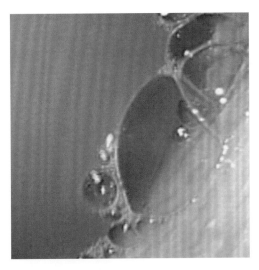

图 10-61　浆液性腹水(一)

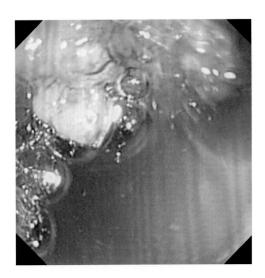

图 10-62　浆液性腹水(二)

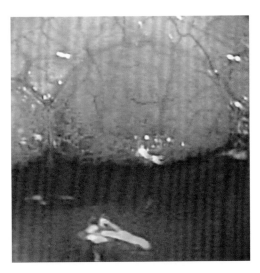

图 10-63　褐色陈旧性血性腹水(一)

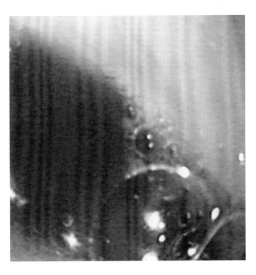

图 10-64　褐色陈旧性血性腹水(二)

2. 腹膜炎　腹膜充血、水肿、糜烂,大网膜及韧带溃疡,大网膜大片坏死溶解区域显现巨大组织缺损,肠管高度水肿致腹腔腔隙变窄,肠管扩张(图 10-65~ 图 10-75)。

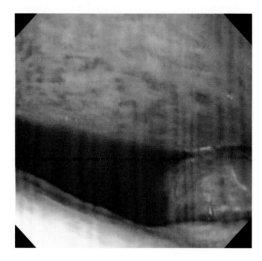

图 10-65　壁层腹膜充血、水肿、糜烂(一)

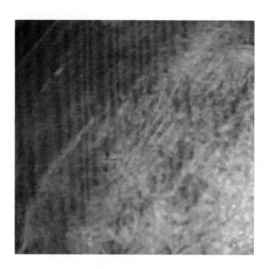

图 10-66　壁层腹膜充血、水肿、糜烂(二)

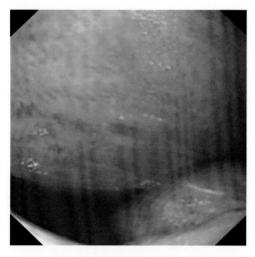

图 10-67　壁层腹膜充血、水肿、糜烂(三)

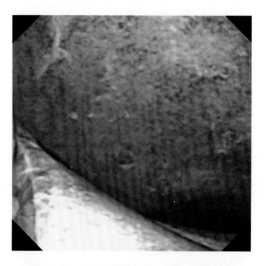

图 10-68　壁层腹膜充血、水肿、糜烂(四)

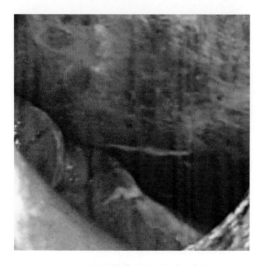

图 10-69　壁层腹膜充血、水肿、糜烂(五)

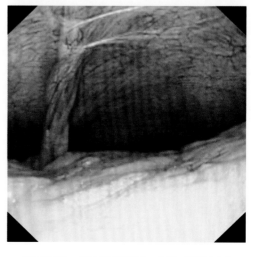

图 10-70　壁层腹膜充血、水肿、糜烂(六)

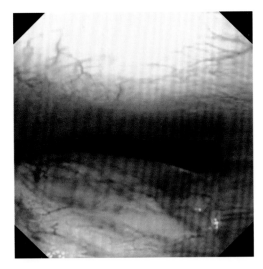

图 10-71　大网膜溃疡、缺损（一）

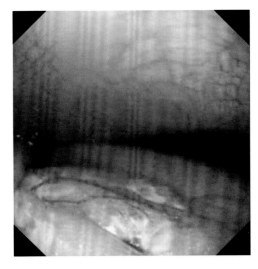

图 10-72　大网膜溃疡、缺损（二）

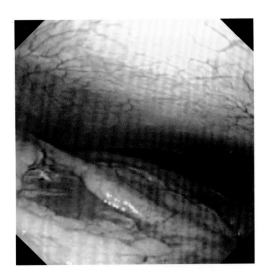

图 10-73　大网膜溃疡、缺损（三）

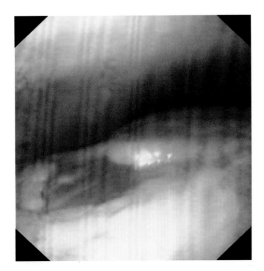

图 10-74　大网膜溃疡、缺损（四）

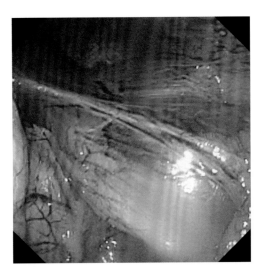

图 10-75　大网膜溃疡、缺损（五）

3. 腹膜出血 腹腔内可见新鲜血液,进一步查找可发现出血病灶(图10-76~图10-81)。

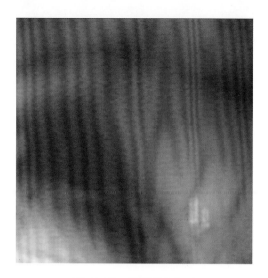

图 10-76 腹膜出血(一)

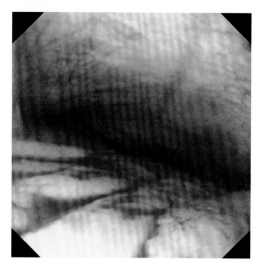

图 10-77 腹膜出血(二)

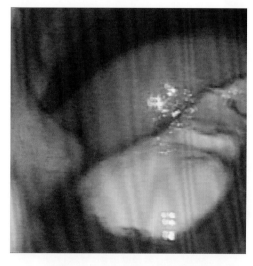

图 10-78 腹膜溃疡、出血(一)

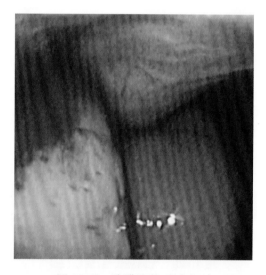

图 10-79 腹膜溃疡、出血(二)

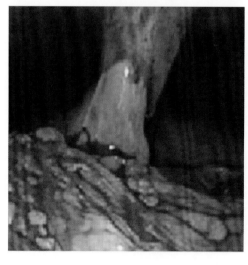

图 10-80 肝圆韧带溃疡并出血

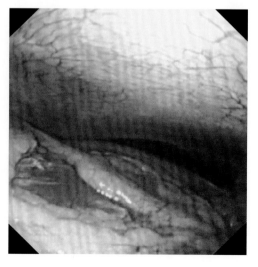

图 10-81 大网膜溃疡缺损并出血

4. 小肠局部淤血　小肠局部呈紫色,其发病机制是SAP合并 ACS 时,肠系膜静脉炎症导致肠系膜静脉血栓形成,致使局部小肠血液回流受阻,局部淤血。如治疗不及时,可发生局部肠坏死及肠瘘形成(图 10-82~ 图 10-84)。

5. 小网膜囊向腹壁方向膨出　当小网膜囊内大量炎症分泌物产生而网膜孔粘连闭塞时,小网膜囊内胰液、炎性分泌物、坏死物、血液、纤维素等积聚使其体积增大、压力增高,致使小网膜囊向腹壁方向膨出(图 10-85~ 图 10-88)。

6. SAP 合并腹腔感染　SAP 合并腹腔感染主要表现为腹水呈白色脓液、黄色脓液、绿色脓液等。多重细菌感染腹水呈黑色(图 10-89~ 图 10-95)。

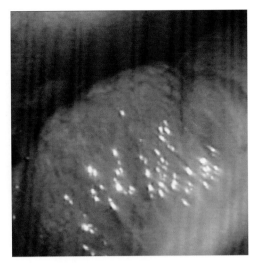

图 10-82　小肠局部淤血(一)

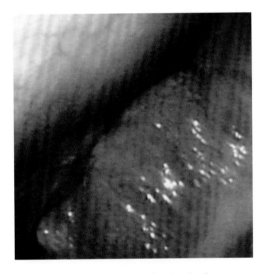

图 10-83　小肠局部淤血(二)

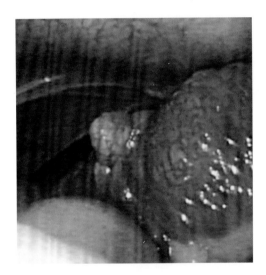

图 10-84　小肠局部淤血(三)

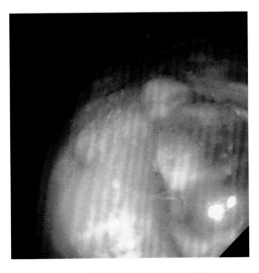

图 10-85　小网膜囊向腹壁方向膨出(一)

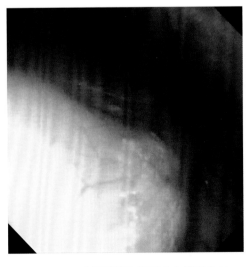

图 10-86　小网膜囊向腹壁方向膨出(二)

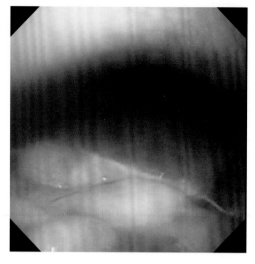

图 10-87　小网膜囊向腹壁方向膨出（三）

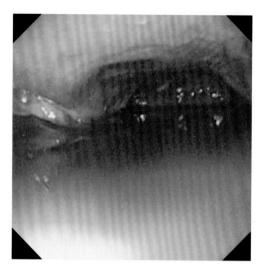

图 10-88　腹水合并细菌感染（一）

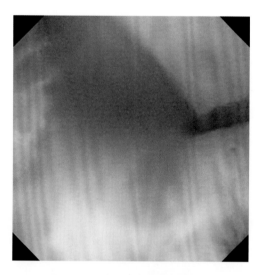

图 10-89　腹水合并细菌感染（二）

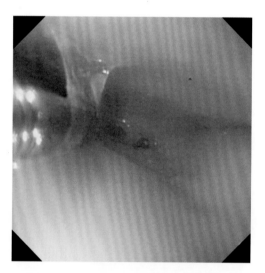

图 10-90　革兰氏阳性细菌感染腹水（一）

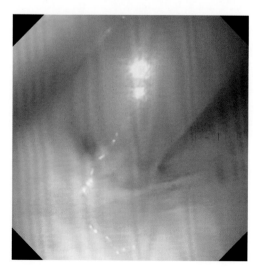

图 10-91　革兰氏阳性细菌感染腹水（二）

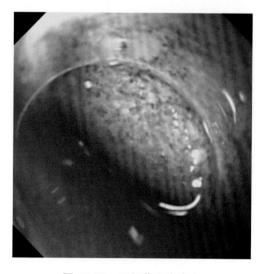

图 10-92　厌氧菌感染腹水

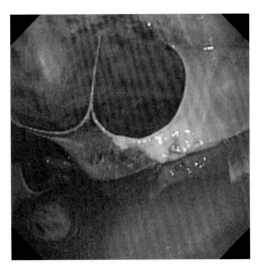

图 10-93 多重细菌感染腹水（一）

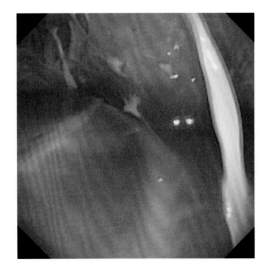

图 10-94 多重细菌感染腹水（二）

参 考 文 献

［1］朱惠明,师瑞月,王娜,等.经胃腹腔内镜检查对原因不明腹水的诊断价值［J］.中华消化内镜杂志,2010,27(1):5-8.

［2］朱惠明,李迎雪.经自然腔道内镜检查在腹膜转移癌诊断中的应用［J］.中华医学杂志,2011,91(27):1895-1898.

［3］HRITZ I,FEJES R,SZÉKELY A,et al. Endoscopic transluminal pancreatic necrosectomy using a self-expanding metal stent and high-flow water-jet system［J］. World J Gastroenterol,2013,19(23):3685-3692.

［4］WANG S,ZHANG K,HU J L,et al. Endoscopic resection of the pancreatic tail and subsequent wound healing mechanisms in a porcine model［J］. World J Gastroenterol,2019,25(21):2623-2635.

［5］HOLDER-MURRAY J,MARSICOVETERE P,HOLUBAR S D. Minimally Invasive Surgery for Inflammatory Bowel Disease［J］. Inflamm Bowel Dis,2015,21(6):1443-1458.

第十一章

经自然腔道内镜手术对肝、胆、脾疾病的诊断

一、肝炎经自然腔道内镜手术诊断

肝炎是指在多种致病因素侵害肝脏的情况下，肝细胞受到破坏，肝脏功能受损，继而引起人体出现一系列症状的疾病。常见的致病因素有病毒、细菌、寄生虫、化学毒物、药物、自身免疫和酒精等。

（一）病因

1. 病毒性肝炎　目前已确定有甲、乙、丙、丁、戊五种可致病的肝炎病毒，其中甲型、戊型肝炎多为急性起病，预后良好，乙型、丙型和丁型肝炎预后较差，部分患者可演变为慢性肝炎、肝硬化，甚至原发性肝癌。

2. 酒精性肝炎　常发生在近期（数周至数月）大量饮酒后，诱发广泛肝细胞坏死甚至肝衰竭。

3. 药物性肝损害　在药物治疗过程中，由于药物或其代谢产物、个体特异性反应或耐受性降低，可引起药物相关的肝脏损害。引起药物性肝损伤的药物种类众多，包括抗肿瘤的化学药物、抗结核药、抗甲状腺功能亢进药、解热镇痛药、免疫抑制剂、降糖降脂药、抗细菌、抗真菌及抗病毒药物等。目前，我国中草药所致药物性肝损伤，占住院确诊药物性肝损伤的 18%~21%，需引起高度关注。

4. 自身免疫性肝炎　自身免疫性肝炎发病的机制尚未完全阐明，目前已证实的是，由于遗传易感性及环境诱发因素共同作用引起自身免疫耐受缺失，产生免疫调节功能紊乱，从而导致肝脏炎症性坏死，并最终进展为肝硬化。

（二）临床表现

不同的肝炎临床表现各异，常可出现发热、全身乏力、食欲减退、厌油、恶心、呕吐、腹痛、腹泻、尿色加深等症状。部分病例可发展成为淤胆型肝炎，病程延长，一般为自限性。急性重型肝炎可出现出血倾向、肝性脑病、肝 - 肾综合征等，成为其死亡的主要原因。慢性肝炎患者长期或反复发作，可引起肝大和脾大、肝病面容、肝掌和蜘蛛痣，部分患者出现出血倾向、内分泌紊乱等。

（三）一般检查

1. 实验室检查　肝功能检查可反映肝脏损害的严重程度；病毒性肝炎标志物、肝炎病毒定量、自身抗

体检查等有助于肝炎病因的诊断。

2. 影像学检查　腹部超声、CT、MRI 等检查,可监测慢性肝炎患者的临床进展,了解有无肝硬化,发现和鉴别占位性病变性质。

3. 肝穿刺病理检查　通过肝脏组织电镜检查、免疫组化检测及 Knodell HAI 评分系统观察等,对肝炎的病原、病因、炎症活动度及纤维化程度等诊断有较大价值。

(四) NOTES 腹腔内镜检查

急性肝炎可表现为肝脏体积增大,表面光滑,有少量白色纤维素渗出,质地软,呈鲜红色,称为红色肝、淡红色肝或花肝(图 11-1~ 图 11-13)。慢性肝炎在 NOTES 腹腔内镜检查中可表现为肝脏体积增大,表面粗糙,小颗粒,部分肝脏表面颜色不一致,肝边缘圆钝,质地中等硬度,呈浅灰色、灰色、浅褐色、褐色等,通常称为灰色肝(图 11-14~ 图 11-31)。

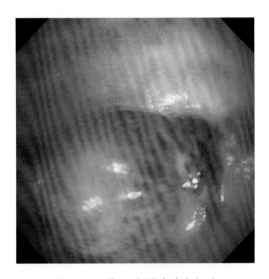

图 11-1　花肝,纤维素渗出(一)

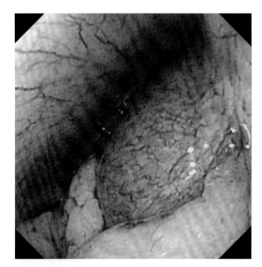

图 11-2　花肝,纤维素渗出(二)

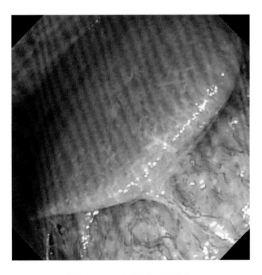

图 11-3　花肝,肝纤维化

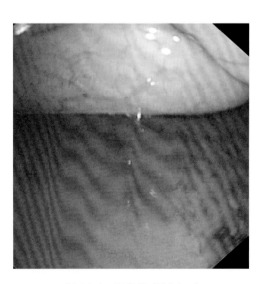

图 11-4　红色肝,肝大(一)

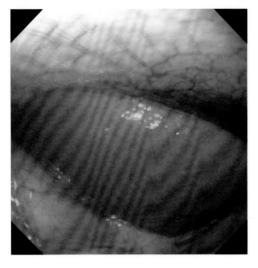

图 11-5　红色肝,肝大(二)

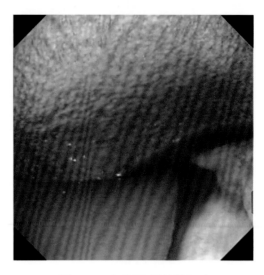

图 11-6　红色肝,质地软(一)

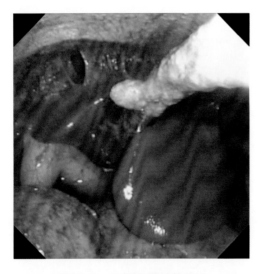

图 11-7　红色肝,质地软(二)

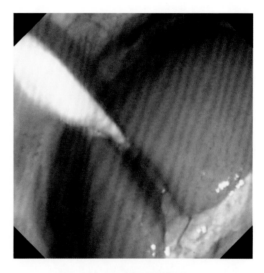

图 11-8　红色肝,质地软(三)

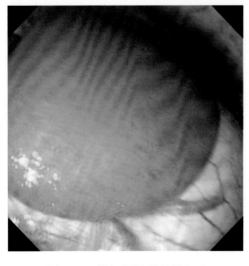

图 11-9　淡红色肝,质地软(一)

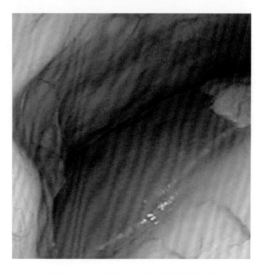

图 11-10　淡红色肝,质地软(二)

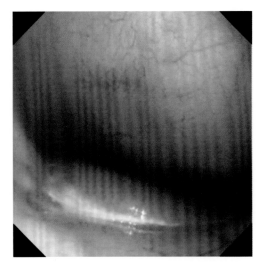

图 11-11 红色肝,肝下缘纤维素渗出

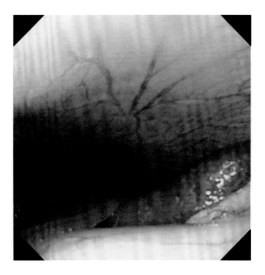

图 11-12 红色肝,脾大

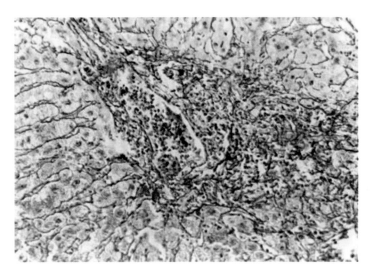

图 11-13 急性肝炎:汇管区扩大,无纤维化形成

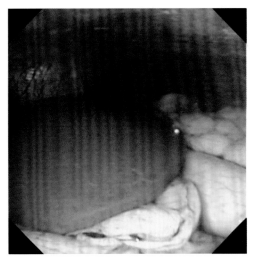

图 11-14 灰色肝,表面红点

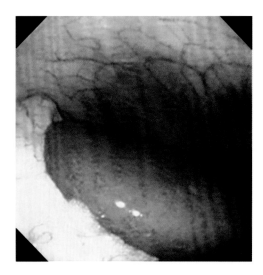

图 11-15 灰色肝,肝边缘钝

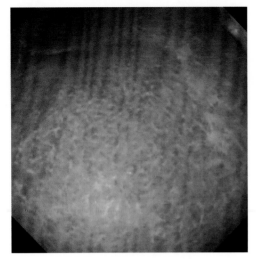

图 11-16　灰色肝,肝纤维化(一)

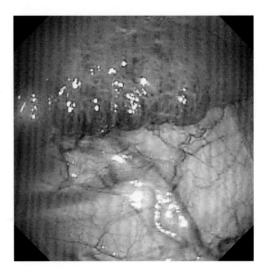

图 11-17　灰色肝,肝纤维化(二)

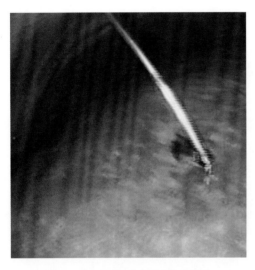

图 11-18　灰色肝,肝纤维化(三)

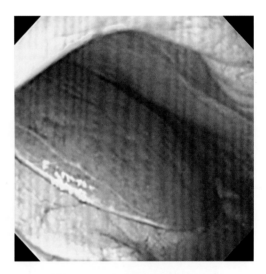

图 11-19　灰色肝,肝纤维化(四)

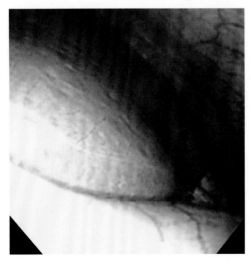

图 11-20　灰色肝,肝纤维化(五)

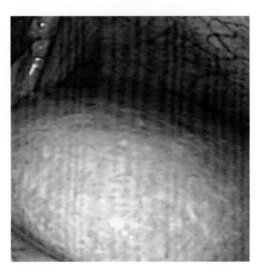

图 11-21　灰色肝,肝纤维化(六)

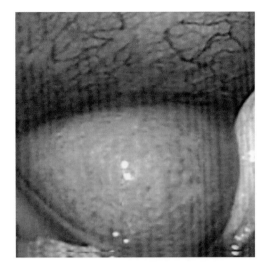

图 11-22　灰色肝,肝纤维化(七)

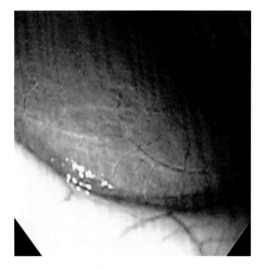

图 11-23　灰色肝,肝纤维化(八)

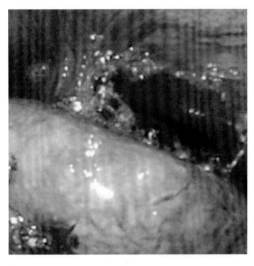

图 11-24　灰色肝,肝纤维化(九)

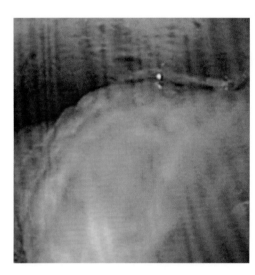

图 11-25　灰色肝,肝纤维化(十)

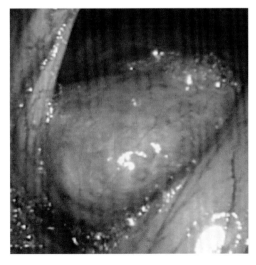

图 11-26　灰色肝,肝纤维化(十一)

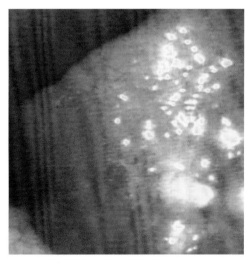

图 11-27　灰色肝,肝纤维化(十二)

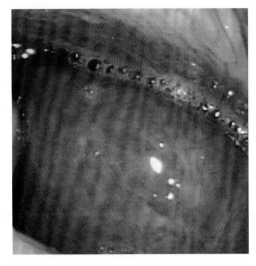

图 11-28　褐色肝,肿大,边缘圆钝(一)

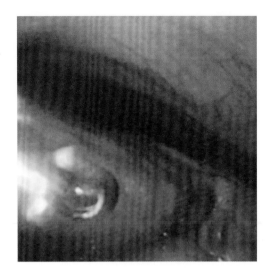

图 11-29　褐色肝,肿大,边缘圆钝(二)

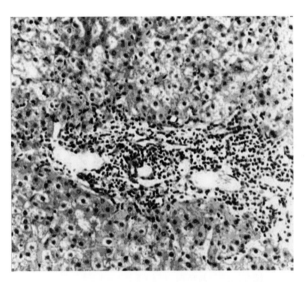

图 11-30　慢性肝炎:炎症活动度 G2,汇管区局灶界面炎

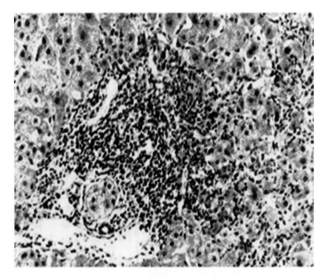

图 11-31　慢性肝炎:炎症活动度 G3,汇管区边界破坏,碎屑坏死

二、脂肪肝经自然腔道内镜手术诊断

脂肪肝(fatty liver)是脂肪性肝病病理过程中的一种表现形式,是以肝实质细胞脂肪变性和脂肪贮存为特征的临床病理综合征。

(一)病因

脂肪肝常见两种临床类型:酒精性脂肪肝及非酒精性脂肪肝。前者与长期大量饮酒密切相关,是酒精所致脏器损害最常见的表现形式。后者与胰岛素抵抗及遗传易感因素密切相关,但无大量饮酒史,在欧美等西方发达国家较常见,但近 20 年,亚洲及中国发达城市该病发病率迅速增加且呈低龄化趋势。常见危险因素包括:高脂肪、高热量的膳食结构,多坐少动的生活方式,胰岛素抵抗为主的代谢综合征组分(肥胖、高血压、血脂代谢紊乱和 2 型糖尿病)。

(二) 临床表现

脂肪肝的临床表现多样,轻度脂肪肝多无临床症状,多于健康体检时偶然发现,乏力是脂肪肝最常见的自觉症状。中、重度脂肪肝有类似慢性肝炎的表现,可有食欲减退、乏力、恶心、呕吐、肝区或右上腹隐痛等。

(三) 一般检查

1. 实验室检查　肝功能检查可有血清丙氨酸转氨酶(ALT)、天冬氨酸转氨酶(AST)轻度升高。结合病史及其他检查结果,γ- 谷氨酰转肽酶(GGT)升高可作为酒精性肝损伤的一个诊断指标。

2. 影像学检查　肝脏超声检查可见肝脏体积增大,近场回声弥漫性增强,远场回声逐渐衰退,肝内管道结构显示不清但肝内血管走向正常。CT 检查可见弥漫性肝脏密度降低,对脂肪肝的敏感性低于 B 超,但特异性及对局灶性脂肪肝的诊断优于 B 超。MRI 检查主要用于 B 超及 CT 难以区分的局灶性脂肪肝、弥漫性脂肪肝与肝脏肿瘤。

3. 肝穿刺活检　肝脏活组织检查是明确诊断、评估预后的可靠方法,可客观评价肝组织脂肪变形、炎症和坏死程度,对于常规无创检查难以确诊的患者具有重要意义。

(四) NOTES 腹腔内镜检查

NOTES 腹腔内镜检查可见肝大,边缘圆钝,有光泽,表面颜色黄白相间,白色或淡黄色反光,亦称花肝。重度脂肪肝则肝表面呈毫无纹理构造的黄色调。NOTES 直视下病理活检可显示:①肝细胞脂肪变性和脂肪贮积;②脂肪性肝炎,主要表现为肝细胞内有大疱性脂肪滴贮积,伴肝细胞气球样变,甚至肝细胞不同程度地坏死;③少数病例可见 Mallory 小体和肝细胞巨大线粒体(图 11-32~ 图 11-43)。

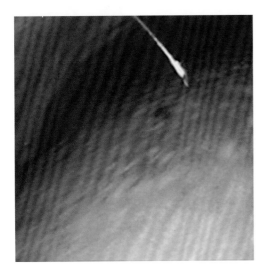

图 11-32　花肝,点状白色反光

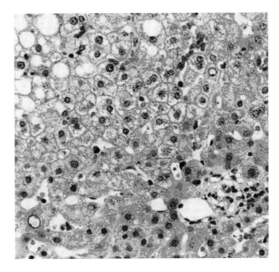

图 11-33　肝细胞大疱性脂变,肝细胞气球样变,肝细胞核呈空泡状

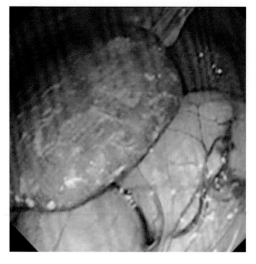

图 11-34　花肝，点状、条索状淡黄色反光

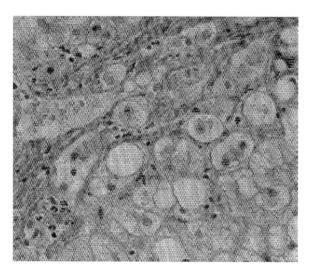

图 11-35　酒精性脂肪肝，肝炎

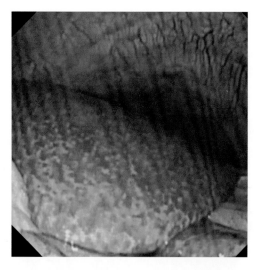

图 11-36　花肝，点状、条索状黄色反光

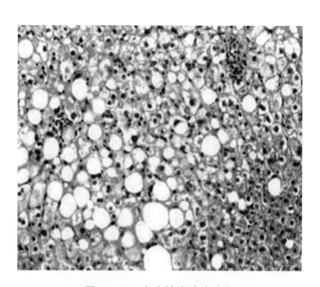

图 11-37　大疱性脂肪滴贮积

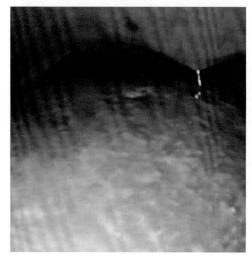

图 11-38　花肝，点状、片状白色反光

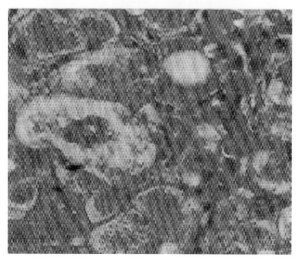

图 11-39　玻璃小体与气球样变相间

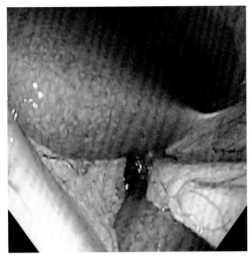

图 11-40　花肝，肝边缘圆钝，点状白色反光

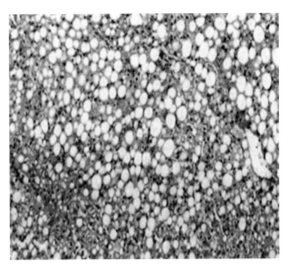

图 11-41　脂肪变肝细胞达 90%

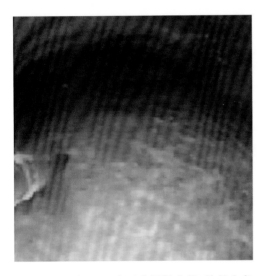

图 11-42　花肝，肝表面弥漫性点状、片状白色
反光

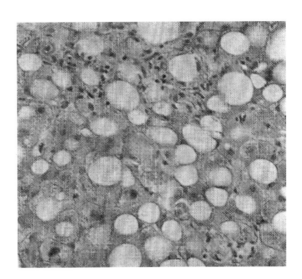

图 11-43　脂肪变，玻璃小体

三、肝硬化经自然腔道内镜手术诊断

肝硬化（hepatic cirrhosis）是一种不同病因长期作用于肝脏引起的慢性、进行性、弥漫性肝病的终末阶段。病理上以肝脏弥漫性纤维化、再生结节和假小叶形成为特征，导致肝小叶正常结构和血液供应遭到破坏。病程晚期出现肝衰竭、门静脉高压和多种并发症，死亡率高。

（一）病因

1. 病毒性肝炎　病毒性肝炎是最常见的病因，我国肝硬化患者中超过 50% 是由乙肝病毒引起的，乙型、丙型和丁型肝炎病毒引起的肝炎均可进展为肝硬化，大多数患者会经过慢性肝炎阶段，急性或亚急性肝炎如造成大量肝细胞坏死和纤维化可直接演变为肝硬化。

2. **酒精性肝病**　慢性酒精性肝病是欧美国家肝硬化最常见的原因,我国较少见,如合并乙型或丙型肝炎的感染,可加速病情的进展。

3. **非酒精性肝病**　除上述两种病因之外,最常见的肝硬化前期病变是非酒精性脂肪性肝病,其危险因素有肥胖、糖尿病、高甘油三酯血症、药物、全胃肠外营养、体重极度下降等。

4. **胆汁淤积**　长期的胆汁淤积,高浓度胆酸和胆红素可导致肝细胞变性、坏死、纤维化,进而发展为肝硬化,原发性胆汁性肝硬化和继发性胆汁性肝硬化均为长期胆汁淤积引起。

5. **药物性因素**　长期服用有肝损害的药物或长期反复接触对肝有损害的化学毒物,均可引起药物或中毒性肝炎,最后演变为肝硬化。

6. **其他**　慢性右侧心力衰竭、巴德-基亚里综合征等可引起肝内长期淤血、缺氧,导致肝细胞坏死、纤维化,最终可演变为肝硬化。此外,肝豆状核变性(Wilson 病)、血色素沉着病等遗传代谢性疾病,血吸虫病,自身免疫性肝病等随着病程的进展,最终都可发展为肝硬化。

(二) 临床表现

起病隐匿,代偿期时可仅表现为食欲缺乏、乏力、消化不良、腹泻等非特异性症状,部分患者可无症状,常在影像学检查时发现。腹水是肝硬化患者进入失代偿期最常出现的征象,失代偿期肝硬化可有如下临床表现:

1. **症状**　食欲缺乏为最常见的症状,有时伴恶心、呕吐,此外还可出现乏力、腹胀、腹痛、腹泻、体重减轻、出血倾向、双下肢水肿、少尿等。内分泌系统失调可造成男性性功能减退、乳房发育,女性闭经及不孕。肝硬化患者糖尿病发病率增加,表现为高血糖、糖耐量试验异常。进展性肝硬化伴严重肝细胞功能衰竭患者常发生低血糖。

2. **体征**　患者常呈慢性肝病面容,面色晦暗,可见肝掌、蜘蛛痣,胸、腹壁皮下静脉可显露或曲张,甚至在脐周静脉突起形成水母头状,曲张静脉上可闻及静脉杂音,部分男性可出现乳房发育。病程早期肋下可触及肿大的肝脏,肝脏边缘不整、质硬,晚期坚硬缩小,肋下不易触及,淤血性的肝硬化晚期可仍有肝大。35%~50% 的患者可触及肿大的脾脏。有腹水时可出现腹部移动性浊音阳性。

3. **并发症**

(1) 食管、胃底静脉曲张破裂出血:肝硬化较为常见和严重的并发症,临床表现为突然发生呕血和/或黑便,严重者可出现失血性休克,可诱发肝性脑病。

(2) 腹水:少量腹水时不易察觉,随着腹水量的增多,可表现为腹围增大伴外周水肿,患者自觉腹部紧绷感,查体可见蛙腹,可有液波震颤和移动性浊音阳性。

(3) 自发性腹膜炎:常表现为短期内腹水迅速增加,利尿剂治疗无反应,伴有发热、腹痛、腹胀、腹泻,查体有腹部压痛和反跳痛,病情严重者可伴有血压下降、肝功能恶化或肝性脑病。

(4) 肝-肾综合征:患者无肾脏的器质性病变,而在顽固性腹水的基础上出现少尿、无尿等肾功能损害的表现。可分为两型,Ⅰ型表现为进展性肾功能损害,血肌酐清除率在 1~2 周内显著下降,Ⅱ型表现为缓慢进展性的肾功能不全。

(5) 肝性脑病:早期临床表现和体征不明显,仅在精细智力测验和电生理检查中可发现异常。肝性脑病可分为四期:①一期(前驱期):轻度性格改变和行为失常,扑翼样震颤可引出,病理反射多阴性,脑电图多正常。②二期(昏迷前期):以意识错乱、睡眠障碍、行为失常为主,此期开始脑电图有特征性改变,扑翼样震颤可引出,有明显神经体征。③三期(昏睡期):以昏睡和精神错乱为主,各种神经体征加重,此期患者仍可被唤醒。④四期(昏迷期):神志完全丧失,不能被唤醒。

(三) 一般检查

1. 实验室检查　肝功能检查通过血清白蛋白降低、胆红素升高、凝血酶原时间延长等可提示肝功能受损。根据患者病史行相关检查,如病毒性肝炎标志物、血清铜蓝蛋白等以排除及确定病因诊断。

2. 影像学检查　B超、CT等影像学检查有助于肝硬化的诊断。

3. 上消化道内镜检查　如患者临床症状和其他指标明显提示肝硬化,且胃镜下发现食管胃底静脉曲张,即可诊断肝硬化。

4. 病理检查　肝活检可明确诊断及病理分类,特别在有引起肝硬化的病因暴露史,又有肝脾大但无其他临床表现,肝功能检查正常的代偿期患者,肝活检常可明确诊断。

(四) NOTES 腹腔内镜检查

NOTES腹腔内镜检查表现与肝硬化病程长短、肝硬化程度轻重有关NOTES腹腔检查显示肝脏为浅灰色、灰色、深灰色、褐色、绿褐色、绿色等不同颜色。肝脏表面显现高低不平、小结节、大结节、大小混合结节、灰白色结缔组织、瘢痕等不同表现,肝脏边缘呈圆钝、钝、圆锐、锐等表现(图11-44~图11-65)。

肝活体组织检查显示,正常肝小叶结构被假小叶所代替。假小叶由再生肝细胞结节和/或残存肝小叶构成,内含2或3个中央静脉或一个偏在边缘部的中央静脉。假小叶内肝细胞有不同程度变性甚至坏死。汇管区因结缔组织增生而增宽,其中可见程度不等的炎症细胞浸润,血管纤维间隔宽,间隔内可见扩张血窦(图11-66~图11-75)。

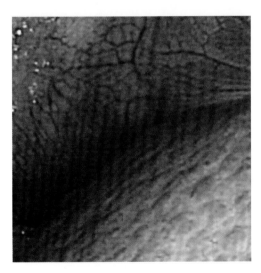

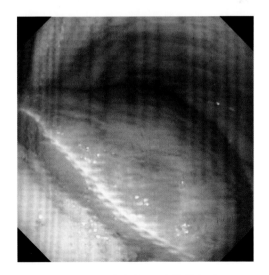

图 11-44　浅灰色肝,灰白色结缔组织　　　　图 11-45　浅灰色肝,大结节(一)

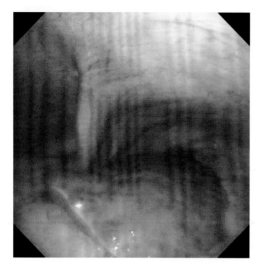

图 11-46 浅灰色肝,大结节(二)

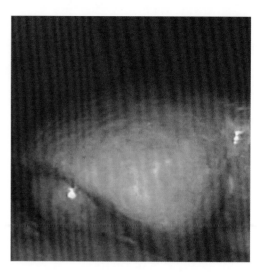

图 11-47 灰色肝,小结节,边缘圆钝(一)

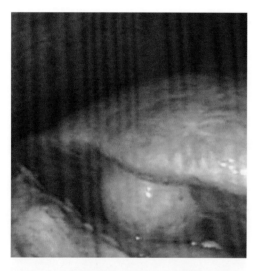

图 11-48 灰色肝,小结节,边缘圆钝(二)

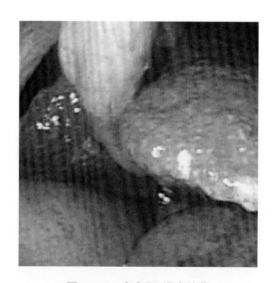

图 11-49 灰色肝,混合结节

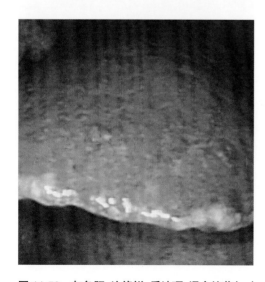

图 11-50 灰色肝,边缘锐,质地硬,混合结节(一)

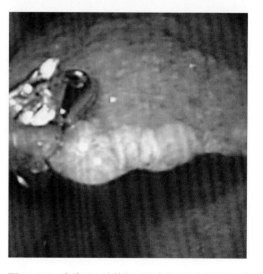

图 11-51 灰色肝,边缘锐,质地硬,混合结节(二)

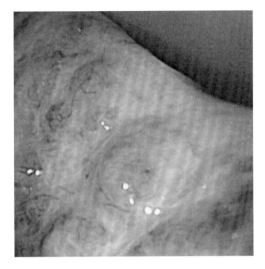

图 11-52 灰色肝,大结节(一)

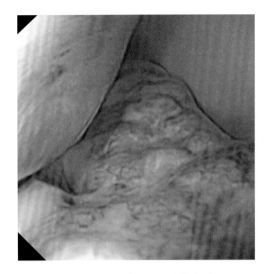

图 11-53 灰色肝,大结节(二)

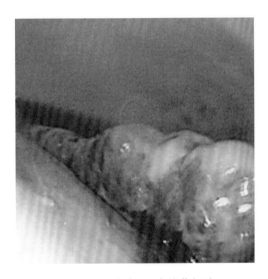

图 11-54 灰色肝,大结节(三)

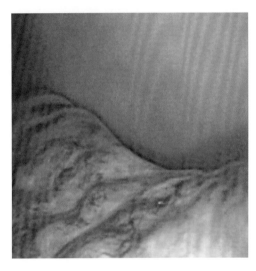

图 11-55 灰色肝,大结节(四)

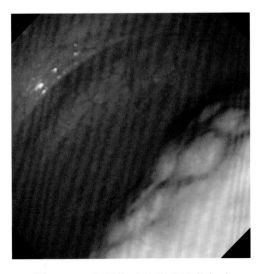

图 11-56 灰色肝,大结节、肝硬化(一)

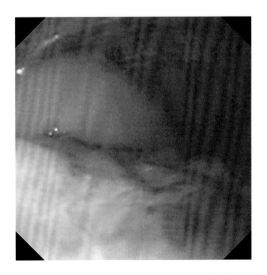

图 11-57 灰色肝,大结节,肝硬化(二)

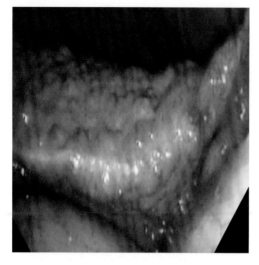

图 11-58 灰色肝,大结节,肝硬化(三)

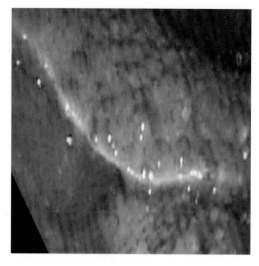

图 11-59 灰色肝,大结节,肝硬化(四)

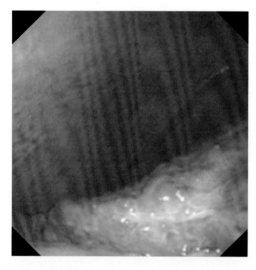

图 11-60 灰色肝,混合结节,肝硬化

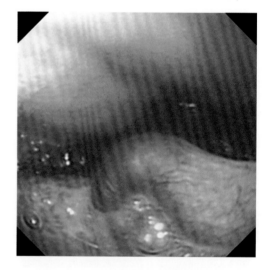

图 11-61 肝硬化,静脉曲张

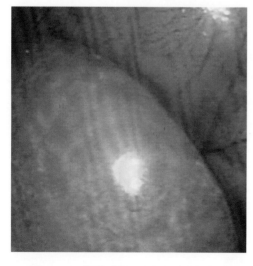

图 11-62 绿色花肝,肝内胆汁淤积(一)

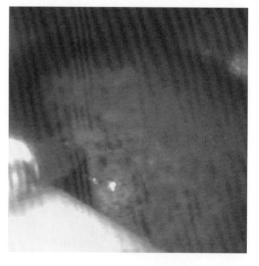

图 11-63 绿色花肝,肝内胆汁淤积(二)

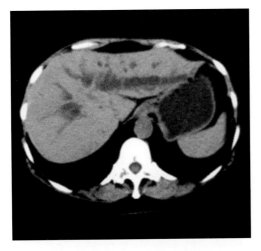

图 11-64 CT:肝内胆管扩张

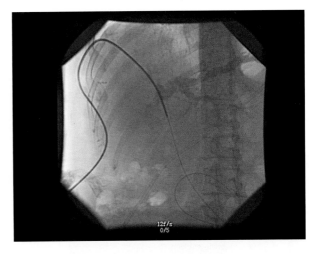

图 11-65 PTC 造影:肝内胆管扩张

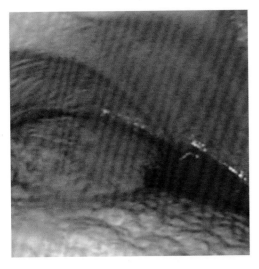

图 11-66 灰色肝,混合结节性肝硬化,肝表面结节大小不一

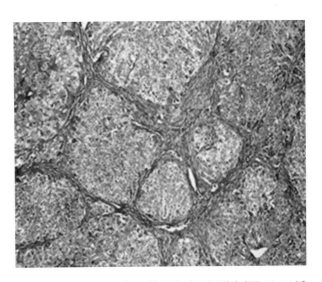

图 11-67 假小叶形成,汇管区结缔组织增生(图 11-66 活检病理结果)

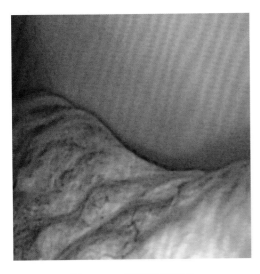

图 11-68 酒精性肝硬化

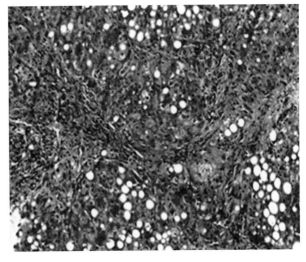

图 11-69 假小叶形成,汇管区结缔组织增生,小叶内脂肪变肝细胞(图 11-68 活检病理结果)

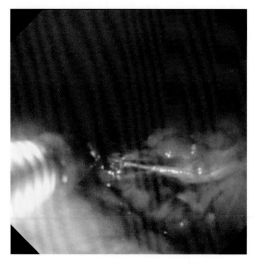

图 11-70 灰色肝,混合结节,肝硬化

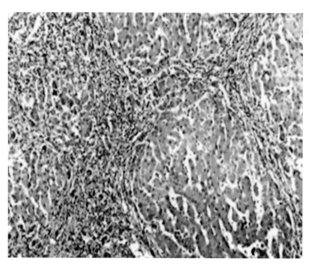

图 11-71 假小叶形成,汇管区结缔组织增生(图 11-70 活检病理结果)

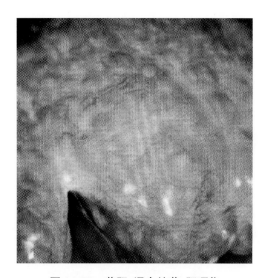

图 11-72 花肝,混合结节,肝硬化

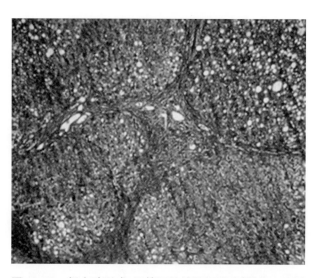

图 11-73 假小叶形成,汇管区结缔组织增生(图 11-72 活检病理结果)

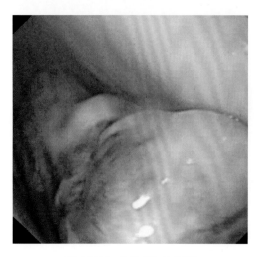

图 11-74 灰色肝,小结节

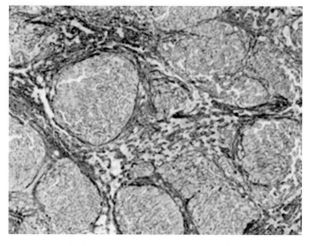

图 11-75 小结节,血管纤维间隔宽,间隔内可见扩张血窦(图 11-74 活检病理结果)

四、血色素沉着病经自然腔道内镜手术诊断

血色素沉着病(hemochromatosis,HC)又称血色病,属于常见慢性铁负荷过多的疾病,是常染色体隐性遗传疾病。由于肠道铁吸收的不适当增加,过多的铁储存于肝脏、心脏和胰腺等实质性细胞中,导致组织器官退行性变和弥漫性纤维化、代谢和功能失常。主要临床特点为皮肤色素沉着、肝硬化、继发性糖尿病。

(一) 病因

1865 年 Trousseau 首先报道一例血色素沉着病。以后经过检测 HLA 类型,并经统计学处理证明本病的发生与第 6 号染色体上短臂 HLA I 类复合物紧密相关。主要是 HLA-A3-B14、HLA-A3-B7,其频率比正常人明显多。1989 年发现 HLA-A2 及 A11 是第二个常见等位基因,也有报道 HLA-A1-B3 及 HLA-A3-B15 异常基因,经家系调查及 HLA 类型调查证明是常染色体隐性遗传性疾病。在同一家族中与 HLA 的 h(血色素沉着病)等位基因及 HLA-H 位点抗原相互传递,而形成纯合子或杂合子。有任何异常 h 的单倍型(Hh)为杂合子;没有异常单倍型,有两个正常单倍型(HH)者为正常。按孟德尔常染色体隐性遗传模式遗传。

(二) 临床表现

1. 皮肤色素沉着   90%~100% 的患者有皮肤色素沉着。皮肤呈特征性的金属颜色或石板灰色,有时被描述为青铜色或暗褐色,这是由于黑色素增多(导致青铜色)和铁沉积(导致灰色色素)在真皮中。皮肤干燥,表面光滑、变薄、弹性差,毛发稀疏脱落。色素沉着通常为全身性,但皮肤暴露部位、腋下、外阴部、乳头、瘢痕等部位可能更为明显。口腔黏膜及牙龈亦有色素沉着。色素沉着的分布特点与慢性肾上腺皮质功能不全相似。

2. 继发性糖尿病   见于 50%~80% 的患者,在有糖尿病家族史的患者中更可能发生。早期轻度受损者可无典型症状,中、后期胰岛受损严重者则可有典型症状。晚期并发症与其他原因引起的糖尿病相同。未及时治疗者可发生急性代谢紊乱并发症如酮症酸中毒、非酮症高渗糖尿病昏迷等。过去认为胰岛 B 细胞破坏是导致糖尿病的主要原因,但近年发现有的患者血中胰岛素浓度并无明显下降,故有人认为铁有直接拮抗胰岛素的作用,可使外周组织对葡萄糖的利用降低,从而导致血糖升高及糖尿病。治疗与其他类型的糖尿病相似,但血色素沉着病患者更经常伴有明显的胰岛素抵抗。

3. 肝脏病变   肝大可先于症状或肝功异常出现,有症状的患者中 90% 以上都可出现肝大,其中部分患者几乎没有肝功能受损的实验室证据。30%~50% 的患者转氨酶轻度升高,放血疗法后,转氨酶恢复正常。晚期出现肝功能减退和门静脉高压,严重者可发生上消化道出血及肝性脑病,门静脉高压和食管静脉曲张的出现比其他原因引起的肝硬化少见。大约半数患者发生脾大。

4. 心脏病变   充血性心力衰竭常见,见于约 10% 的年轻患者,尤其是青少年患者。充血性心力衰竭的症状可能突然出现,若未经治疗可迅速发展直至死亡。心脏呈弥漫性扩大,如果没有其他明显的临床表现可能被误诊为特发性心肌病。心律失常、心绞痛、心肌梗死较为少见。心律失常包括室上性期前收缩、阵发性快速型心律失常、心房扑动、心房颤动、房室传导阻滞、心室纤颤。

5. **内分泌腺功能减退**　最常见的为性腺功能减退,可能早于其他临床症状。男性表现为阳痿、性欲消失、睾丸萎缩、精子稀少、不育、男性乳房发育;女性有月经紊乱稀疏、闭经、不孕、体毛脱落等。上述改变的原因主要是铁沉积损害下丘脑-垂体功能所致的促性腺激素产生减少。还可能出现腺垂体和肾上腺皮质功能不全、甲状腺功能减退症和甲状旁腺功能减退症。儿童起病者可有生长发育障碍,严重时可导致侏儒。

6. **关节病变**　关节病变发生于 25%~50% 的患者中,通常在 50 岁以后出现,但可为首发临床表现或在治疗很长时间后才发生。手关节尤其第 2、3 掌指关节通常最先受累,随后还可累及腕、髋、踝、膝关节等。关节受累后出现关节炎症状,如关节疼痛、活动不灵、僵硬感等,但无红肿与畸形。

7. **其他临床表现**　有胰腺外分泌障碍时可出现消化不良、脂肪泻、上腹部隐痛不适等与慢性胰腺炎相似的表现。红细胞生成正常,没有贫血。血液学方面的异常不常见到。患者抗感染能力一般下降,易发生细菌性感染如肺炎、败血症、腹膜炎等。

(三) 一般检查

1. **血常规**　多正常,晚期合并严重肝硬化可出现贫血、白细胞和血小板减少。

2. **血清铁(SI)**　早晨空腹血清铁在正常人为 60~180μg/dl(11~30μmol/L),而血色素沉着病患者在 180~300μg/dl(32~54μmol/L)。血清铁水平的升高还可见于酒精性肝病患者。血清铁对筛查血色素沉着病没有转铁蛋白饱和度可靠,但是可以用于检测放血疗法效果。

3. **血清铁蛋白(SF)**　血清铁蛋白在正常男性为 20~200μg/L,正常女性为 15~150μg/L;男性血色素沉着病患者为 300~3 000μg/L,女性血色素沉着病患者为 250~3 000μg/L。血清铁蛋白升高还可见于炎症感染、恶性肿瘤、甲状腺功能亢进、慢性肝病。血清铁蛋白水平每增加 1μg/L 反映体内铁储存增加约 65mg。

4. **转铁蛋白饱和度**　转铁蛋白饱和度(未饱和的铁结合力,transferrin saturation)= 血清铁 / 血清总铁结合力 ×100%,是一项反映铁增加的敏感性、特异性指标,早期可发现生化异常。正常人为 20%~35%,而血色素沉着病患者可以达到 55%~100%。转铁蛋白饱和度升高还可见于各种坏死炎症性肝病,如慢性病毒性肝炎、酒精性肝病、非酒精性脂肪肝及某些肿瘤等。联合血清铁蛋白和转铁蛋白饱和度检测是检测血色素沉着病敏感性和特异性较高的方法。

5. **肝脏组织检查**　可观察到肝组织纤维化与肝硬化的程度,并可用化学方法测定肝铁浓度,这是诊断血色素沉着病的肯定的诊断方法。用普鲁士蓝染色观察可染的含铁血黄素应作为肝活检的常规方法。

6. **骨髓涂片或切片**　含铁血黄素颗粒增多。尿沉渣中也可见这种颗粒。皮肤活检可见黑色素和含铁血黄素颗粒,多数患者见表皮基底细胞及汗腺中有继发于铁沉积的灰色素。

7. **基因检测**　基因检测有 *C282Y*、*H63D* 等,用于基因型临床诊断和一级亲属筛查。

8. **X 线摄片关节检查**　手、腕或其他受累关节显示软组织肿胀、关节间隙狭窄、关节面不整和骨密度减低,骨质疏松及骨皮质囊肿也较常见。软骨钙化和关节周围韧带钙化是关节病的晚期表现。

9. **X 线摄片胸部检查**　显示肺血管纹理增加或有胸膜渗出,可有心脏扩大。

10. **心电图检查**　约 30% 的病例有心电图异常,可出现期前收缩、室上性及室性心动过速、室性颤动、低电压或 ST-T 段异常等改变。

11. **肝脏 CT 检查**　铁负荷过多的病例肝脏组织,铁增加,可显示肝密度增高。严重患者 CT 可见肝密度超过 36CT 单位。

（四）NOTES 腹腔内镜检查

NOTES 腹腔内镜直视下显示肝大，病程早期肝脏表面光滑，颜色呈暗红色或褐色，中、后期肝脏表面高低不平，小颗粒，白色点状纤维结缔组织，颜色逐级加深，后期呈典型铁器色，肝硬化（图 11-76~ 图 11-78）。肝脏病理活检可观察到肝组织纤维化与肝硬化的程度，并可用化学方法测定肝铁浓度，用普鲁士蓝染色可观察到含铁血黄素（图 11-79~ 图 11-82）。

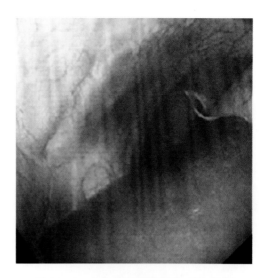

图 11-76　血色素沉着病早期，暗红色肝

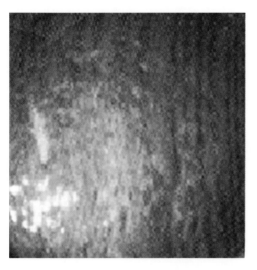

图 11-77　血色素沉着病中期，铁器色肝，肝硬化

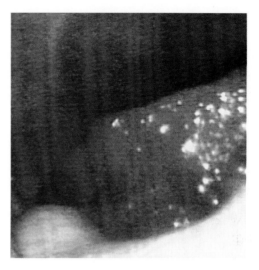

图 11-78　血色素沉着病后期，铁器色肝，肝硬化

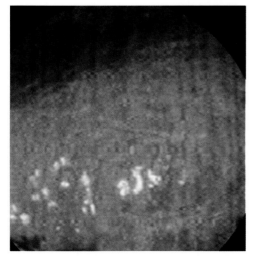

图 11-79　褐色肝，表面小颗粒，白色点状纤维结缔组织

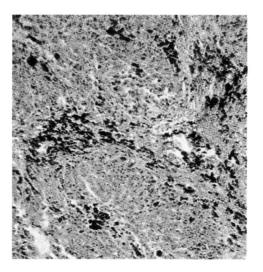

图 11-80　普鲁士蓝染色见肝内含铁血黄素沉着

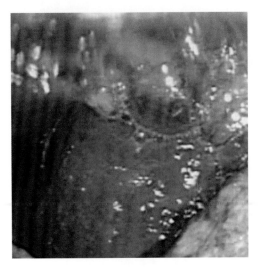

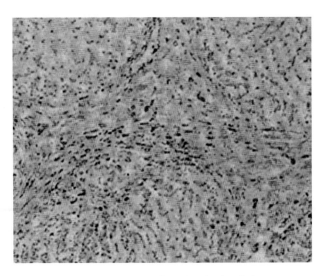

图 11-81　铁器色肝,肝硬化　　　　　　　图 11-82　肝内纤维条索形成并含铁血黄素沉着

五、肝囊肿经自然腔道内镜手术诊断

肝囊肿(liver cysts)指肝内出现的单发或多发的囊肿性病变,是较常见的肝脏良性疾病,全球肝囊肿患病率为 4.5%~7.0%,仅 5% 需要治疗。本病常多发,可分为寄生虫性和非寄生虫性肝囊肿。非寄生虫性肝囊肿是常见的良性肿瘤,又可分为先天性、炎症性、创伤性和肿瘤性肝囊肿,临床上先天性肝囊肿比较多见。

(一)病因

肝囊肿多为先天性原因所导致,由胚胎时期胆管发育异常造成。小部分肝囊肿由创伤和炎症所致。

(二)临床表现

囊肿直径较小者一般无症状,随着囊肿增大,可出现肝大、右上腹不适、腹胀、腹部钝痛及腹部包块,合并感染者可出现发热、疼痛,如囊肿出血或扭转可出现急性腹部剧痛。

(三)一般检查

肝囊肿诊断主要依靠 B 超、CT、MRI 等影像学检查,这些检查手段对肝囊肿均有特异性诊断价值。超声为首选的检查方法,超声检查囊肿呈圆形或椭圆形无回声区,囊壁菲薄,边缘光滑,与周围组织边界清晰,其后回声增强。CT 检查可见囊肿呈圆形,边缘清楚,密度均匀,CT 值近水密度,增强扫描囊肿不强化。X 线检查于囊肿巨大时可见膈肌升高,胃受压移位。

(四)NOTES 腹腔内镜检查

肝囊肿可以发生于正常肝脏的各个部位,但以肝右叶和包膜下肝缘多见,常为单发性,多发病灶可达 2~10 个,多数直径在数毫米到数厘米,部分直径达数十厘米,内含囊液。肝囊肿的腔内为无色透明如水样浆液,也可为淡黄色,不含胆色素;伴有囊内出血者呈咖啡色样混浊,仅新鲜出血者为鲜红色;继发感染的囊液混浊,内含大量白细胞。NOTES 腹腔检查可发现位于肝脏表面的囊肿(图 11-83,图 11-84)。

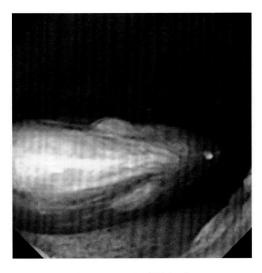

图 11-83　肝囊肿（一）

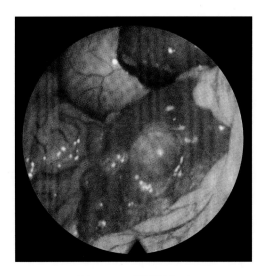

图 11-84　肝囊肿（二）

六、骨髓纤维化经自然腔道内镜手术诊断

骨髓纤维化（myelofibrosis，MF）简称髓纤。是一种由于骨髓造血组织中胶原增生，纤维组织严重地影响造血功能所引起的一种骨髓增生性疾病，原发性髓纤又称骨髓硬化症、原因不明的髓样化生。本病具有不同程度的骨髓纤维组织增生，以及主要发生在脾、其次在肝和淋巴结内的髓外造血，外周血出现幼红细胞、幼粒细胞和泪滴状红细胞，骨髓穿刺常出现干抽，脾常明显肿大，并具有不同程度的骨质硬化。本病属少见疾病，发病率 0.2/10 万 ~2/10 万。发病年龄多在 50~70 岁之间，也可见于婴幼儿，男性略高于女性。

（一）病因

病因尚未阐明，一些学者认为骨髓纤维化是由于某种异常刺激使造血干细胞发生异常反应，导致纤维组织增生，甚至新骨形成，骨髓造血组织受累最终导致造血功能衰竭。骨髓纤维化主要病理改变为骨髓纤维化及脾、肝、淋巴结的髓外造血。骨髓纤维化的发生是由中心逐渐向外周发展，先从脊柱、肋骨、骨盆及股骨、肱骨的近端骨骺开始，以后逐步蔓延至四肢骨骼远端。

（二）临床表现

本病多数起病缓慢，早期可无任何症状，其后逐渐出现疲乏、盗汗、心慌、苍白、气短等虚弱症状及腹痛、腹块、骨痛、黄疸等。本病多数进展缓慢，病程 1~30 年，部分可转变为急性白血病。少数表现急性骨髓纤维化，其病程短且凶险，多于 1 年内死亡。本病主要表现为：①逐渐出现的疲乏无力、消瘦衰弱。②皮肤黏膜苍白、紫癜。③部分患者有骨关节疼痛、肾绞痛、发热，左上腹不适、沉重压迫感或疼痛。④肝脾大，以脾大较显著。

(三) 一般检查

1. 血常规及外周血涂片　大多数患者就诊时均有轻重不等的贫血,晚期可有严重贫血,贫血通常属正细胞正色素型。红细胞的形态有明显的大小不一及畸形,网织红细胞 2%~5%。外周血出现泪滴样红细胞、幼红细胞及幼粒细胞或巨大血小板是本病的特征之一。早期大部分患者白细胞计数增多,一般在 $10×10^9$~$20×10^9$/L,很少超过 $50×10^9$/L,以成熟中性粒细胞为主,也可见到中幼粒及晚幼粒细胞,少数可见 5% 以下原粒和早幼粒细胞。嗜酸性和嗜碱性粒细胞也可轻度增多,70% 的患者粒细胞碱性磷酸酶活性异常增高。血小板计数均有异常,早期血小板可增加,个别可达 $10×10^{11}$/L,血小板随病情进展逐渐减少。外周血中可见到大而畸形的血小板,偶见巨核细胞碎片。

2. 骨髓穿刺涂片及活检　骨髓穿刺术出现"干抽现象"是本病的一个特点,骨髓涂片早期可为增生象,中晚期出现有核细胞增生低下,转为白血病时,原始细胞明显增多。骨髓活检可见到大量网状纤维组织为诊断本病的依据,根据骨髓中保留的造血组织和纤维组织增生的程度不同,骨髓病理改变可分为三期:①早期:全血细胞增生伴纤维组织增生。②中期:骨髓萎缩与纤维化。③晚期:骨髓纤维化和骨质硬化。

3. 染色体和分子生物学检查　目前没有发现特征性染色体变化,少数患者呈三体型染色体异常。

4. X 线检查　约 50% 的患者 X 线检查有骨质硬化表现,骨质密度不均匀性增加,伴有斑点状透亮区,形成所谓"毛玻璃样"改变,也可见到新骨形成及骨膜花边样增厚,骨质变化好发于胸骨、肋骨、脊椎、肱骨、锁骨、骨盆等,部分患者也有颅骨变化。

5. 放射性核素骨髓扫描　患者肝、脾等髓外造血区积累了大量放射核素,出现放射浓缩区,有纤维组织增生的长骨近端、躯干的红髓部位则不能显示放射浓缩区。

(四) NOTES 腹腔内镜检查

NOTES 腹腔内镜直视下显示肝大,最大可肿大到脐下,肝脏包膜及包膜下光滑,反光增强,肝质地软,脾大(图 11-85,图 11-86)。NOTES 腹腔内镜直视下肝穿刺病理学检查,可见肝细胞气球样变,肝血窦内见髓外造血(图 11-87~ 图 11-94)。

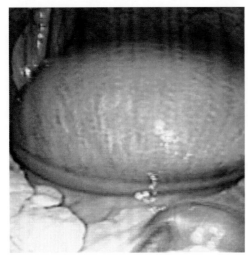

图 11-85　肝大,表面光滑,质地软

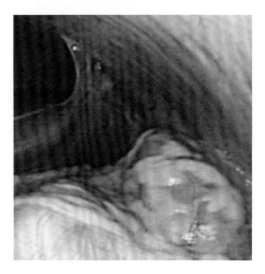

图 11-86　脾大

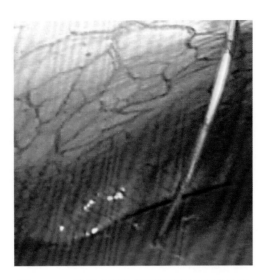

图 11-87 腹腔内镜直视下肝穿刺病理学检查

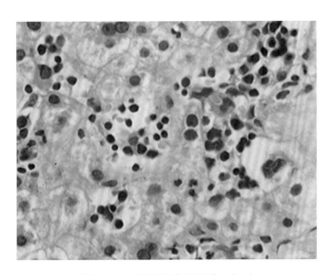

图 11-88 肝血窦内髓外造血（一）

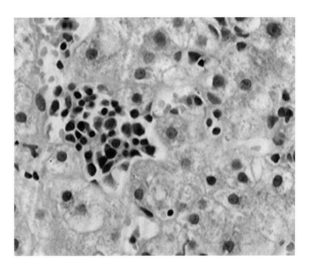

图 11-89 肝血窦内髓外造血（二）

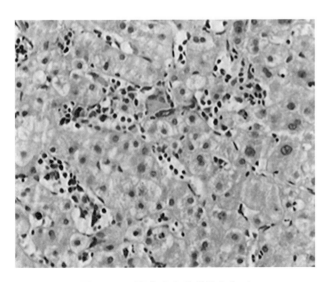

图 11-90 肝血窦内髓外造血（三）

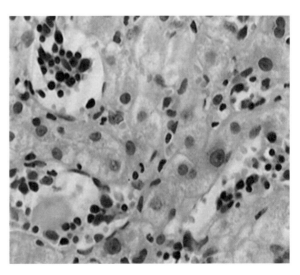

图 11-91 肝细胞气球样变,肝血窦内髓外造血（一）

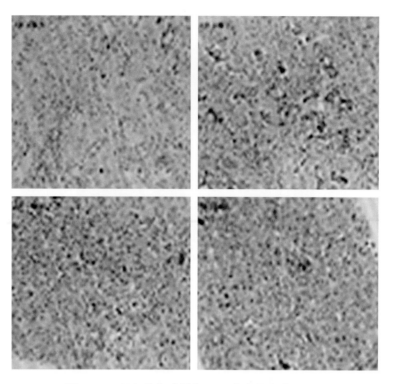

图 11-92　肝细胞气球样变,肝血窦内髓外造血(二)

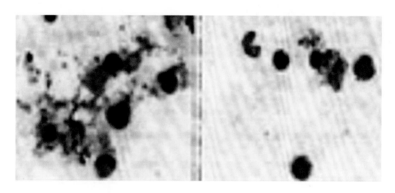

图 11-93　骨髓纤维化患者的骨髓象

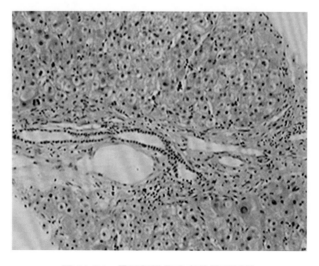

图 11-94　骨髓纤维化患者的骨髓活检

七、慢性胆囊炎经自然腔道内镜手术诊断

慢性胆囊炎(chronic cholecystitis)是由急性或亚急性胆囊炎反复发作,或长期存在的胆囊结石所致胆囊功能异常。根据胆囊内是否存在结石,分为结石性胆囊炎与非结石性胆囊炎。

(一) 病因

慢性结石性胆囊炎是由于胆囊结石造成反复发作的炎症及慢性阻塞,导致胆囊收缩功能减退、胆汁淤积及细菌的过度增长,并最终导致炎症反应的进一步恶化。

非结石性胆囊炎是由细菌、病毒感染或胆盐与胰酶引起的慢性胆囊炎。

(二) 临床表现

慢性胆囊炎临床症状不典型,多数患者表现为反复发作的右上腹或上腹部疼痛或不适,通常为进食油腻食物后,疼痛可向右侧肩胛骨放射,部分患者疼痛放射至背部,发作时间间隔不定,疼痛程度轻重不一。发病时可能伴有恶心、呕吐、腹胀等症状。疼痛间隔期通常无发热或其他炎症表现,病程可能为连续迁延性,也可中断数年。只有症状发作时体格检查才有阳性体征,包括右上腹或上腹部压痛及肌紧张,通常无反跳痛。

(三) 一般检查

1. 实验室检查　血液检查通常无明显改变,部分患者白细胞计数、红细胞沉降率有所增高,类似急性胆囊炎。

2. 影像学检查　影像学检查首选腹部超声,可显示胆囊大小、囊壁厚度、囊内结石和胆囊收缩情况。腹部 X 线片可显示阳性结石、胆囊钙化及胆囊膨胀的征象。慢性非结石性胆囊炎的主要诊断手段是动态超声、口服胆囊造影等。

(四) NOTES 腹腔内镜检查

慢性胆囊炎患者的胆囊呈灰白色、灰蓝色、褐色或绿色,胆囊壁肥厚,不透明,血管走行不规则,有白色渗出、纤维素附着,常与腹壁及大网膜或肝下缘粘连,炎症严重者可被网膜包绕(图 11-95~ 图 11-113)。

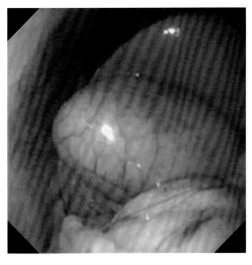
图 11-95　胆囊肿大,表面渗出(一)

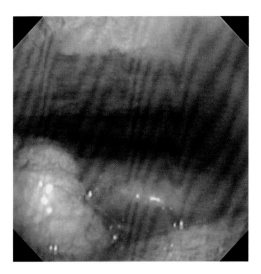
图 11-96　胆囊肿大,表面渗出(二)

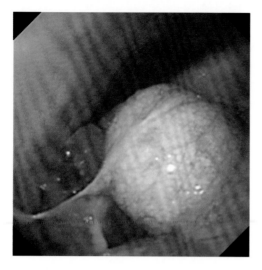

图 11-97　胆囊肿大,表面渗出(三)

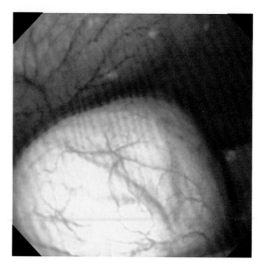

图 11-98　胆囊肿大,灰白色胆囊(一)

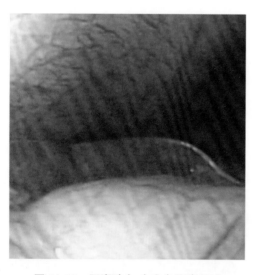

图 11-99　胆囊肿大,灰白色胆囊(二)

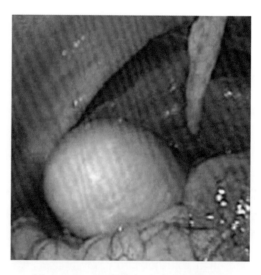

图 11-100　胆囊肿大,灰白色胆囊(三)

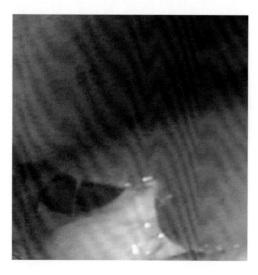

图 11-101　胆囊肿大,灰白色胆囊(四)

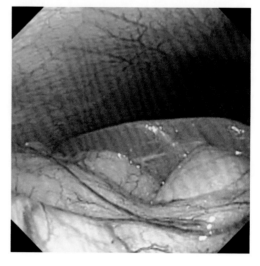

图 11-102　胆囊肿大,灰白色胆囊(五)

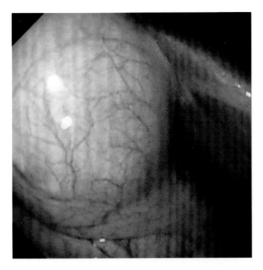

图 11-103　胆囊肿大,胆囊周围纤维素渗出(一)

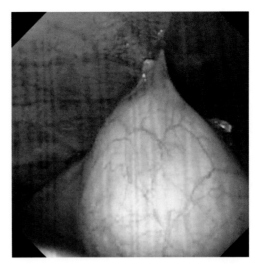

图 11-104　胆囊肿大,胆囊周围纤维素渗出(二)

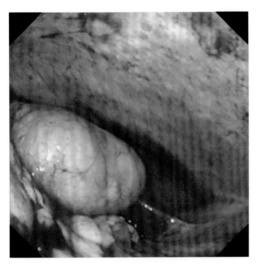

图 11-105　灰白色胆囊,胆囊周围炎性渗出

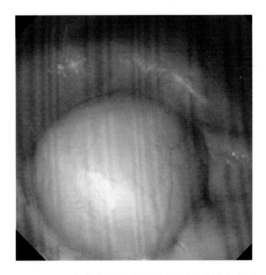

图 11-106　灰蓝色胆囊,胆囊周围纤维素渗出(一)

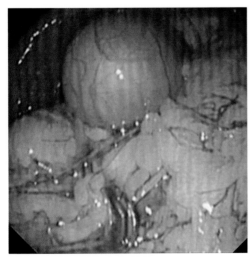

图 11-107　灰蓝色胆囊,胆囊周围纤维素渗出(二)

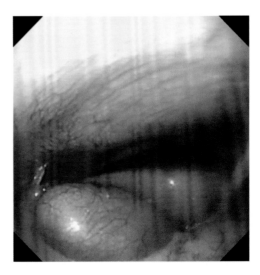

图 11-108　灰蓝色胆囊,胆囊周围渗出、粘连

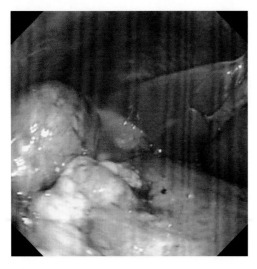

图 11-109 胆囊肿大,胆囊周围渗出、粘连(一)

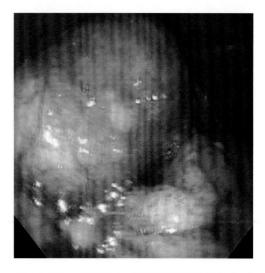

图 11-110 胆囊肿大,胆囊周围渗出、粘连(二)

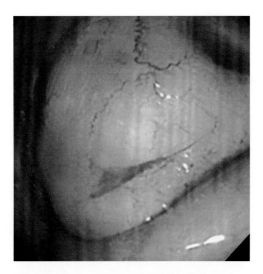

图 11-111 灰白色、"陶瓷"样胆囊

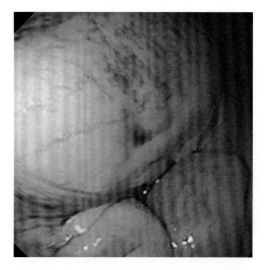

图 11-112 胆囊肿大,灰白色、"陶瓷"样胆囊

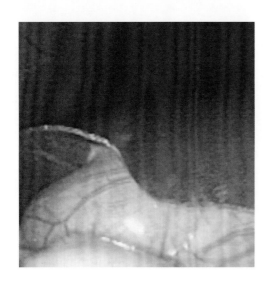

图 11-113 胆囊肿大,绿色胆囊

八、脾大经自然腔道内镜手术诊断

脾大按病因可归纳为两大类：一类是感染性脾大；另一类是非感染性脾大。引起脾大的病因众多，每种疾病引起脾大的机制亦不尽相同。有时一种病因而引起脾大的机制则可能是多种因素。

（一）病因

1. 感染性

（1）急性感染：常见于病毒感染、细菌感染。其次可见于立克次体感染、螺旋体感染、寄生虫感染等。

（2）慢性感染：见于慢性病毒性肝炎、慢性血吸虫病、慢性疟疾、黑热病、梅毒等。

2. 非感染性

（1）淤血：见于肝硬化、慢性充血性右侧心力衰竭、慢性缩窄性心包炎或大量心包积液、布 - 加综合征综合征、特发性非硬化性门静脉高压症等。

（2）血液病：见于各种类型的急慢性白血病、红白血病、红血病、恶性淋巴瘤、恶性组织细胞病、特发性血小板减少性紫癜、溶血性贫血、真性红细胞增多症、骨髓纤维化、多发性骨髓瘤、系统性肥大细胞病、脾功能亢进症。

（3）结缔组织病：如系统性红斑狼疮、皮肌炎、结节性多动脉炎、幼年类风湿关节炎、Felty 综合征等。

（4）组织细胞增生症：如莱特勒 - 西韦病（Letterer-Siwe disease）、黄脂瘤病、韩 - 薛 - 柯综合征、嗜酸性肉芽肿。

（5）脂质沉积症：如戈谢病、尼曼 - 皮克病。

（6）脾脏肿瘤与脾囊肿：脾脏恶性肿瘤原发性者少见，转移至脾脏的恶性肿瘤也罕见，原发癌灶多位于消化道。脾脏囊肿罕见，分真性和假性囊肿。真性囊肿分为表皮囊肿、内皮囊肿（如淋巴管囊肿）和寄生虫性囊肿等。

（二）临床表现

1. 症状及伴随体征　根据引起脾大的病因不同，患者可有不同的临床症状，同时可因原发疾病而有不同的伴随体征，如肝病引起的脾大可伴有肝掌、蜘蛛痣、腹水等，血液病引起的脾大还可伴有皮肤出血点、瘀斑、淋巴结肿大等。在发现脾大时须仔细进行全身检查，以协助原发病的诊断。

2. 体格检查时脾脏检查　脾大主要依靠腹部触诊检查来进行初步评估。脾大的程度及质地因病因及病程不同而有差异，深吸气时脾脏下缘在肋缘下 2cm 以内为轻度脾大，超出肋缘下 2cm 不超过脐水平线和腹正中线为中度肿大，下缘超出脐水平或者腹正中线以下为重度肿大。

（三）一般检查

1. 实验室检查　实验室检查可协助诊断引起脾大的原发病，如肝功能检查可了解脾大是否由肝胆疾病所致，粪便检查发现寄生虫卵可对寄生虫感染有诊断价值，骨髓检查对血液系统疾病如急性白血病、恶性组织细胞病和淋巴瘤等有确诊意义。

2. 影像学检查　腹部彩超可用于肝脾大、腹部包块、淋巴结肿大的筛查；腹部 CT、MRI 对显示肝脾病变及腹腔器官的异常更准确。

（四）NOTES 腹腔内镜检查

NOTES 腹腔内镜检查显示,脾大可表现为脾脏增大增厚,呈暗红色或褐色,边缘圆钝,切迹明显,脾周粘连,常见于肝硬化患者(图 11-114~ 图 11-119)。脾梗死患者脾大、淤血、表面散在出血点(图 11-120)。慢性代谢障碍疾病患者脾脏表面布满白色沉淀物,分布稀薄白色沉淀物者称为"糖衣脾",分布较厚白色沉淀物者,称为"积雪征"(图 11-121~ 图 11-127)。较少见疾病脾血管瘤病例亦可表现为脾大,NOTES 腹腔内镜检查结合直视下脾穿刺病理学检查,对病因不明的脾大的诊断价值大于其他检查方法(图 11-128~ 图 11-131)。

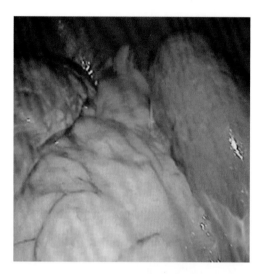

图 11-114　肝硬化,脾大

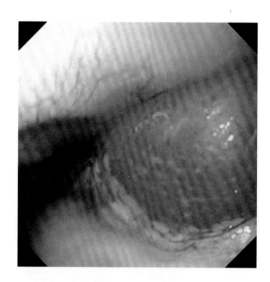

图 11-115　脾大

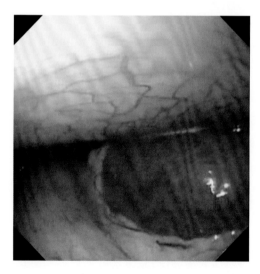

图 11-116　脾大

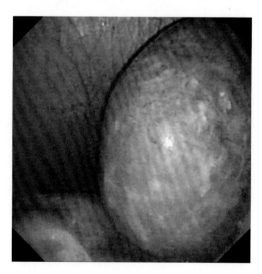

图 11-117　脾大

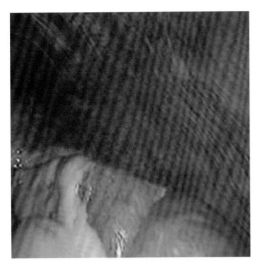

图 11-118 脾大,切迹明显,脾周粘连

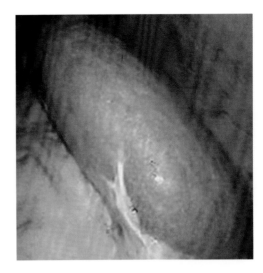

图 11-119 脾大,脾周粘连

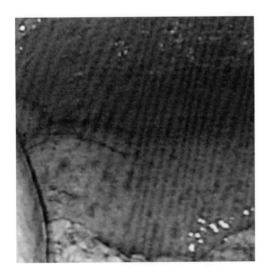

图 11-120 脾梗死,淤血,出血点

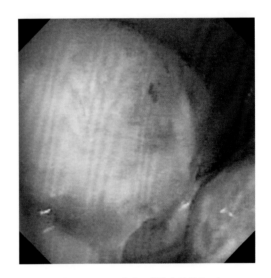

图 11-121 脾大,"糖衣脾"(一)

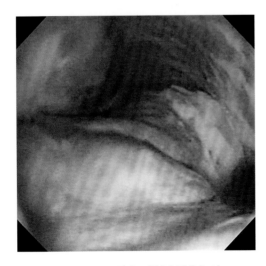

图 11-122 脾大,"糖衣脾"(二)

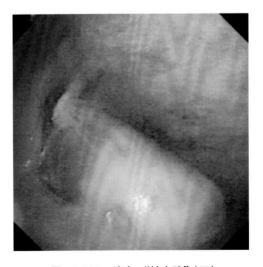

图 11-123 脾大,"糖衣脾"(三)

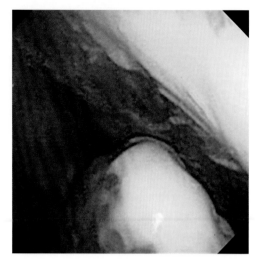

图 11-124　脾大,脾及脾周"糖衣征"

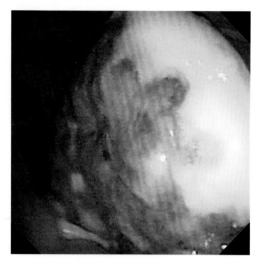

图 11-125　脾大,脾"糖衣征"

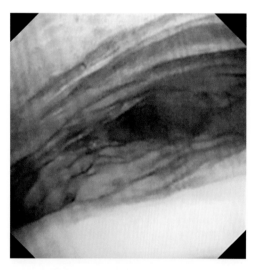

图 11-126　脾周"积雪征"（一）

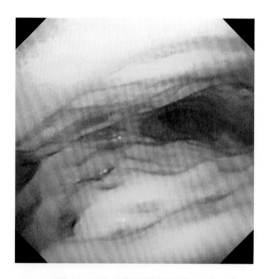

图 11-127　脾周"积雪征"（二）

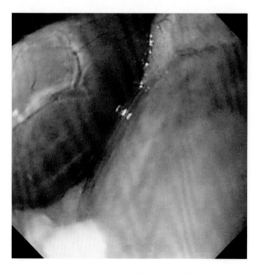

图 11-128　脾血管瘤,脾大（一）

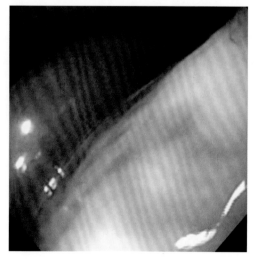

图 11-129　脾血管瘤,脾大（二）

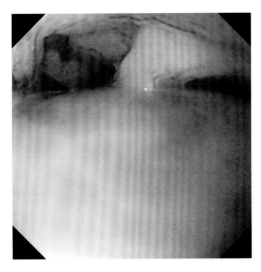

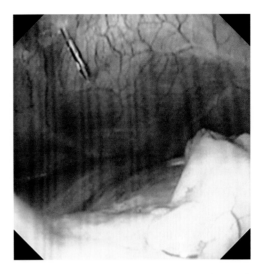

图 11-130　脾血管瘤,脾大(三)　　　　图 11-131　脾血管瘤,NOTES 直视下穿刺活检

参 考 文 献

[1] 孙传涛,童强,李胜保,等.腹腔内镜检查及直视下取检对疑难性肝病的诊断价值[J].胃肠病学和肝病学杂志,2017,26(11):1298-1300.

[2] WANG D,LIU Y P,CHEN D L,et al. Flexible transgastric endoscopic liver cyst fenestration:A feasibility study in humans(with video)[J]. Medicine(Baltimore),2016,95(51):e5420.

[3] GAMME G,BIRCH D W,KARMALI S. Minimally invasive splenectomy:an update and review [J]. Can J Surg,2013,56(4):280-285.

[4] DALLEMAGNE B,PERRETTA S,ALLEMANN P,et al. Transgastric cholecystectomy:From the laboratory to clinical implementation [J].World J Gastrointest Surg,2010,2(6):187-192.

[5] KOBIELA J,STEFANIAK T,DOBROWOLSKI S,et al. Transvaginal NOTES cholecystectomy in my partner？ No way![J]. Wideochir Inne Tech Maloinwazyjne,2011,6(4):236-241.

[6] PAN J J,AHN W,DARGAR S,et al. Graphic and Haptic Simulation for Transvaginal Cholecystectomy Training in NOTES [J]. J Biomed Inform,2016,60:410-421.

[7] JOSHI M,KURHADE S,PEETHAMBARAM M S,et al. Single-incision laparoscopic splenectomy [J]. J Minim Access Surg,2011,7(1):65-67.

[8] HIRANO Y,WATANABE T,UCHIDA T,et al. Single-incision laparoscopic cholecystectomy:Single institution experience and literature review [J]. World J Gastroenterol,2010,16(2):270-274.

[9] COMITALO J B. Laparoscopic Cholecystectomy and Newer Techniques of Gallbladder Removal [J]. JSLS,2012,16(3):406-412.

[10] KURPIEWSKI W,PESTA W,KOWALCZYK M,et al. The outcomes of SILS cholecystectomy in comparison with classic four-trocar laparoscopic cholecystectomy [J]. Wideochir Inne Tech Maloinwazyjne,2012,7(4):286-293.

[11] KASHIWAGI H,KAWACHI J,ISOGAI N,et al. Scarless surgery for a huge liver cyst:A case report [J].Int J Surg Case Rep,2017,39:328-331.

[12] RAMALINGAM M,KING J,JAACKS L. Transvaginal specimen extraction after combined laparoscopic splenectomy and hysterectomy:Introduction to NOSE(Natural Orifice Specimen Extraction)in a community hospital [J].Int J Surg Case Rep,2013,4(12):1138-1141.

[13] NEMANI A,SANKARANARAYANAN G,OLASKY J S,et al. A Comparison of NOTES Transvaginal and Laparoscopic

Cholecystectomy Procedures Based upon Task Analysis [J]. Surg Endosc,2014,28(8):2443-2451.

［14］ARGARONA E M,LIMA M B,BALAGUE C,et al. Single-port splenectomy:n Current update and controversies [J]. J Minim Access Surg,2011,7(1):61-64.

［15］XU B,XU B,ZHENG W Y,et al. Transvaginal cholecystectomy vs conventional laparoscopic cholecystectomy for gallbladder disease:A meta-analysis [J]. World J Gastroenterol,2015,21(17):5393-5406.

［16］JURCZAK F,POUSSET J P. Laparoscopic Cholecystectomy Combined Using Miniaturised Instruments in Transgastric Gall Bladder Removal:Performed on 63 Patients [J]. Minim Invasive Surg,2010,2010:582763.

［17］KUMAR V,DADHWAL U S. Cholecystectomy:What's new？ [J]. Med J Armed Forces India,2012,68(3):288-292.

［18］COSTI R,GNOCCHI A,MARIO F D,et al. Diagnosis and management of choledocholithiasis in the golden age of imaging, endoscopy and laparoscopy [J]. World J Gastroenterol,2014,20(37):13382-13401.

［19］MORI H,KOBAYASHI N,KOBARA H,et al. Novel and safer endoscopic cholecystectomy using only a flexible endoscope via single port [J]. World J Gastroenterol,2016,22(13):3558-3563.

［20］BULIAN D R,KNUTH J,LEHMANN K S,et al. Systematic analysis of the safety and benefits of transvaginal hybrid-NOTES cholecystectomy [J]. World J Gastroenterol,2015,21(38):10915-10925.

［21］DE GEORGE M A,RANGEL M,NODA R W,et al. Laparoscopic Transumbilical Cholecystectomy:Surgical Technique [J]. JSLS,2009,13(4):536-541.

［22］FAN J K,TONGD K,HOD W,et al. Systemic Inflammatory Response After Natural Orifice Translumenal Surgery:Transvaginal Cholecystectomy in a Porcine Model [J]. JSLS,2009,13(1):9-13.

［23］FAUSTO D,DANIEL A T,GUILLERMO D,et al. Transvaginal Cholecystectomy without Abdominal Ports [J]. JSLS,2009,13(2):213-216.

［24］CUNHA J R,DE OLIVEIRA J,LIMA M P,et al. Transumbilical videolaparoscopic (single site) liver biopsy with laparoscopy equipment [J]. J Minim Access Surg,2016,12(2):135-138.

［25］JATEGAONKAR P A,YADAV S P. Prospective Observational Study of Single-Site Multiport Per-umbilical Laparoscopic Endosurgery versus Conventional Multiport Laparoscopic Cholecystectomy:Critical Appraisal of a Unique Umbilical Approach [J]. Minim Invasive Surg,2014,2014:909321.

［26］LIANG Z W,CHENG Y,JIANG Z S,et al. Transumbilical single-incision endoscopic splenectomy:Report of ten cases [J]. World J Gastroenterol,2014,20(1):258-263.

［27］MARESCAUX J,DALLEMAGNE B,PERRETTA S,et al. Surgery without scars: report of translumenal cholecystectomy ina human being [J]. Arch Surg,2007,142(9):823-826.

［28］DHILLON K S,AWASTHI D,DHILLON A S,et al. Natural orifice transluminal endoscopic surgery (hybrid) cholecystectomy: The Dhillon technique [J]. J Minim Access Surg,2017,13(3):176-181.

［29］TARGARONA E M,MALDONADO E M,ANTONIO M J L,et al. Natural orifice transluminal endoscopic surgery:The transvaginal route moving forward from cholecystectomy [J]. World J Gastrointest Surg,2010,2(6):179-186.

［30］DUNCAN C B,TAYLOR S R. Evidence-Based Current Surgical Practice:Calculous Gallbladder Disease [J]. J Gastrointest Surg,2012,16(11):2011-2025.

［31］VOERMANS R P,HENEGOUWEN M I,BEMELMAN W A,et al. Hybrid NOTES transgastric cholecystectomy with reliable gastric closure:an animal survival study [J]. Surg Endosc,2011,25(3):728-736.

［32］BULIAN D R,KNUTH J,CERASANI N,et al. Transvaginal/Transumbilical Hybrid-NOTES-Versus 3-Trocar Needlescopic Cholecystectomy:Short-term Results of a Randomized Clinical Trial [J]. Ann Surg,2015,261(3):451-458.

［33］PENG C,LING Y,MA C,et al. Safety Outcomes of NOTES Cholecystectomy Versus Laparoscopic Cholecystectomy:A Systematic Review and Meta-Analysis [J]. Surg Laparosc Endosc Percutan Tech,2016,26(5):347-353.

［34］GAILLARD M,TRANCHART H,LAINAS P,et al. New minimally invasive approaches for cholecystectomy:Review of literature［J］. World J Gastrointest Surg,2015,7(10):243-248.

［35］ALLORI AC,LEITMAN IML,HEITMAN E,et al. Delayed assessment and eager adoption of laparoscopic cholecystectomy: Implications for developing surgical technologies［J］. World J Gastroenterol,2010,16(33):4115-4122.

［36］KAMIYAMA R,OGURA T,OKUDA A,et al. Electrohydraulic Lithotripsy for Difficult Bile Duct Stones under Endoscopic Retrograde Cholangiopancreatography and Peroral Transluminal Cholangioscopy Guidance［J］. Gut Liver,2018,12(4):457-462.

［37］SHI H,JIANG S J,LI B,et al. Natural orifice transluminal endoscopic wedge hepatic resection with a water-jet hybrid knife in a non-survival porcine model［J］. World J Gastroenterol,2011,17(7):926-931.

第十二章

经自然腔道内镜手术对腹腔恶性肿瘤的诊断

腹腔恶性肿瘤包括腹腔器官恶性肿瘤和腹膜恶性肿瘤两大类。

腹腔器官恶性肿瘤分为消化系统恶性肿瘤、泌尿系统部分器官恶性肿瘤和女性生殖系统恶性肿瘤。消化系统恶性肿瘤包括胃癌、肠癌、肝癌、胆管癌、胰腺癌等,泌尿系统部分器官恶性肿瘤包括输尿管癌和膀胱癌,女性生殖系统恶性肿瘤包括子宫癌、输卵管癌、卵巢癌。腹膜恶性肿瘤包括原发性腹膜癌和转移性腹膜恶性肿瘤,原发性腹膜癌较少见,转移性腹膜恶性肿瘤占腹腔恶性肿瘤的 80% 以上。腹腔转移性恶性肿瘤可由胃癌、大肠癌、肝癌、胆管癌、胰腺癌、卵巢癌等转移而来,也可起源于中胚层的腹腔恶性肿瘤如腹腔淋巴瘤、肠系膜淋巴肉瘤、胰腺神经内分泌肿瘤等。

腹腔器官恶性肿瘤可通过胃肠镜、胶囊内镜、超声内镜、阴道超声、B 超、CT、MRI 等多种影像检查明确诊断,而 NOTES 检查对腹腔器官恶性肿瘤并无明显优势。

腹膜恶性肿瘤包括腹膜恶性肿瘤、大网膜恶性肿瘤、肠系膜恶性肿瘤三类,目前对于大多数腹膜恶性肿瘤,仅凭一些实验室检查、胃肠镜、胶囊内镜、超声内镜、阴道超声、B 超、CT、MRI 等影像学检查往往很难确诊。

NOTES 腹腔内镜检查具有直视观察和靶向病理活检的优点:可以直接观察腹腔内器官组织如腹膜、肝、胆、胃、十二指肠、小肠、结肠、直肠、盆腔、子宫、膀胱等,还可以通过活检钳道插入活检钳,触诊判断病变的质地、脆性、活动度,特别是经内镜直视下靶向性活组织病理检查。因此,NOTES 腹腔内镜检查对腹膜恶性肿瘤诊断具有很高的敏感性和特异性,目前已成为诊断腹膜恶性肿瘤的金标准。此外,NOTES 腹腔内镜检查还可对肿瘤进行分期从而指导治疗,包括肿瘤分期及预测肿瘤的可切除性。

综上所述,NOTES 腹腔内镜检查对腹膜恶性肿瘤的诊断具有其独特的价值:①发现腹膜恶性病灶;②判断有无淋巴转移;③直视下病理活检;④对肿瘤分期从而指导治疗。

一、腹腔良恶性病变经自然腔道内镜手术鉴别诊断要点

腹腔内器质性疾病包括良性疾病和恶性疾病两类,NOTES 腹腔内镜检查可通过以下要点:腹水、腹腔清洁度、结节、肿块、浸润、网膜包裹、实质性脏器内占位性病变等,结合活组织病理检查明确诊断(表 12-1,图 12-1~ 图 12-12)。

表 12-1　腹腔良恶性疾病腹腔内镜下表现比较

项目	良性	恶性
腹水	清、微浊	混浊、血性
腹腔清洁度	清洁	污浊
占位大小	结节	结节或巨块
粘连或浸润	粘连	浸润
大网膜	正常	结构紊乱
实质性器官占位性病变	无	有

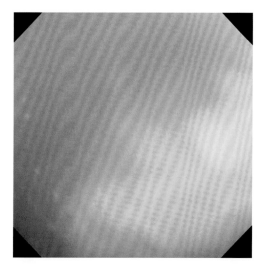

图 12-1　淡黄色腹水（良性）

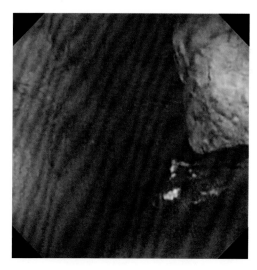

图 12-2　血性腹水（恶性）

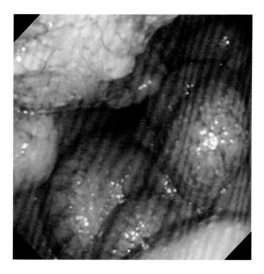

图 12-3　腹腔清洁（良性）

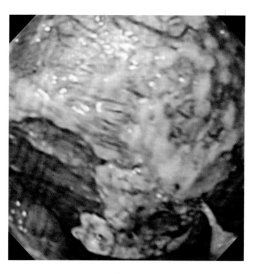

图 12-4　腹腔污秽（恶性）

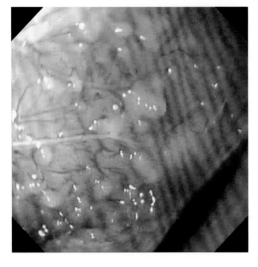

图 12-5　腹膜小结节（良性）

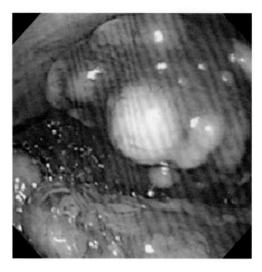

图 12-6　腹腔巨大肿块（恶性）

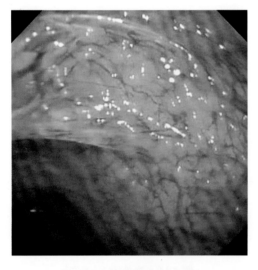

图 12-7　结节不融合（良性）

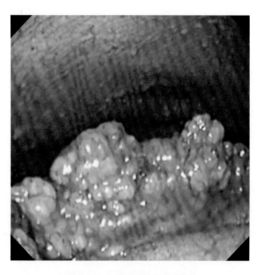

图 12-8　结节融合（恶性）

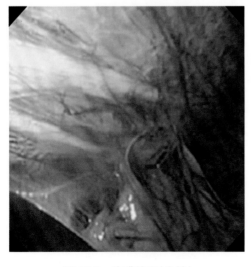

图 12-9　腹膜粘连（良性）

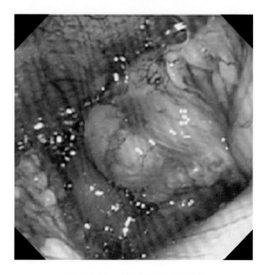

图 12-10　腹膜浸润（恶性）

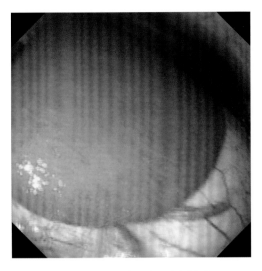

图 12-11　肝内无占位（良性 ）

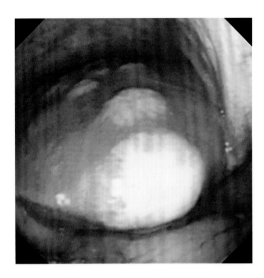

图 12-12　肝内占位（恶性）

二、腹膜癌经自然腔道内镜手术诊断

腹膜癌（peritoneal carcinoma）是指在腹膜上发生或发展的一类恶性肿瘤，包括原发性腹膜癌和转移性腹膜癌两种。

（一）病因

原发性腹膜癌病因尚不十分清楚，诊断也比较困难，有时需要结合病理综合分析而做出诊断。转移性腹膜癌的主要原发癌部位是腹腔内器官，以卵巢癌和胰腺癌最多，其次为胃、子宫、结肠及淋巴系统。腹膜外的肺癌和乳腺癌亦可转移到腹膜，约 30% 的白血病患者亦可累及腹膜。腹腔内存在游离癌细胞和残余微小病灶，是腹腔内恶性肿瘤手术治疗后复发和腹膜转移的重要因素。

1. 腹腔内游离细胞的来源

（1）肿瘤细胞浸透腹腔脏器浆膜，直接落入腹腔，其阳性率与肿瘤生物学特性和浆膜浸润面积成正比。

（2）术中未能妥善隔离，落入胃肠腔内的癌细胞随胃肠液经残端流入腹腔，或手术区域被切断的血管淋巴管内癌栓随血流和淋巴液流入腹腔。

2. 腹腔内残存微小病灶包括

（1）无法彻底手术切除的微小癌灶。

（2）腹腔内癌细胞被手术区域内纤维素样物凝固后形成保护层，形成残存小癌灶。但少数患者可出现来源不明的腹腔转移肿瘤，虽经各种检查仍难以明确原发病灶。

（二）临床表现

腹腔转移癌因其来源组织及肿瘤病理性质的不同而有不同表现。除原发肿瘤的表现外，腹膜转移癌主要临床表现为腹胀、腹痛、腹水、贫血和体重减轻。共同的表现为：

1. 消化系症状　常表现为食欲减退，有时伴恶心、呕吐、腹痛及腹泻。若肿瘤侵及肝脏或胆管，可有黄疸。当肿块压迫胃肠道或因肿块致肠扭转、肠套叠时则可出现肠梗阻的痛、吐、胀、闭症状。部分患者因急性肠梗阻手术而明确诊断。

2. 全身症状　常表现为乏力、消瘦、贫血、恶病质。

3. 腹胀及腹水　腹水为腹腔转移性肿瘤最常见且较早出现的临床症状。腹水量常不大，与肝硬化、结核性腹膜炎、肾病患者大量腹水所致之严重腹胀有所不同，但若同时伴有门静脉转移或肝转移肝衰则也可表现为大量腹水。体检可发现移动性浊音阳性。腹水常为无色或淡黄色微混液体，若伴肿瘤坏死出血，则可为血性。腹水为渗出液，蛋白含量较高，腹水脱落细胞检查可发现肿瘤细胞。

4. 腹部包块　腹腔转移肿瘤所致的腹部包块常为多发性，可位于腹部各区，常有一定的活动度，其活动度因肿瘤在不同部位而异，肿块质地因肿瘤病理性质而异。有时肿瘤侵及腹壁可表现为腹壁固定性包块，质地常较硬，压痛明显。

5. 原发疾病症状　因组织、器官来源和病理类型不同而有不同的临床表现。如胃癌患者可出现上消化道出血、幽门梗阻；肝癌患者可出现黄疸、肝衰竭及门静脉高压表现；而腹腔外脏器的腹膜转移肿瘤常以原发病灶的表现为主，甚至将较明显的腹腔转移症状误认为原发肿瘤晚期的表现而放弃治疗。极少数患者则明确为腹腔转移肿瘤或尸检时发现腹腔转移而无法确定原发病灶的来源。

（三）一般检查

腹腔转移癌的一般实验室检查常表现为原发肿瘤的特点，如肝癌患者可有 AFP 升高，结直肠癌患者可有 CEA 升高，伴消化道出血时大便隐血为阳性，部分病例可有贫血。来源于妇产科的肿瘤则有内分泌的异常等。

1. 细胞学检查　经腹腔穿刺抽吸腹水进行细胞学检查，其检查阳性率 50%~80%，以下 3 点可以提高腹水癌细胞检出率：①多次反复查找；②抽取足量的腹水，至少 500ml；③抽取腹水前让患者多次翻身，使沉淀的癌细胞更易抽出。

2. 血常规及血浆蛋白　可有红细胞、血红蛋白减少及血浆白蛋白降低。

3. 腹水检查　腹腔穿刺腹水检查是最简单、迅速、方便、损伤较少的临床检查方法，对临床怀疑腹腔转移肿瘤的患者可反复进行，通过对腹水脱落细胞的检查明确诊断，并可根据肿瘤病理类型的特点追寻原发病灶。

（四）经自然腔道腹腔内镜检查

1. 腹膜白斑　受到肿瘤浸润的腹膜出现色素改变，呈白色或灰白斑，白斑片区与周边的正常黏膜界限可模糊亦可清晰，按照病变部位腹膜白斑可分为局限型与泛发型，按照病变形态腹膜白斑可分为平坦型或轻度隆起型。典型大片状白斑可呈云絮状表现（图 12-13~ 图 12-22）。

2. 腹膜结节　腹膜结节大小不等，直径从数毫米到 1cm，灰白色，孤立或弥漫性分布于壁层和脏层腹膜，可融合成片，也可合并出血（图 12-23~ 图 12-27）。

3. 腹腔肿块　腹腔肿块源于腹膜、大网膜、肠管或腹腔器官。NOTES 腹腔内镜检查可见单个或多个肿块，直径 >1cm，巨大及多个肿块可占满腹腔间隙。肿块形态多样，如球形、椭圆形、鸭梨形、长条状、哑铃形等。NOTES 腹腔内镜检查可表现为腊肠状、火山口状、葡萄串状、蘑菇状、海蜇肉状等（图 12-28~ 图 12-49）。

4. 腹腔溃疡与糜烂　壁层和 / 或脏层腹膜可出现大片溃疡，表面污秽，与正常黏膜边界不清晰，组织脆性增加，器械接触易出血。发生在壁层腹膜的溃疡一般不引起临床症状，只有发生在特殊部位的溃疡才会引起临床症状，如大网膜的大片溃疡压迫肠管，或大网膜溃疡包裹肠管等可以导致肠梗阻。部分早期腹膜恶性肿瘤病例可表现为腹膜糜烂合并出血（图 12-50~ 图 12-64）。

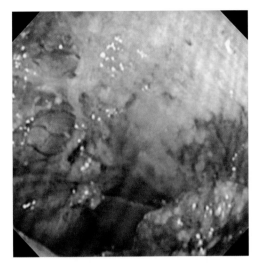

图 12-13 腹膜平坦型白斑

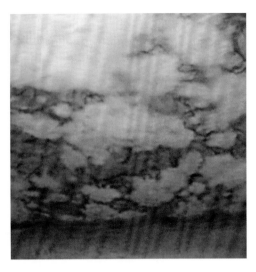

图 12-14 腹膜平坦型云絮状白斑（一）

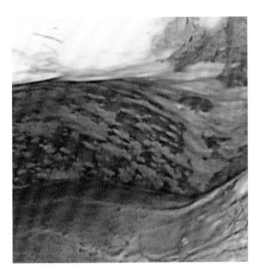

图 12-15 腹膜平坦型云絮状白斑（二）

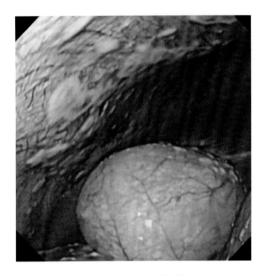

图 12-16 腹膜平坦型云絮状白斑（三）

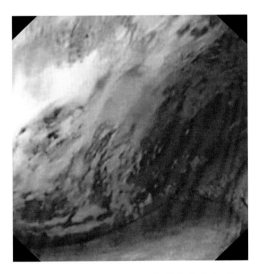

图 12-17 腹膜平坦型云絮状灰白斑（一）

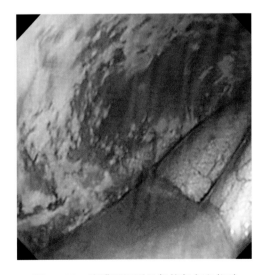

图 12-18 腹膜平坦型云絮状灰白斑（二）

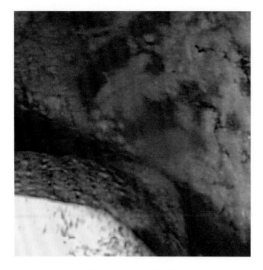

图 12-19　腹膜平坦型云絮状灰白斑（三）

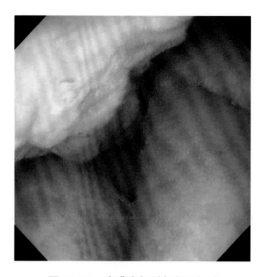

图 12-20　腹膜隆起型灰白斑（一）

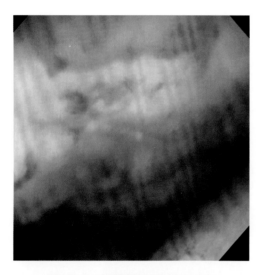

图 12-21　腹膜隆起型灰白斑（二）

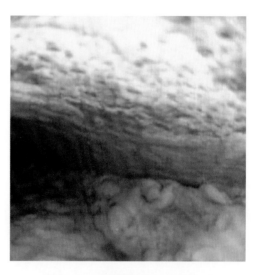

图 12-22　腹膜隆起型灰白斑（三）

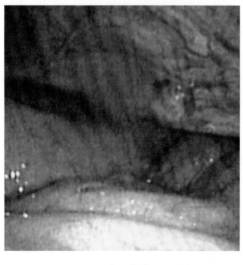

图 12-23　壁层腹膜孤立结节

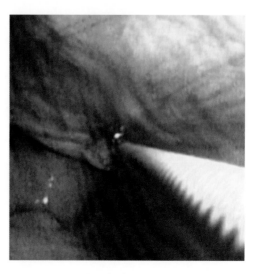

图 12-24　壁层腹膜孤立结节活检（腺癌）

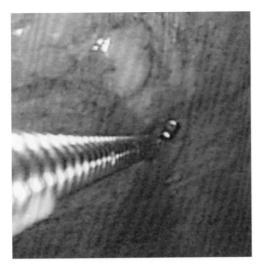

图 12-25　壁层腹膜结节活检（恶性腹膜间皮瘤）

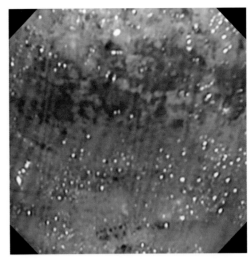

图 12-26　壁层腹膜弥漫性结节并出血

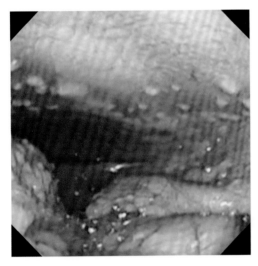

图 12-27　壁层腹膜结节

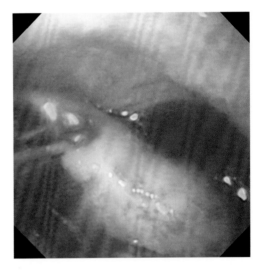

图 12-28　腹腔腊肠状肿瘤（一）

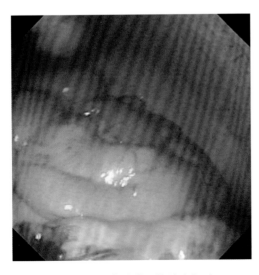

图 12-29　腹腔腊肠状肿瘤（二）

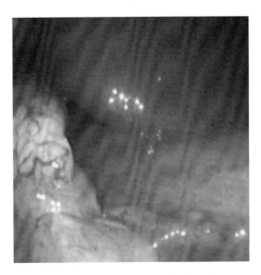

图 12-30　腹腔腊肠状肿瘤（三）

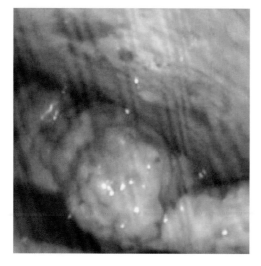

图 12-31　腹腔腊肠状肿瘤（四）

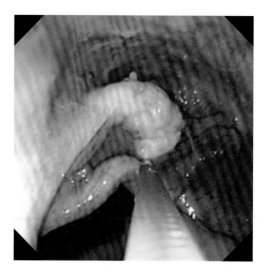

图 12-32　腹腔鸭梨状肿瘤（一）

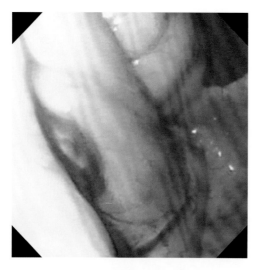

图 12-33　腹腔鸭梨状肿瘤（二）

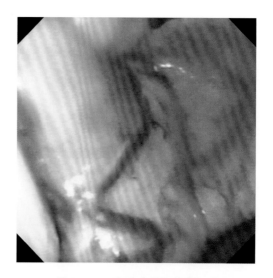

图 12-34　腹腔鸭梨状肿瘤（三）

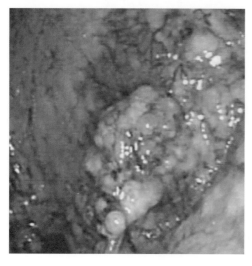

图 12-35　腹腔海蜇肉状肿瘤

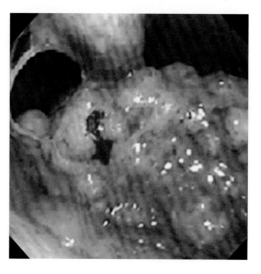

图 12-36　腹腔葡萄串状肿瘤

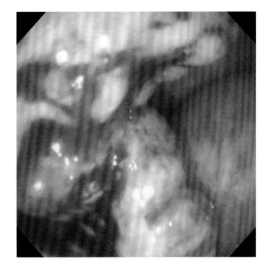

图 12-37　腹腔蘑菇状肿瘤（一）

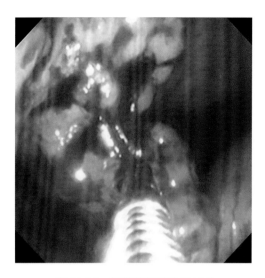

图 12-38　腹腔蘑菇状肿瘤（二）

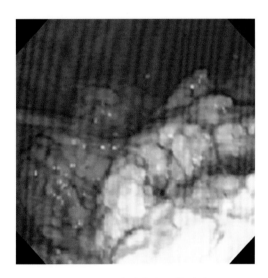

图 12-39　腹腔火山口状肿瘤

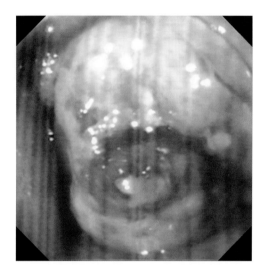

图 12-40　下腹球形肿瘤伴顶端坏死

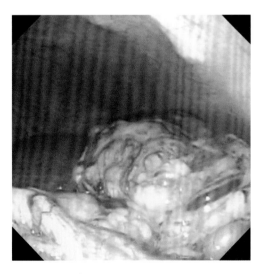

图 12-41　肝脏左侧球形肿瘤（一）

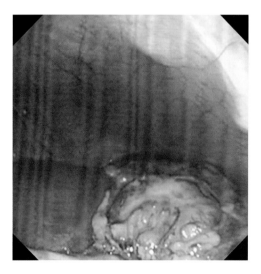

图 12-42　肝脏左侧球形肿瘤（二）

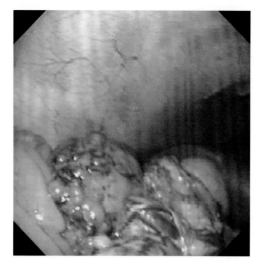

图 12-43　肝脏右下缘球形肿瘤及卫星灶（一）

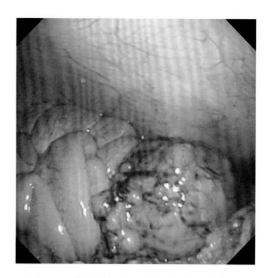

图 12-44　肝脏右下缘球形肿瘤及卫星灶（二）

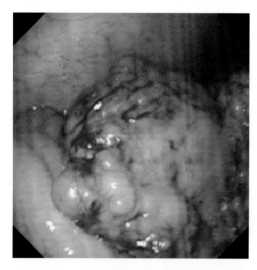

图 12-45　肝脏右下缘球形肿瘤及卫星灶（三）

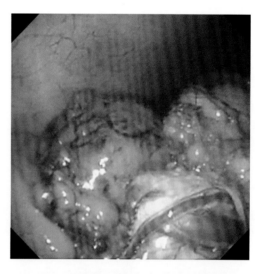

图 12-46　肝脏右下缘球形肿瘤及卫星灶（四）

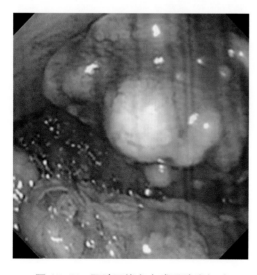

图 12-47　肝脏下缘多个球形肿瘤（一）

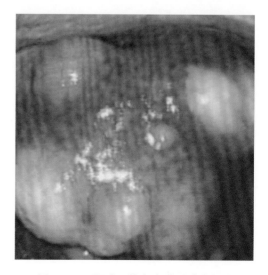

图 12-48　肝脏下缘多个球形肿瘤（二）

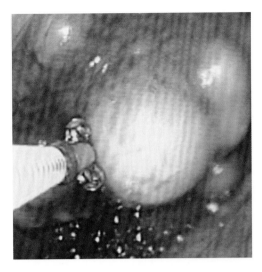

图 12-49 肝脏下缘多个球形肿瘤（三）

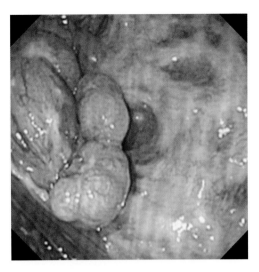

图 12-50 壁层腹膜大片溃疡

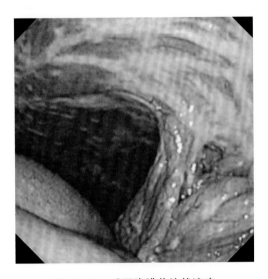

图 12-51 壁层腹膜花纹状溃疡

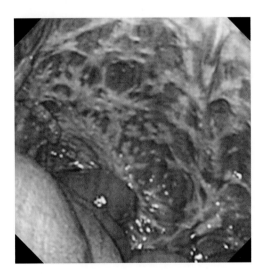

图 12-52 壁层腹膜花纹状溃疡

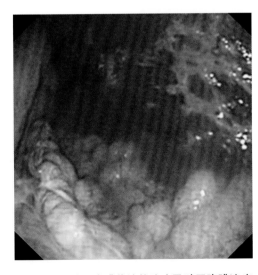

图 12-53 壁层腹膜花纹状溃疡及脏层腹膜溃疡

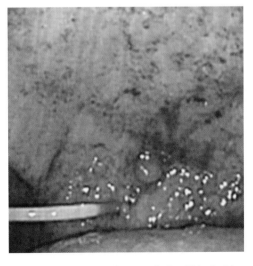

图 12-54 壁层腹膜溃疡（腹膜恶性间皮瘤）

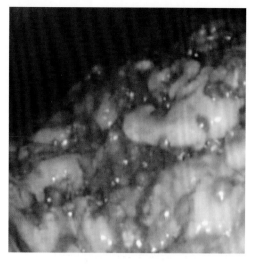

图 12-55　壁层腹膜溃疡（腺癌）

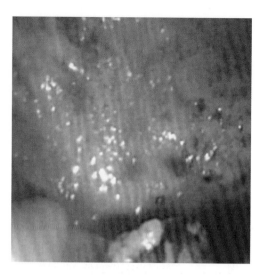

图 12-56　壁层腹膜溃疡（卵巢癌腹腔转移）

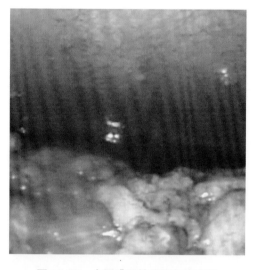

图 12-57　大网膜恶性溃疡包绕肠管

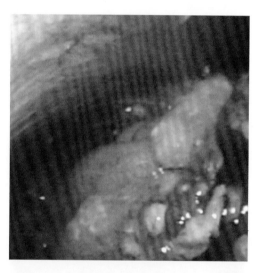

图 12-58　大网膜恶性溃疡包绕肠管（卵巢癌腹腔转移）（一）

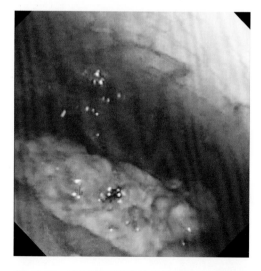

图 12-59　大网膜恶性溃疡包绕肠管（卵巢癌腹腔转移）（二）

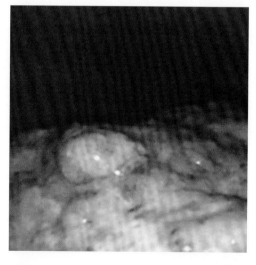

图 12-60　大网膜恶性溃疡包绕肠管（卵巢癌腹腔转移）（三）

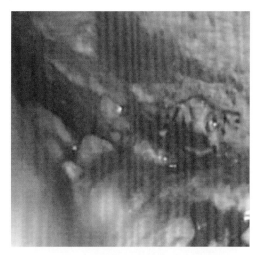

图 12-61　腹膜糜烂并出血（低分化腺癌）

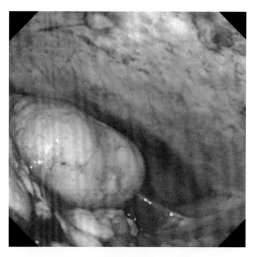

图 12-62　腹膜糜烂并出血（腺癌）（一）

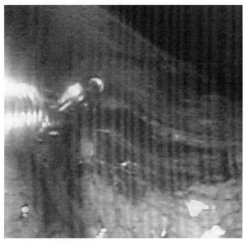

图 12-63　腹膜糜烂并出血（腺癌）（二）

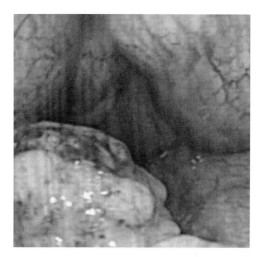

图 12-64　腹膜糜烂并出血（腺癌）（三）

5. 类脂肪组织块　腹膜恶性肿瘤浸润可表现为类脂肪组织，NOTES 腹腔内镜下显示沉积物呈乳白色，略透明，质软，团块或平坦分布（图 12-65~ 图 12-68）。

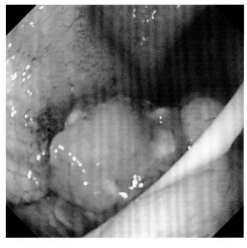

图 12-65　附着在壁层腹膜上的类脂肪组织块（低分化腺癌）（一）

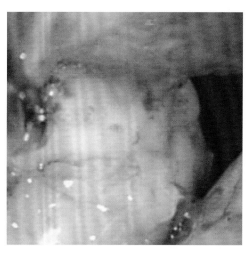

图 12-66　附着在壁层腹膜上的类脂肪组织块（低分化腺癌）（二）

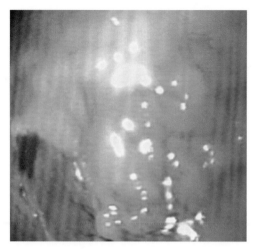

图 12-67 附着在壁层腹膜上的类脂肪组织块（低分化腺癌）（三）

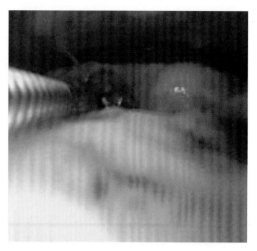

图 12-68 附着在脏层腹膜上的类脂肪组织块（低分化腺癌）（四）

6. 大网膜包裹肠管 大网膜受到恶性肿瘤广泛侵犯时，可表现为大网膜紧紧包裹肠管并挛缩，呈"大饼"状或"球"状改变，表面糜烂、溃疡、出血、弥漫性小结节（图 12-69~ 图 12-72）。

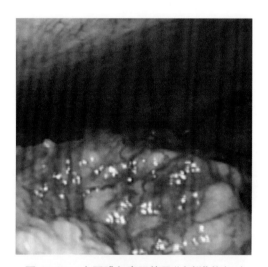

图 12-69 大网膜包裹肠管呈"大饼"状（一）

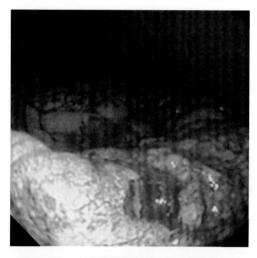

图 12-70 大网膜包裹肠管呈"大饼"状（二）

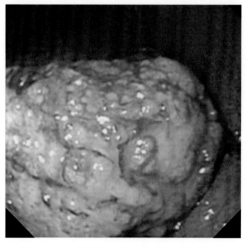

图 12-71 大网膜包裹肠管呈"球"状（一）

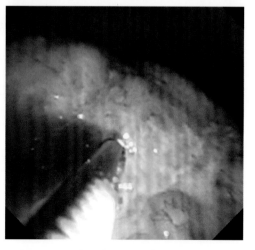

图 12-72 大网膜包裹肠管呈"球"状（二）

　　7. 肿瘤供血血管扩张　腹腔恶性肿瘤生长迅速,供应肿瘤血液的血管高度扩张。其次,由于肿瘤占位效应,致使大网膜静脉受压,血液回流受阻,亦可导致血管扩张(图12-73~图12-78)。

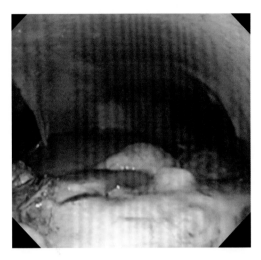

图 12-73　肿瘤供血血管扩张,腹腔多发肿块(一)

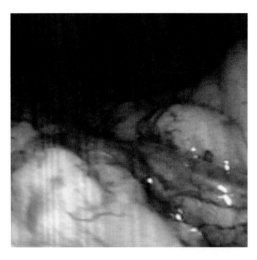

图 12-74　肿瘤供血血管扩张,腹腔多发肿块(二)

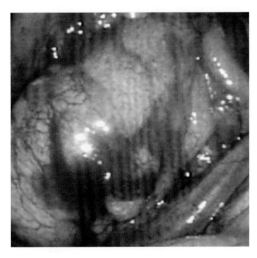

图 12-75　肿瘤供血血管扩张(一)

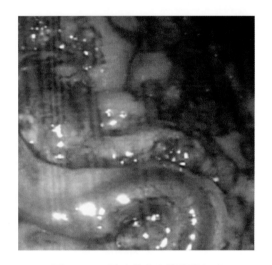

图 12-76　肿瘤供血血管扩张(二)

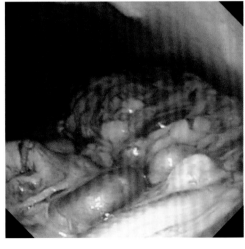

图 12-77　肿瘤供血血管扩张(三)

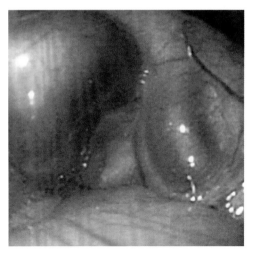

图 12-78　肿瘤供血血管扩张(四)

三、腹腔淋巴瘤经自然腔道内镜手术诊断

淋巴瘤（lymphoma）是具有相当异质性的一大类肿瘤，好发于淋巴结，由于淋巴系统的分布特点，使得淋巴瘤属于全身性疾病，几乎可以侵犯到全身任何组织和器官。按组织病理学改变，淋巴瘤可分为霍奇金淋巴瘤（Hodgkin lymphoma，HL）和非霍奇金淋巴瘤（non-Hodgkin lymphoma，NHL）。

（一）病因

病因不清，一般认为可能和基因突变、病毒及其他病原体感染、放射线、化学药物及合并自身免疫病等有关。

（二）临床表现

恶性淋巴瘤的临床表现既具有一定的共同特点，同时因病理类型、受侵部位和范围不同而有多种全身表现和局部表现。

1. 全身表现

（1）全身症状：恶性淋巴瘤在发现淋巴结肿大前或同时可出现发热、瘙痒、盗汗及消瘦等全身症状。

（2）免疫、血液系统表现：恶性淋巴瘤诊断时 10%~20% 可有贫血，部分患者可有白细胞、血小板计数增多，血沉增快，个别患者可有类白血病反应，中性粒细胞明显增多。乳酸脱氢酶的升高与肿瘤负荷有关。部分患者，尤其晚期患者表现为免疫功能异常，在 B 细胞 NHL 中，部分患者的血清中可以检测到多少不等的单克隆免疫球蛋白。

（3）皮肤病变：恶性淋巴瘤患者可有一系列非特异性皮肤表现，皮肤损害呈多形性，红斑、水疱、糜烂等，晚期恶性淋巴瘤患者免疫状况低下，皮肤感染常经久破溃、渗液，形成全身性散在的皮肤增厚、脱屑。

2. 局部表现

（1）淋巴结肿大：浅表及深部淋巴结肿大，多为无痛性、表面光滑、活动，扪之质韧、饱满、均匀，早期活动，孤立或散在于颈部、腋下、腹股沟等处，晚期则互相融合，与皮肤粘连，不活动，或形成溃疡。

（2）咽淋巴环病变：口咽、舌根、扁桃体和鼻咽部的黏膜和黏膜下具有丰富的淋巴组织，组成咽淋巴环，又称韦氏环，是恶性淋巴瘤的好发部位。

（3）鼻腔病变：原发鼻腔的淋巴瘤绝大多数为 NHL，主要的病理类型包括鼻腔 NK/T 细胞淋巴瘤和弥漫大 B 细胞淋巴瘤。

（4）胸部病变：纵隔淋巴结是恶性淋巴瘤的好发部位，多见于 HL 和 NHL 中的原发纵隔的弥漫大 B 细胞淋巴瘤和前体 T 细胞型淋巴瘤。胸部 X 线片上有圆形、类圆形或分叶状阴影，病变进展可压迫支气管致肺不张，有时肿瘤中央坏死形成空洞。有的肺部病变表现为弥漫性间质性改变，此时临床症状明显，常有咳嗽、咳痰、气短、呼吸困难，继发感染可有发热。

（5）心肌和心包：表现为心包积液，淋巴瘤侵犯心肌表现为心肌病变，可有心律不齐、心电图异常等表现。

（6）腹部：肠系膜、腹膜后及髂窝淋巴结等亦是淋巴瘤常见侵犯部位。肝淋巴瘤是指病变局限于肝内，早期无淋巴结、脾脏及骨髓等肝外扩散的具有淋巴细胞标记的肿瘤，占肝脏恶性肿瘤的 0.1%，占结外淋巴瘤的 1%。现有的研究认为肝淋巴瘤与慢性肝病相关。临床特征性表现有消化道症状（上腹部疼痛、呕吐、

食欲减退）、淋巴瘤症状（发热、盗汗、体重减轻等）、肝大、LDH 明显升高及肿瘤标志物（AFP、CEA）无明显增高,但总体缺乏诊断特异性实验室检查指标。脾是 HL 最常见的膈下受侵部位,原发性脾淋巴瘤是原发于脾脏的恶性肿瘤,诊断标准:①脾大;②无其他部位受侵犯;③剖腹手术中未见肝脏、肠系膜、腹主动脉旁淋巴结受累。

（7）骨髓:骨髓侵犯表现为骨髓受侵或合并白血病,多属疾病晚期表现之一,绝大多数为 NHL。

（8）神经系统:如进行性、多灶性脑白质病、亚急性坏死性脊髓病、感觉或运动性周围神经病变,以及多发性肌病等其他表现。

（9）其他:恶性淋巴瘤还可以原发或继发于脑、硬脊膜外、睾丸、卵巢、阴道、宫颈、乳腺、甲状腺、肾上腺、眼眶球后组织、喉、骨骼及肌肉软组织等,临床表现复杂多样。

（三）一般检查

1. 血常规及血涂片　血常规一般正常,可合并慢性病贫血;HL 可以出现血小板增多、白细胞增多、嗜酸性粒细胞增多;侵袭性 NHL 侵犯骨髓可出现贫血、白细胞及血小板减少,外周血可出现淋巴瘤细胞。

2. 骨髓涂片及活检　HL 罕见骨髓受累。NHL 侵犯骨髓,骨髓涂片可见淋巴瘤细胞,细胞体积较大,染色质丰富,灰蓝色,形态明显异常,可见"拖尾现象";淋巴瘤细胞≥20% 为淋巴瘤白血病;骨髓活检可见淋巴瘤细胞聚集浸润。部分患者骨髓涂片可见噬血细胞增多及噬血现象,多见于 T 细胞 NHL。

3. 血液生化检查　LDH 增高与肿瘤负荷有关,为预后不良的指标。HL 可有 ESR 增快,ALP 增高。

4. 脑脊液检查　中高度侵袭性 NHL 临床Ⅲ/Ⅳ期患者可能出现中枢神经系统受累,或有中枢神经系统症状者,需行脑脊液检查,表现为脑脊液压力增高,生化蛋白量增加,常规细胞数量增多,单核为主,病理检查或流式细胞术检查可发现淋巴瘤细胞。

5. 组织病理检查　HL 的基本病理形态学改变是在以多种炎症细胞的混合增生背景中见到诊断性的 R-S 细胞及其变异型细胞。免疫组化特征:经典型 CD15+,CD30+,CD25+;结节淋巴细胞为主型 CD19+,CD20+,EMA+,CD15-,CD30-。NHL 淋巴结或组织病理见正常淋巴结或组织结构破坏,肿瘤细胞散在或弥漫浸润,根据不同的病理类型有各自独特的病理表现和免疫表型。

肝淋巴瘤主要的病理组织学特征表现为肝小叶结构广泛破坏,由中等到较大的异型淋巴细胞弥漫浸润肝脏、门管区、胆管,瘤细胞主要沿着肝脏的窦间隙浸润,破坏肝细胞索,瘤细胞质丰富淡染,核圆形或轻度不规则,可见泡状核及明显核仁,病理性核分裂象易见。免疫表型:瘤细胞弥漫表达 CD19、CD20、CD79a 等 B 细胞抗原,生发中心样亚型还表达 CD10 和 / 或 BCL-6,非生发中心样亚型则 CD10 和 BCL-6 阴性,MUM-1+/-。此外,约 10% 的病例 CD5+,这些 CD5+ 的病例通常代表是原发性的弥漫大 B 细胞淋巴瘤。

（四）经自然腔道腹腔内镜检查

1. 腹水　腹腔淋巴瘤患者的腹水量常不大,为无色或淡黄色微混液体,若伴肿瘤坏死出血,则可为血性（图 12-79,图 12-80）。

2. 腹腔肿块　腹腔淋巴瘤源自腹腔淋巴组织,NOTES 腹腔内镜下表现为 2 型:

（1）巨块型:腹腔肿块体积较大,可占据 1/4~1/3 的腹腔空间。肿块表面光滑,质地坚韧（图 12-81~图 12-83）。

（2）火山口型:腹腔肿块体积较大,肿块周边隆起,中央平坦凹陷,呈火山口状（图 12-84~图 12-89）。

图 12-79　淡黄色腹水

图 12-80　草绿色腹水

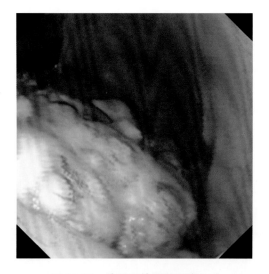

图 12-81　腹腔巨块型淋巴瘤（一）

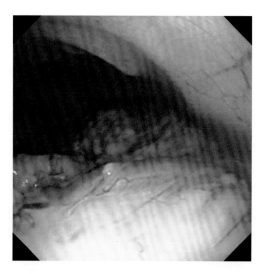

图 12-82　腹腔巨块型淋巴瘤（二）

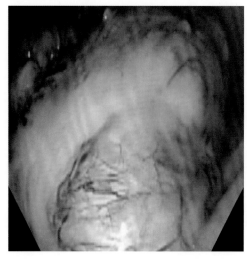

图 12-83　腹腔巨块型淋巴瘤（三）

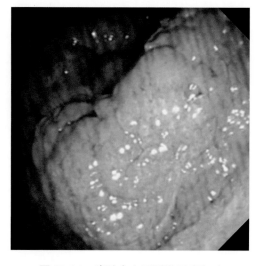

图 12-84　腹腔火山口型淋巴瘤（一）

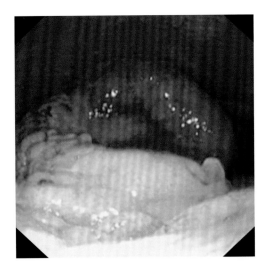

图 12-85　腹腔火山口型淋巴瘤（二）

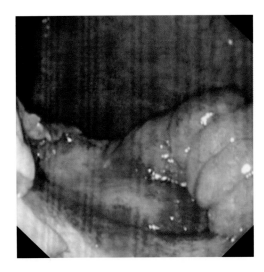

图 12-86　腹腔火山口型淋巴瘤（三）

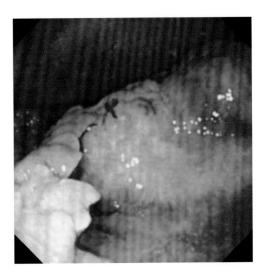

图 12-87　腹腔火山口型淋巴瘤（四）

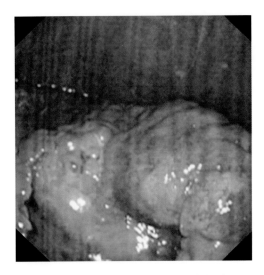

图 12-88　腹腔火山口型淋巴瘤（五）

3. 纵隔重度前突　纵隔前突型淋巴瘤：由于后纵隔淋巴瘤迅速生长，形成占位效应及推挤作用，使腹腔或盆腔纵隔，连同大网膜、肠管、肠系膜等整体向腹壁方向推移，腹腔及盆腔间隙变窄，严重病例纵隔可贴近腹壁（图 12-90~ 图 12-93）。

4. 实质性器官内占位　实质性器官内占位型淋巴瘤：肝、脾淋巴瘤患者 NOTES 检查显示肝、脾大，肝、脾内多发性占位性病变，病理活检可以与肝包虫、原发性肝癌等鉴别（图 12-94~ 图 12-101）。

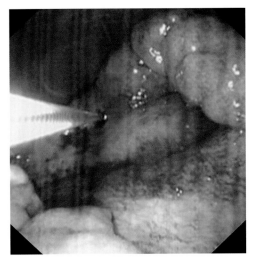

图 12-89　腹腔火山口型淋巴瘤（六）

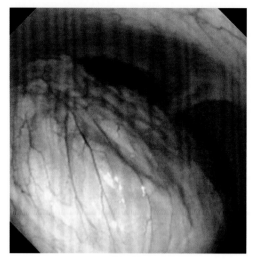

图 12-90　纵隔前突型淋巴瘤（一）

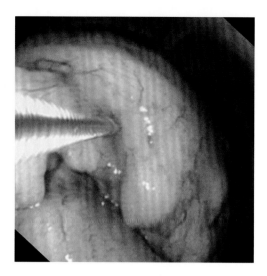

图 12-91　纵隔前突型淋巴瘤（二）

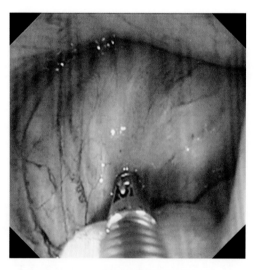

图 12-92　纵隔前突型淋巴瘤（三）

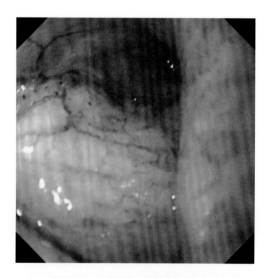

图 12-93　纵隔前突型淋巴瘤（四）

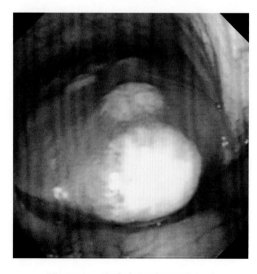

图 12-94　肝内占位型淋巴瘤（一）

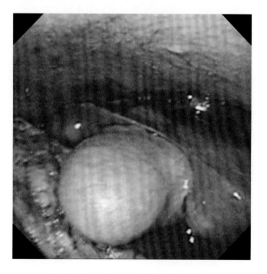

图 12-95　肝内占位型淋巴瘤（二）

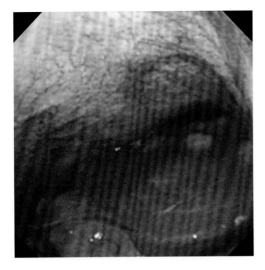

图 12-96　肝内占位型淋巴瘤（三）

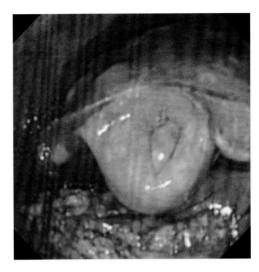

图 12-97　肝内占位型淋巴瘤（四）

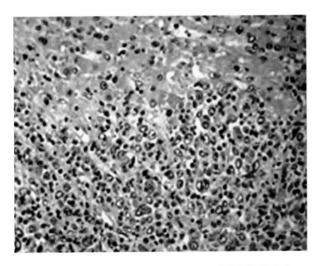

图 12-98　淋巴瘤细胞异型明显,弥漫浸润周围肝组织

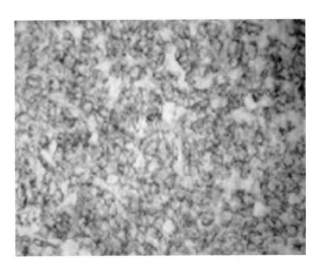

图 12-99　肿瘤细胞 CD20 弥漫强阳性

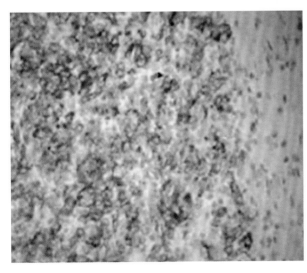

图 12-100　肿瘤细胞 CD79a 弥漫强阳性

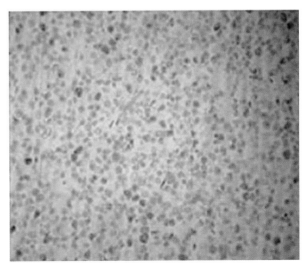

图 12-101　肿瘤细胞 EBER 阳性(ISH)

四、原发性肝癌经自然腔道内镜手术诊断

原发性肝癌（primary carcinoma of the liver）简称肝癌，是指原发于肝细胞或肝内胆管上皮细胞的恶性肿瘤，是我国常见恶性肿瘤之一。

（一）病因

1. 病毒性肝炎　乙型肝炎病毒（HBV）及丙型肝炎病毒（HCV）与肝癌发生有关。在亚洲国家人群中（除日本外），HBV感染是肝癌的主要发病因素。在原发性肝癌的患者中，有HBV感染背景者占80%以上，其中，HBsAg阳性者较阴性者危险性更高，病毒载荷量和患肝癌危险性成正比。在欧洲、北美及日本，HCV感染是肝癌的主要发病因素，HCV抗体阳性的人群较阴性的人群患肝癌的危险性高15~20倍。其中，伴有肝纤维化或肝硬化者发生肝癌的风险要显著高于无纤维化或肝硬化者。

2. 黄曲霉毒素　流行病学上黄曲霉毒素（aflatoxin B1，AFB1）与肝癌有密切的关系。研究表明，AFB1的摄入量与肝癌的死亡率呈正相关。迄今为止，AFB1是已知最强的致癌物，可使多种动物发生肝癌，但尚缺乏导致人肝癌的直接证据。一般认为，黄曲霉毒素污染进一步增加了HBV感染人群患肝癌的危险性。

3. 长期饮酒和吸烟　可增加患肝癌的危险性，特别是增加HBsAg阳性患者患肝癌的危险性。

4. 遗传因素　在我国肝癌高发区，有肝癌的家族聚集现象，提示肝癌具有遗传的倾向，尚待进一步研究证实。

（二）临床表现

原发性肝癌起病隐匿，不少肝癌在体检或普查中发现，早期症状不明显，出现典型临床症状和体征时一般已属中晚期。

1. 症状

（1）肝区疼痛：最常见，多为肝癌的首发症状，表现为肝区的间歇或持续性的钝痛或胀痛，因癌肿迅速生长使肝包膜被牵拉所致。如肿瘤生长缓慢或位于肝实质深部也可完全无疼痛症状。如肿瘤侵犯膈肌，疼痛可放射至右肩；肿瘤位于肝左叶时可表现为上腹痛，有时易误诊为胃部疾病；向右生长的肿瘤可致右季肋部或右腰部疼痛。癌结节破裂出血，可致剧烈腹痛和腹膜刺激征，出血量大时可导致休克。

（2）消化道症状：可有食欲减退、恶心、呕吐等非特异性症状，腹水或门静脉瘤栓可致腹胀、腹泻等症状。

（3）恶性肿瘤的全身表现：发热、消瘦、乏力、营养不良，晚期少数患者可呈恶病质状。

（4）伴癌综合征：可与肝癌本身的症状同时存在，也可先于肝癌症状出现。以自发性低血糖、红细胞增多症最为常见。有时还可伴有高脂血症、高钙血症、类癌综合征、皮肤卟啉症和异常纤维蛋白原血症等较罕见表现。

（5）转移灶症状：有时可为首发症状，如发生肺、骨、脑等处转移，可产生相应的症状和体征。

2. 体征

（1）肝大：进行性肝大为最常见的体征之一。可在肋缘下触及，质地坚硬，表面及边缘不规则，常呈结节状。左叶肝癌表现为剑突下包块，肝右叶膈面癌肿可使右侧膈肌明显抬高。如肿瘤位于肝实质内，肝表

面可光滑,伴或不伴明显的压痛。

(2)脾大:常为合并肝硬化门静脉高压所致,肿瘤压迫或门静脉、脾静脉癌栓也能引起淤血性脾大。

(3)腹水:腹水为草黄色或血性,多为合并肝硬化门静脉高压、门静脉或下腔静脉癌栓所致。肝癌浸润腹膜可引起血性腹水。

(4)黄疸:多为晚期征象。癌肿广泛浸润可引起肝细胞性黄疸;癌肿侵犯或压迫肝内胆管,或肝门淋巴结压迫胆管可引起梗阻性黄疸。

(5)其他:有时可闻及肝区血管杂音。肝区摩擦音提示肿瘤侵及肝包膜。肝外转移时有转移部位相应的体征。

(三)一般检查

1. 影像学检查　超声检查广泛用于肝癌筛查,可显示2cm以上肿瘤。对于超声检查发现肝脏可疑占位性病变的患者,需要进行动态增强CT或MRI检查,其特征性改变为动脉期的快速强化,而门静脉期或实质期消退。

PET-CT可通过功能显像反映肝脏占位的生化代谢信息,通过CT形态显像进行病灶的精确解剖定位,同时进行全身扫描,对于肿瘤分期、治疗方案的选择、预后估计等有较大优势。

2. 血清学检查　甲胎蛋白(AFP)被认为是最具有临床价值的肝癌标志物,作为肝癌诊断的补充,与影像学检查相结合时对肝癌诊断有重要的诊断意义,特别有助于缺乏CT或MRI肝癌特征性改变的肝脏结节的鉴别诊断。对于AFP值超过400μg/ml的患者,在排除转移性肝癌、生殖腺肿瘤或活动性肝病的情况下,对肝癌的诊断具有重要价值。

除AFP以外的其他肝癌标志物的检查目前无明显的研究进展。

乙型肝炎、丙型肝炎病毒标志物应常规检查,有助于病因诊断。CEA、CA199等肿瘤标志物检查有助于排查其他消化系统肿瘤。

3. 肝穿刺活检　对于CT、MRI表现不具有肝癌特征的结节,可行肝穿刺活检进行确诊。但由于该方法有20%~30%的假阴性率,且有小部分患者可能发生针道转移,故需慎重确定穿刺指征及判断穿刺结果。

(四)经自然腔道腹腔内镜检查

1. 块状型肝癌　较多见,呈单个、多个或融合成块,直径5~10cm,>10cm者称巨块型。多呈圆形,质硬,呈膨胀性生长,癌块周围的肝组织常被挤压,形成假包膜,此型易液化、坏死及出血,故常出现肝破裂、腹腔内出血等并发症。NOTES检查显示肝脏表面癌结节隆起,多局限于肝脏某一区域,周围有癌卫星灶,癌结节可呈红色、紫红色或灰白色,结节可破裂出血。

肝脏内占位性病变NOTES检查显示肝脏体积较大,包膜高度紧张。肝脏形态重度变形,表面很不规则,或肝包膜下肿物突出(图12-102~图12-115)。

2. 结节型肝癌　有大小和数目不等的癌结节,一般直径不超过2cm,结节多在肝右叶,与周围肝组织的分界不如块状型清楚,常伴有肝硬化。单个癌结节直径<2cm或相邻两个癌结节直径之和<3cm者称为小肝癌。NOTES检查显示癌结节大小不一,可呈黄红色、淡黄色及白色,周围有较多血管增生(图12-116,图12-117)。

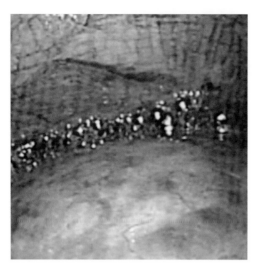

图 12-102　块状型肝癌：肝脏体积增大，包膜高度紧张

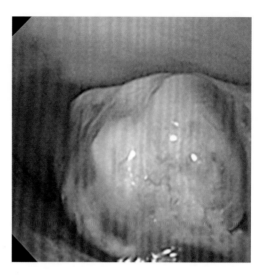

图 12-103　块状型肝癌：肝脏形态重度变形，表面不规则

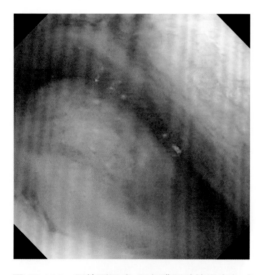

图 12-104　巨块型肝癌：肝包膜下肿块突出（一）

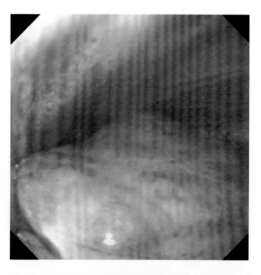

图 12-105　巨块型肝癌：肝包膜下肿块突出（二）

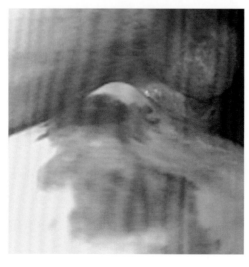

图 12-106　巨块型肝癌：表面结节突出（一）

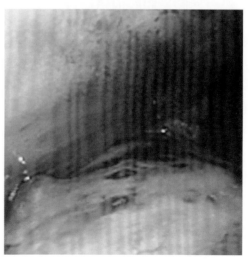

图 12-107　巨块型肝癌：表面结节突出（二）

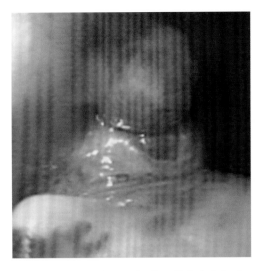

图 12-108　巨块型肝癌:表面结节突出(三)

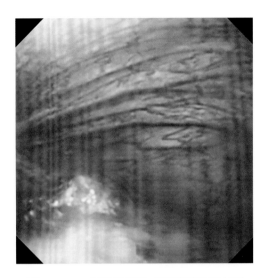

图 12-109　巨块型肝癌:表面结节突出(四)

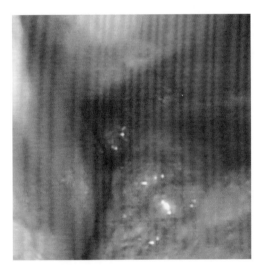

图 12-110　巨块型肝癌:表面结节突出(五)

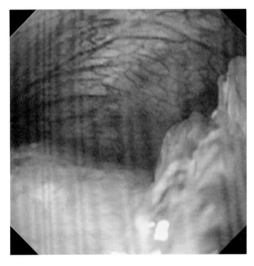

图 12-111　巨块型肝癌:表面菜花状(一)

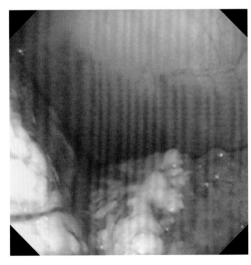

图 12-112　巨块型肝癌:表面菜花状(二)

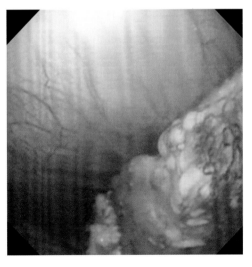

图 12-113　块状型肝癌:表面菜花状(三)

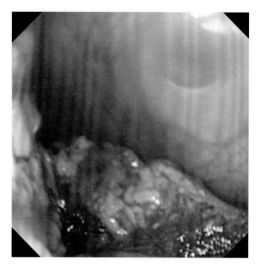

图 12-114　块状型肝癌:表面菜花状(四)

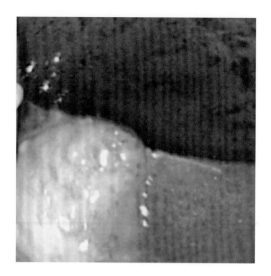

图 12-115　块状型肝癌:表面溃疡

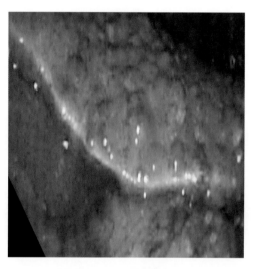

图 12-116　结节型肝癌(一)

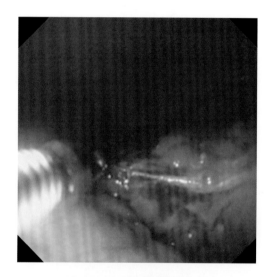

图 12-117　结节型肝癌(二)

3. 弥漫型肝癌　最少见,有米粒至黄豆大的癌结节弥漫地分布于整个肝脏,不易与肝硬化区分,肝大不显著,甚至可以缩小,患者往往因肝衰竭而死亡。内镜下整个肝脏表面可呈现微小白色结节,表面高低不平(图 12-118~ 图 12-120)。

4. 肝癌并发症　原发性肝癌并发症之一是癌结节破裂出血,特别是靠近肝脏表面的癌结节生长速度较快,血供不足而发生坏死,同时癌肿浸润破坏肝包膜使其破裂发生出血。NOTES 检查时还可有其他表现,如肿瘤占位效应导致静脉回流受阻而表现为静脉曲张,以及合并腹膜转移的内镜下表现(图 12-121~ 图 12-126)。

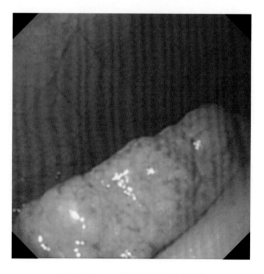

图 12-118　弥漫型肝癌(一)

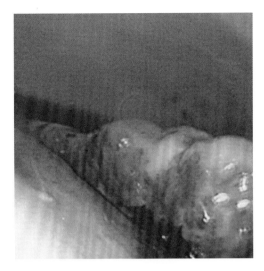

图 12-119　弥漫型肝癌（二）

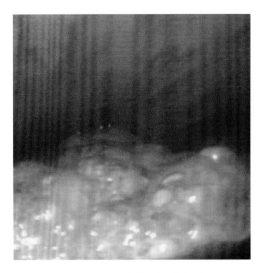

图 12-120　弥漫型肝癌（三）

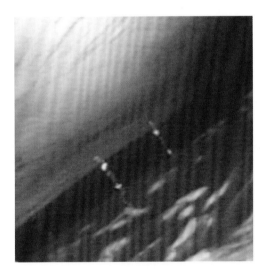

图 12-121　肝癌并出血（一）

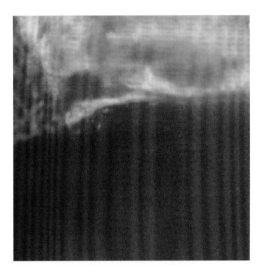

图 12-122　肝癌并出血（二）

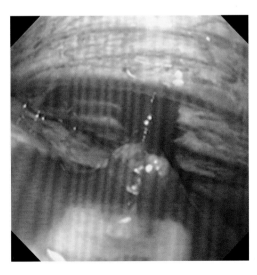

图 12-123　肝癌结节并出血

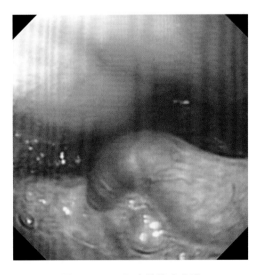

图 12-124　肝癌并静脉曲张

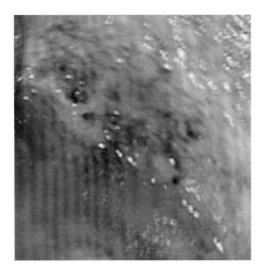

图 12-125　肝癌并腹膜转移（一）

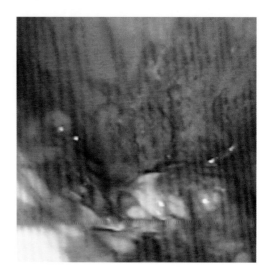

图 12-126　肝癌并腹膜转移（二）

五、转移性肝癌经自然腔道内镜手术诊断

转移性肝癌又称继发性肝癌，全身各部位的恶性肿瘤都可以转移至肝脏，形成癌瘤，即为转移性肝癌。转移性肝癌的原发病灶主要来源于胃癌、结直肠癌、肺癌、乳腺癌、胰腺癌、恶性黑色素瘤等。

（一）病因

转移性肝癌的癌细胞主要是通过血行转移侵入肝脏。肝脏有两套供血系统：①门静脉系统，腹腔内所有的器官包括胃、小肠、结直肠、胰腺、脾脏的静脉血液都要汇集到门静脉，而后回流到肝脏，将吸收的营养成分送达肝脏合成人体必需的各种物质，并将人体代谢产生的毒素由肝脏进行分解，同时这些器官原发的恶性肿瘤细胞也可通过这一途径直接流向肝脏，继而在肝脏停留下来形成转移瘤。②肝动脉系统，从心脏供应的含氧丰富的新鲜血液经由主动脉、腹腔干、肝总动脉、肝固有动脉流进肝脏。腹腔外的器官如肺、乳腺、肾脏、卵巢等原发的恶性肿瘤细胞，一般是先回流至心脏，再通过动脉系统转移至肝脏。另外如胆囊、胃、肾上腺和胆管这类与肝脏位置邻近、关系密切的器官，待其原发恶性肿瘤长到一定程度后，很容易向肝脏直接扩散，形成浸润转移。

（二）临床表现

当转移瘤个数不多、体积较小时，常以原发癌的症状为主要表现，如胃癌患者的腹痛、黑便，结直肠癌患者的便血、消瘦、腹胀、肠梗阻等。随着肝脏转移病灶逐渐增大，患者可出现肝区疼痛、肝区肿块，甚至腹水、黄疸等类似于原发性肝癌的临床表现。少部分恶性程度高的肝外肿瘤，其本身可能体积不大症状不明显，出现肝脏的弥漫性转移，首先表现出类似原发性肝癌的临床表现，有时与原发性肝癌难以鉴别。

（三）一般检查

有肝外原发肿瘤的病史结合转移性肝癌的影像学表现多可作出诊断。对于高度怀疑转移性肝癌，但原发灶不明确的患者，可应用 PET 全身扫描检查，常可发现原发癌灶。

（四）经自然腔道腹腔内镜检查

1. 多发结节型　在肝脏表面多发散在分布的白色癌结节,结节中央由于组织坏死或纤维化形成凹陷,多见于支气管肺癌肝转移。恶性黑色素瘤肝转移可见肝脏表面有黑色的结节(图 12-127~图 12-129)。

2. 弥漫性结节型　肝脏结节较小而密集,呈弥漫性分布,微小结节可聚合(图 12-130,图 12-131)。

3. 其他　肝脏转移可发生癌结节破裂出血,肝门部转移压迫肝总管可致肝内胆汁淤积(图 12-132~图 12-136)。

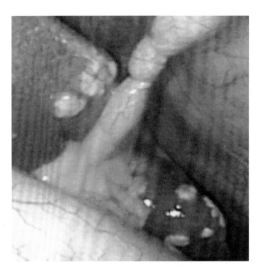

图 12-127　多发结节型:肝脏多发癌结节(一)

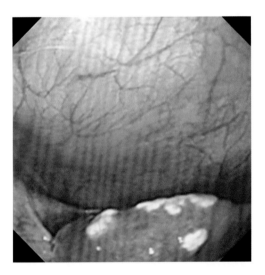

图 12-128　多发结节型:肝脏多发癌结节(二)

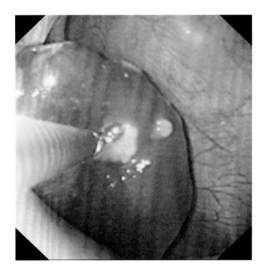

图 12-129　多发结节型:肝脏多发癌结节(三)

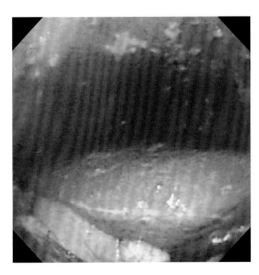

图 12-130　肝脏弥漫性癌结节(一)

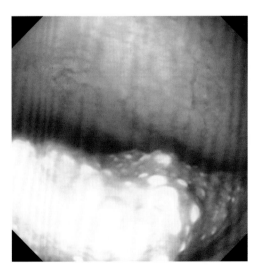

图 12-131　肝脏弥漫性癌结节(二)

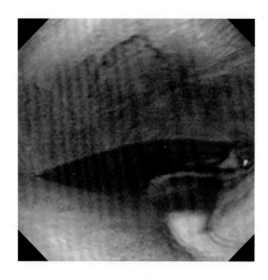

图 12-132　转移性肝癌并出血

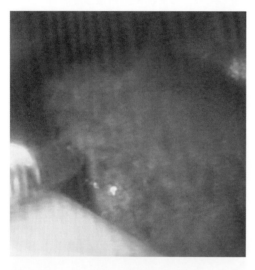

图 12-133　肝门转移癌压迫肝总管致肝内胆汁淤积(一)

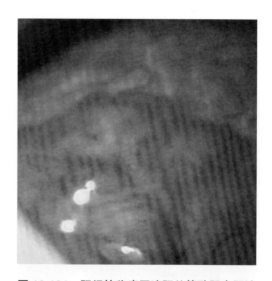

图 12-134　肝门转移癌压迫肝总管致肝内胆汁淤积(二)

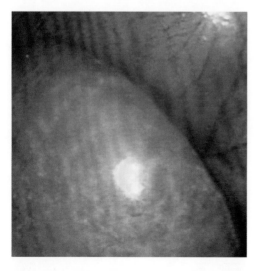

图 12-135　肝门转移癌压迫肝总管致肝内胆汁淤积(三)

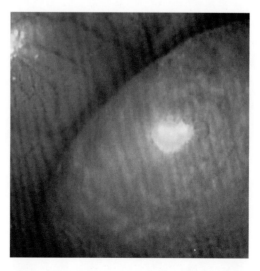

图 12-136　肝门转移癌压迫肝总管致肝内胆汁淤积(四)

六、卵巢癌经自然腔道内镜手术诊断

卵巢癌(ovarian cancer)是发生在女性卵巢的恶性肿瘤,依照其组织发生可分为上皮性肿瘤、生殖细胞肿瘤、性索间质肿瘤三大类。

(一)病因

女性随着年龄的增加,卵巢癌风险增加,直至年龄将近 70 岁。除年龄外,与卵巢癌相关的流行病学因素包括未育、原发不孕、子宫内膜异位症。另外,8%~13% 的卵巢癌与 *BRCA1* 和 *BRCA2* 基因突变有关。

(二)临床表现

卵巢癌早期常无症状,偶可在妇科检查中发现,主要表现为腹部包块、腹胀及腹水。症状轻重取决于肿瘤的大小、位置、组织学类型、有无并发症及邻近器官的侵犯。妇科检查时可扪及双侧盆腔肿块,实性或囊实性,表面凹凸不平,活动差。三合诊检查可在子宫陷凹触及质硬结节。具体临床表现如下:

1. 腹部包块　随着肿瘤的增大,患者可自觉有腹部肿块,表面不规则,有结节,周围粘连或固定。

2. 腹胀　因肿瘤体积增大,瘤体受体位及肠蠕动的影响在盆腔内移动时牵拉,产生腹胀和下腹不适感,合并大量腹水时亦可发生腹胀。

3. 腹痛　无并发症出现时,极少疼痛。当肿瘤生长迅速导致包膜破裂,或外力导致肿瘤破裂,可引起剧烈腹痛。肿瘤发生蒂扭转时可有腹痛、恶心、呕吐等症状。肿瘤并发感染时可有发热、腹痛等症状。

4. 腹水　常发生于有腹膜种植或转移者,腹水一般呈黄色、黄绿色,或带红色甚至明显的血性。

5. 不规则阴道流血　部分患者可出现月经紊乱,绝经后阴道出血等症状。

6. 其他症状　肿瘤增大压迫盆腹腔内脏器可出现相应的压迫症状;肿瘤侵犯周围组织器官或转移至远处器官可出现相应的症状;晚期患者可出现明显消瘦、贫血及严重衰竭等恶病质的表现。

(三)一般检查

1. 影像学检查

(1)超声检查:应用较为广泛而相对简单的方法,可检测肿瘤的部位、大小、形态、性质、内部回声结构及其与周围器官的关系。但其难以发现直径 <1cm 的实性肿瘤。超声造影技术可直接观察病灶内部血流灌注,在卵巢肿瘤的早期诊断中起到极大的作用。

(2)CT 检查:可清晰显示肿块、腹水和淋巴结转移,但对小体积癌灶的检测不够敏感。卵巢恶性肿瘤表现为盆腔内不规则软组织影,囊实性,与子宫分界不清,腹腔内播散者可表现为肠祥边缘模糊不清及不规则结节。

(3)MRI 检查:具有良好的软组织对比度,可清楚显示肿瘤的大小、内部结构、腹水,鉴别肿瘤内容物性质(出血、液体或脂肪等),但缺乏特异性,可用于确定盆腔肿瘤原发部位、毗邻关系,也可用于判断肿瘤分期、淋巴结转移和其他部位转移。

(4)PET-CT:可在早期病灶出现形态结构改变之前发现肿瘤病灶,亦可对肿瘤转移灶进行定位和定性诊断,还可用于术后腹膜后淋巴结的检测,可以探及 CT 不能监测到的大小形态均无异常的淋巴结转移灶,对于肿瘤的诊断特别是复发性卵巢癌的监测具有较大的优越性。

2. 肿瘤标志物 卵巢上皮性肿瘤相关标志物主要有 CA125、CA199、CA724、CEA、HE4 等,尤以 CA125 最为常用。CA125 特异性不强,诊断和筛查时需与其他监测手段联合应用作综合分析,但其敏感性较高,可用于病情监测。在治疗和治疗后的追踪方面,肿瘤标志物的连续观察更有意义。

3. 细胞学检查 腹水或腹腔冲洗液查到癌细胞对诊断有意义。阴道脱落细胞找癌细胞阳性率低,价值不大。

(四) 经自然腔道腹腔内镜检查

1. 腹水 卵巢癌患者的腹水可为淡黄色微混液体,但较多患者因为肿瘤浸润破坏血管,或肿瘤生长迅速相对血供不足坏死出血而表现为血性腹水(图 12-137,图 12-138)。

图 12-137 卵巢癌:淡黄色混浊腹水

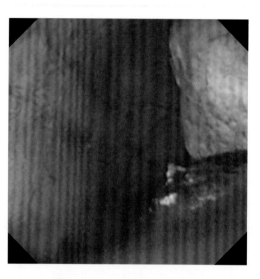

图 12-138 卵巢癌:血性腹水

2. 卵巢、子宫及附件肿块 卵巢肿大,小肿块如乒乓球,大肿块如橄榄球,颜色灰白,肿瘤发生坏死后肿块呈暗红色。卵巢癌扩散至周边组织时,输卵管及子宫均可发生癌浸润。输卵管条索状肿大、输卵管伞端呈菜花样改变(图 12-139~ 图 12-148)。

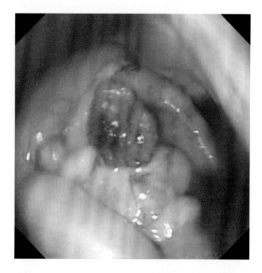

图 12-139 卵巢癌:输卵管癌浸润、伞端呈菜花样(一)

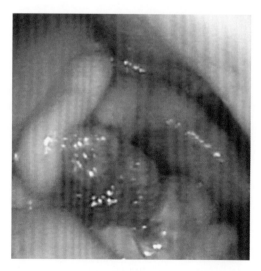

图 12-140 卵巢癌:输卵管癌浸润、伞端呈菜花样(二)

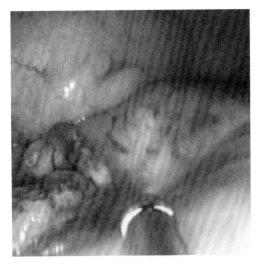

图 12-141　卵巢癌：卵巢肿块（一）

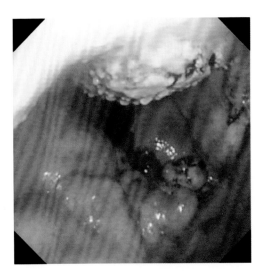

图 12-142　卵巢癌：卵巢肿块（二）

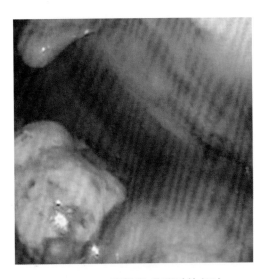

图 12-143　卵巢癌：卵巢肿块（三）

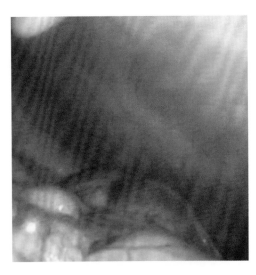

图 12-144　卵巢癌：卵巢肿块（四）

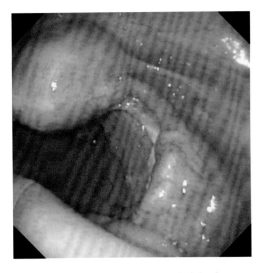

图 12-145　卵巢癌：卵巢溃疡（一）

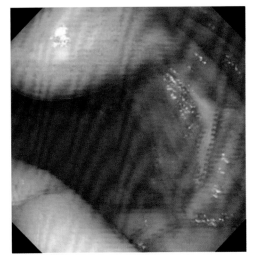

图 12-146　卵巢癌：卵巢溃疡（二）

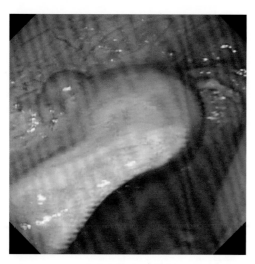

图 12-147 子宫输卵管癌:子宫输卵管溃疡(一)

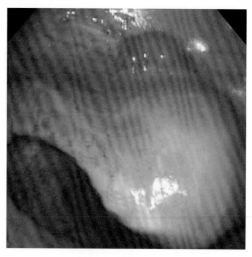

图 12-148 子宫输卵管癌:子宫输卵管溃疡(二)

3. 盆腔和腹腔播散或转移 卵巢癌易发生盆腔和腹腔播散或转移,可在盆腔和/或腹腔发现转移肿块(图 12-149~ 图 12-174)。

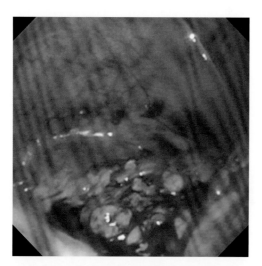

图 12-149 卵巢癌:盆腔转移并出血(一)

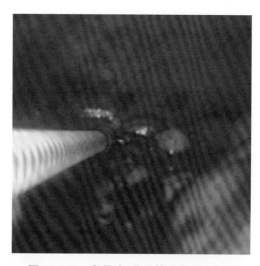

图 12-150 卵巢癌:盆腔转移并出血(二)

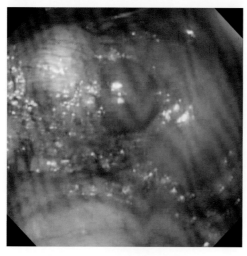

图 12-151 卵巢癌:盆腔转移(一)

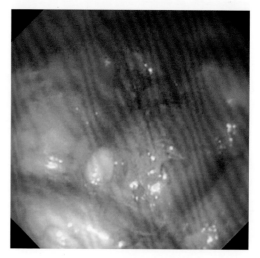

图 12-152 卵巢癌:盆腔转移(二)

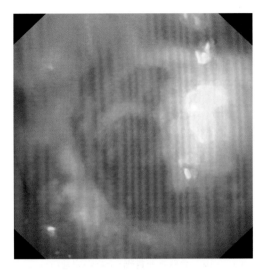

图 12-153　卵巢癌：盆腔转移（三）

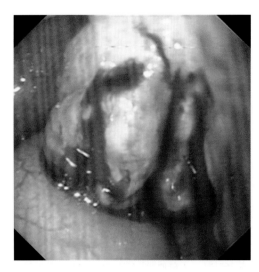

图 12-154　卵巢癌：盆腔转移（四）

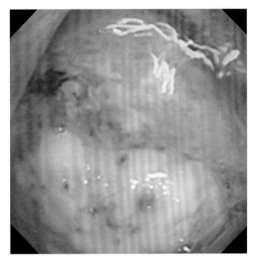

图 12-155　卵巢癌：盆腔转移（五）

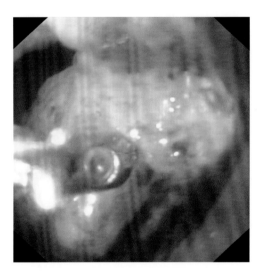

图 12-156　卵巢癌：盆腔转移（六）

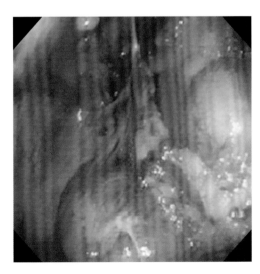

图 12-157　卵巢癌：腹腔转移（一）

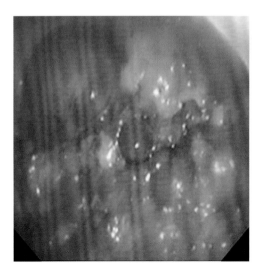

图 12-158　卵巢癌：腹腔转移（二）

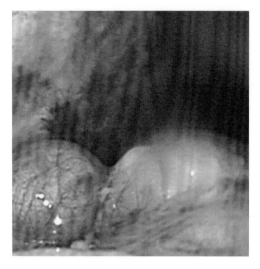

图 12-159　卵巢癌:腹腔转移(三)

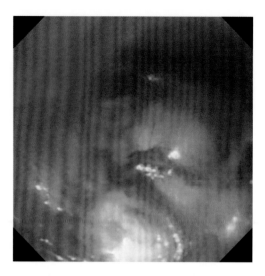

图 12-160　卵巢癌:腹腔转移(四)

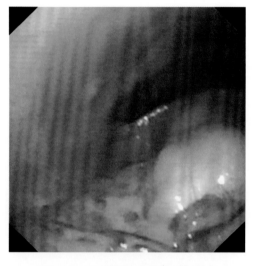

图 12-161　卵巢癌:腹腔转移(五)

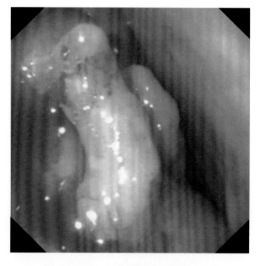

图 12-162　卵巢癌:腹腔转移(六)

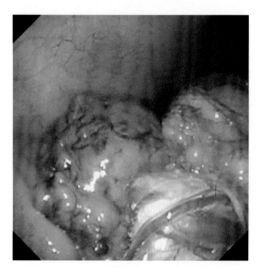

图 12-163　卵巢癌:腹腔转移(七)

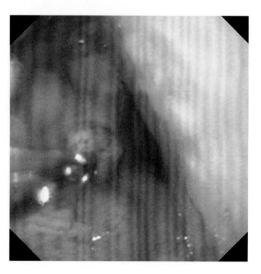

图 12-164　卵巢癌:腹腔转移(八)

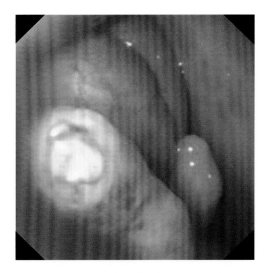

图 12-165　卵巢癌：腹腔转移（九）

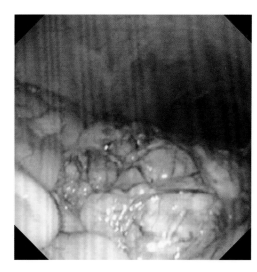

图 12-166　卵巢癌：腹腔转移（十）

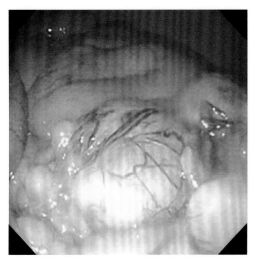

图 12-167　卵巢癌：腹腔转移（十一）

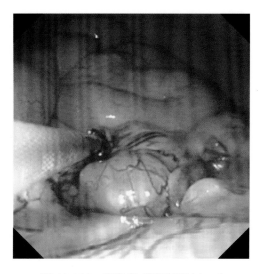

图 12-168　卵巢癌：腹腔转移（十二）

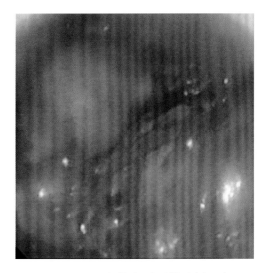

图 12-169　卵巢癌：腹腔转移（十三）

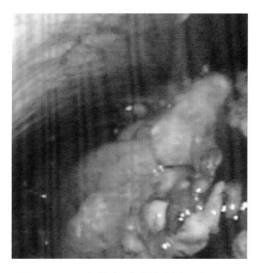

图 12-170　卵巢癌：腹腔转移（十四）

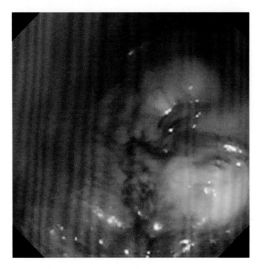

图 12-171　卵巢癌:腹腔转移(十五)

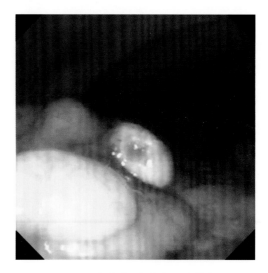

图 12-172　卵巢癌:腹腔淋巴结转移(一)

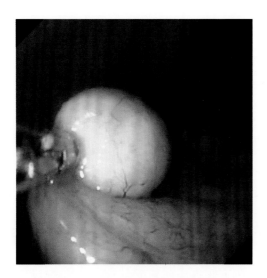

图 12-173　卵巢癌:腹腔淋巴结转移(二)

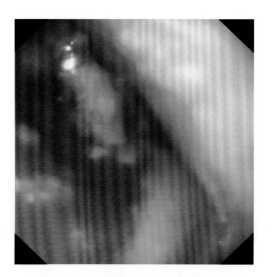

图 12-174　卵巢癌:腹腔转移并出血

参 考 文 献

[1] 朱惠明,李迎雪 . 经自然腔道内镜检查在腹膜转移癌诊断中的应用[J]. 中华医学杂志,2011,91(27):1895-1898.

[2] 王锡山,崔滨滨,刘正,等 . 经阴道入路直肠肿瘤切除术二例[J]. 中华胃肠外科杂志,2011,14(5):325-326.

[3] 王东,于恩达,李际辉,等 . 腹腔镜辅助下经胃内镜腹膜后淋巴结活检术一例[J]. 中华消化内镜杂志,2009,26(4):171-174.

[4] Zeng W G,Zhou Z X. Mini-invasive surgery for colorectal cancer [J]. Chin J Cancer,2014,33(6):277-284.

[5] YOON S P,SEONG H K,HEE Y R,et al. Hybrid Natural Orifice Transluminal Endoscopic Surgery with Sentinel Lymph Node Navigation for Deep Early Gastric Cancer in the Fundic Region [J]. Clin Endosc,2016,49(3):298-302.

[6] HEO J,SEONG W J. Hybrid natural orifice transluminal endoscopic surgery in gastric subepithelial tumors [J]. World J Gastrointest Endosc,2013,5(9):428-432.

[7] CAHILL R A,NEIL J M. Natural orifice transluminal endoscopic surgery and localized resection for colorectal neoplasia [J]. World J Gastrointest Surg,2010,2(6):199-202.

[8] HIEP P N,THIEN H H,THANH P A,et al. Natural orifice transluminal endoscopic surgery for colorectal cancer [J]. BJS

Open,2017,1(1):24-29.

［9］NIKOLAS E,HARUHIRO I,HARUO I,et al. Submucosal tunnel endoscopy:Peroral endoscopic myotomy and peroral endoscopic tumor resection［J］. World J Gastrointest Endosc,2016,8(2):86-103.

［10］KIM M Y,CHO J H,CHO J Y,et al. Ever-changing endoscopic treatment for early gastric cancer:Yesterday-today-tomorrow［J］. World J Gastroenterol,2014,20(37):13273-13283.

［11］ASANO M. Endoscopic submucosal dissection and surgical treatment for gastrointestinal cancer［J］. World J Gastrointest Endosc,2012,4(10):438-447.

［12］ASAKUMA M,CAHILL R A,LEE S W,et al. NOTES:The question for minimal resection and sentinel node in early gastric cancer［J］. World J Gastrointest Surg,2010,2(6):203-206.

［13］AISU Y,DAIKI Y,KIMURA Y,et al. Laparoscopic and endoscopic cooperative surgery for gastric tumors:Perspective for actual practice and oncological benefits［J］. World J Gastrointest Oncol,2018,10(11):381-397.

［14］KIM S J,CHOI B J,LEE S. Overview of single-port laparoscopic surgery for colorectal cancers:Past,present,and the future［J］. World J Gastroenterol,2014,20(4):997-1004.

［15］CIANCHI F,STADERINI F,BADII B. Single-incision laparoscopic colorectal surgery for cancer:State of art［J］. World J Gastroenterol,2014,20(20):6073-6080.

［16］HAN F H,HUA L X,ZHAO Z,et al. Transanal natural orifice specimen extraction for laparoscopic anterior resection in rectal cancer［J］. World J Gastroenterol,2013,19(43):7751-7757.

［17］NTOURAKIS D,MAVROGENIS G. Cooperative laparoscopic endoscopic and hybrid laparoscopic surgery for upper gastrointestinal tumors:Current status［J］. World J Gastroenterol,2015,21(43):12482-12497.

［18］GUAN X,LIU Z,LONGO A,et al. International consensus on natural orifice specimen extraction surgery(NOSES)for colorectal cancer［J］. Gastroenterol Rep(Oxf),2019,7(1):24-31.

［19］KELLEY K A,TSIKITIS V L. Endoluminal Therapy in Colorectal Cancer［J］. Clin Colon Rectal Surg,2016,29(3):216-220.

［20］KIM H H,AHN S H. The current status and future perspectives of laparoscopic surgery for gastric cancer［J］. J Korean Surg Soc,2011,81(3):151-162.

［21］EMILE S H,LACY F B,KELLER D S,et al. Evolution of transanal total mesorectal excision for rectal cancer:From top to bottom［J］. World J Gastrointest Surg,2018,10(3):28-39.

［22］FUJIHARA S,MORI H,KOBARA H,et al. Current Innovations in Endoscopic Therapy for the Management of Colorectal Cancer:From Endoscopic Submucosal Dissection to Endoscopic Full-Thickness Resection［J］. Biomed Res Int,2014,2014:925058.

［23］CAHILL R A,LEROY J,MARESCAUX J. Could lymphatic mapping and sentinel node biopsy provide oncological providence for local resectional techniques for colon cancer ? A review of the literature［J］. BMC Surg,2008,8:17.

［24］NG H I,SUN W,ZHAO X. Outcomes of trans-anal natural orifice specimen extraction combined with laparoscopic anterior resection for sigmoid and rectal carcinoma:An observational study［J］. Medicine(Baltimore),2018,97(38):e12347.

［25］GUEORGUIEV A L,MACKEY R,KOWDLEY G C,et al. Minimally Invasive Evaluation and Treatment of Colorectal Liver Metastases［J］. Int J Surg Oncol,2011,2011:686030.

［26］LIU R J,ZHANG C D,FAN Y C,et al. Safety and Oncological Outcomes of Laparoscopic NOSE Surgery Compared With Conventional Laparoscopic Surgery for Colorectal Diseases:A Meta-Analysis［J］. Front Oncol,2019,9:597.

［27］KARCZ W K,VON BRAUN W. Minimally Invasive Surgery for the Treatment of Colorectal Cancer［J］. Visc Med,2016,32(3):192-198.

［28］GUO J,SUN B,WANG S,et al. Diagnosis of lymphoma by endoscopic ultrasound-assisted transendoscopic direct retroperitoneal lymph node biopsy:A case report(with video)［J］. Endosc Ultrasound,2015,4(1):69-72.

［29］ERTEM M,OZVERI E,GOK H,et al. Single Incision Laparoscopic Total Gastrectomy and D2 Lymph Node Dissection for

Gastric Cancer Using a Four-Access Single Port：The First Experience［J］.Case Rep Surg,2013,2013：504549.

［30］ OH J H,PARK S C,KIM M J,et al. Feasibility of transanal endoscopic total mesorectal excision for rectal cancer：results of a pilot study［J］. Ann Surg Treat Res,2016,91(4)：187-194.

［31］ ZHANG S,JIANG Z W,WANG G,et al. Robotic gastrectomy with transvaginal specimen extraction for female gastric cancer patients［J］. World J Gastroenterol,2015,21(47)：13332-13338.

［32］ MA B,GAO P,SONG Y,et al. Transanal total mesorectal excision (taTME) for rectal cancer：a systematic review and meta-analysis of oncological and perioperative outcomes compared with laparoscopic total mesorectal excision［J］. BMC Cancer,2016,16：380.

［33］ ZORRON R,PHILLIPS H N,WYNN G,et al. "Down-to-Up" transanal NOTES Total mesorectal excision for rectal cancer：Preliminary series of 9 patients［J］. J Minim Access Surg,2014,10(3)：144-150.

［34］ TELEM D A,BERGER D L,BORDEIANOU L G,et al. Update on Transanal NOTES for Rectal Cancer：Transitioning to Human Trials［J］. Minim Invasive Surg,2012,2012：287613.

［35］ SUMER F,KAYAALP C,KARAGUL S. Laparoscopic Gastrectomy and Transvaginal Specimen Extraction in a Morbidly Obese Patient with Gastric Cancer［J］. J Gastric Cancer,2016,16(1)：51-53.

［36］ FERNANDES J,LIBÂNIO D,GIESTAS S,et al. Hybrid NOTES：Complete Endoscopic Resection of the Gastric Wall Assisted by Laparoscopy in a Gastric Fundus Gastrointestinal Stromal Tumor［J］. GE Port J Gastroenterol,2019,26(3)：215-217.

［37］ PRICOLO V E. 'Natural orifice' transcolostomy full-thickness excision of colonic tumour［J］. J Minim Access Surg,2017,13(3)：219-221.

［38］ LI H,HUO Z B,KONG F T,et al. Predictive factors for lymph node metastasis and defining a subgroup treatable for laparoscopic lymph node dissection after endoscopic submucosal dissection in poorly differentiated early gastric cancer［J］. World J Gastrointest Oncol,2018,10(10)：360-366.

第十三章

经自然腔道内镜手术对腹腔内少见疾病的诊断

一、腹茧症

腹茧症（abdominal cocoon, AC）是一种原因不明、罕见的腹膜疾病,表现为腹腔部分或全部内脏被一层致密白色纤维膜所包裹,通常包裹内容物以小肠最常见,因形似蚕茧而得名。

（一）病因

腹茧症的确切病因尚不清楚,可能系多种因素单独或综合作用所致:①先天性发育畸形:认为纤维包膜由腹膜、小肠系膜或大网膜畸变而成;②异物刺激:各种因素诱发腹腔纤维素性渗出、机化形成包膜;③性别因素:女性生殖道炎症逆行感染、月经血沿输卵管逆流,引起化学性腹膜炎,致纤维蛋白等渗出机化后形成包膜;④药物影响:认为长期服用 β- 受体阻滞剂可导致腹茧症。此外,腹部相关疾病,包括肝硬化、腹部恶性肿瘤、尿毒症、结节病、系统性红斑狼疮、腹腔结核、盆腔炎症性疾病、外伤等可能是引起腹茧症的病因。

（二）临床表现

腹茧症无特殊临床表现,可终生无症状,常因肠梗阻、腹部包块或合并其他疾病时被发现,其临床表现有以下特点:①多发于青年人,男女发病比例无明显差异;②既往无腹部手术史,反复发作腹痛、恶心和腹胀,或不明原因出现肠梗阻或便秘,非手术治疗有效,有时可自行缓解;③部分患者表现为无症状的腹部包块,包块多呈圆形,稍可活动,能被压缩,表面可闻及肠鸣音。

（三）一般检查

该病缺乏规范的诊断标准,因此诊断困难,术前确诊者甚少。影像学检查对本病的诊断很有价值,消化道造影示腹部包块内为折叠的小肠,肠袢排列成"花菜样"征,加压后肠管不易分离,推动腹块该段小肠随之移动;CT 检查显示肠袢被增厚的网膜包裹,包裹内为盘曲成团的肠管聚集征,常伴肠管扩张、积液积气,增强后膜状物强化。

（四）经自然腔道腹腔内镜检查

对临床怀疑腹茧症诊断的病例是否实施 NOTES 检查,应十分慎重,因为 NOTES 并发肠撕裂穿孔的风险极大。NOTES 检查腹茧症诊断要点：①腹膜肥厚，腹腔变窄；②腹膜溃疡；③部分或全部小肠被纤维膜包裹，与被包裹的小肠存在可分离的平面；④包膜的病理组织类型为纤维组织；⑤强行分离粘连会导致出血、撕裂、穿孔（图 13-1~ 图 13-32）。

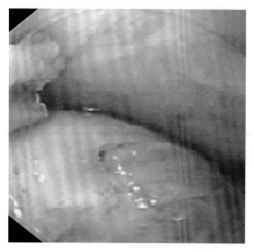

图 13-1　腹膜肥厚，腹腔狭窄（一）

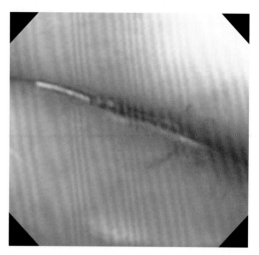

图 13-2　腹膜肥厚，腹腔狭窄（二）

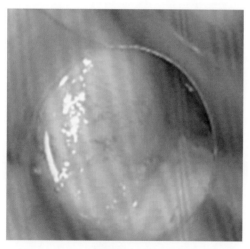

图 13-3　腹膜肥厚，腹腔狭窄（三）

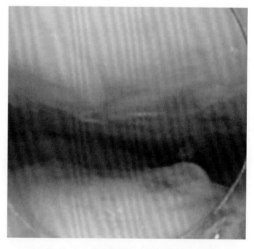

图 13-4　腹膜肥厚，腹腔狭窄（四）

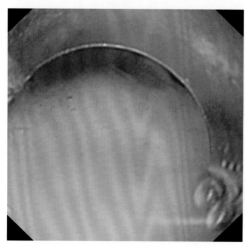

图 13-5　腹膜肥厚，腹腔狭窄（五）

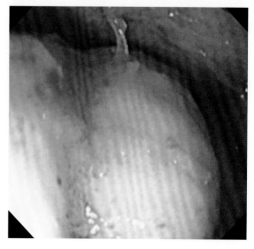

图 13-6　腹膜肥厚，腹腔狭窄，腹膜粘连（一）

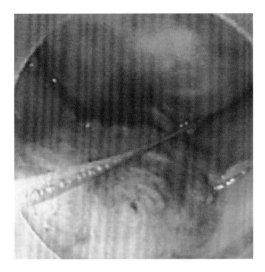

图 13-7 腹膜肥厚,腹腔狭窄,腹膜粘连(二)

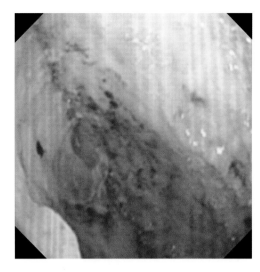

图 13-8 腹膜肥厚,腹腔狭窄,腹膜粘连(三)

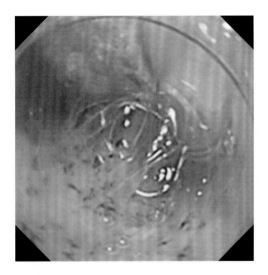

图 13-9 腹膜肥厚,腹腔狭窄,腹膜粘连(四)

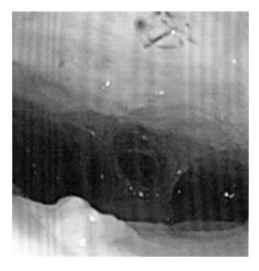

图 13-10 腹膜肥厚,腹腔狭窄,腹膜粘连(五)

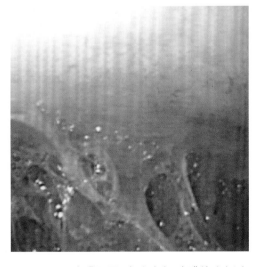

图 13-11 腹膜肥厚,腹腔狭窄,腹膜粘连(六)

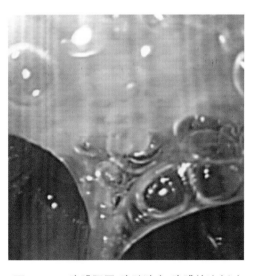

图 13-12 腹膜肥厚,腹腔狭窄,腹膜粘连(七)

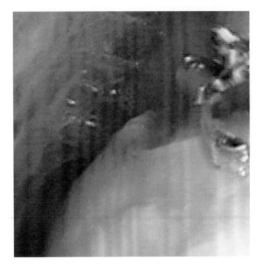

图 13-13　腹膜肥厚,腹腔狭窄,腹膜粘连(八)

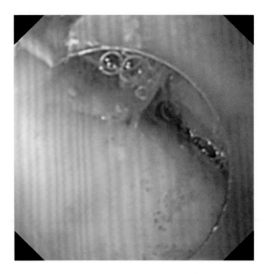

图 13-14　腹膜肥厚,腹腔狭窄(一)

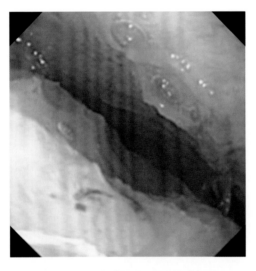

图 13-15　腹膜肥厚,腹腔狭窄(二)

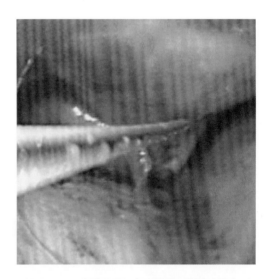

图 13-16　腹膜肥厚,腹腔狭窄,腹膜溃疡(一)

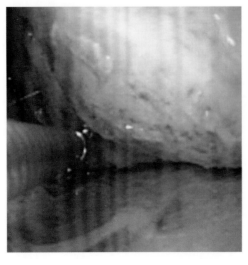

图 13-17　腹膜肥厚,腹腔狭窄,腹膜溃疡(二)

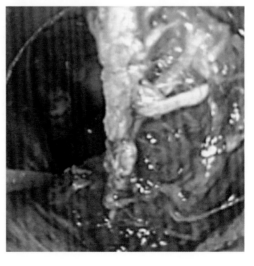

图 13-18　扩张导致组织撕裂

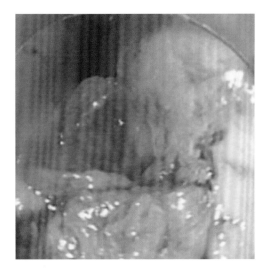

图 13-19　分离导致组织撕裂（一）

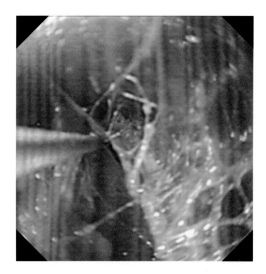

图 13-20　分离导致组织撕裂（二）

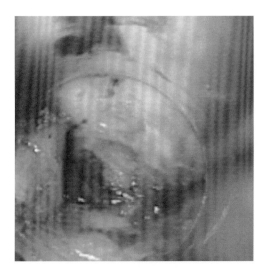

图 13-21　腹腔狭窄，扩张导致出血（一）

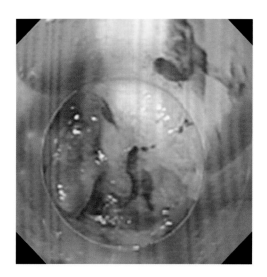

图 13-22　腹腔狭窄，扩张导致出血（二）

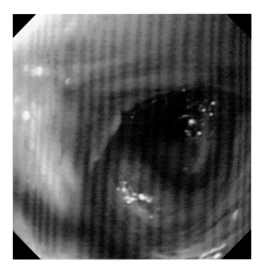

图 13-23　腹腔狭窄，扩张导致出血（三）

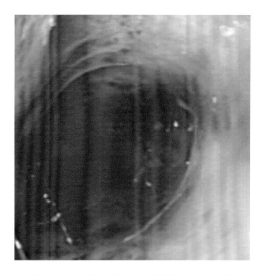

图 13-24　腹腔狭窄，扩张导致出血（四）

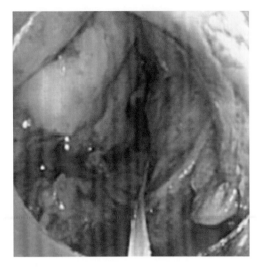

图 13-25　分离导致浆膜出血（一）

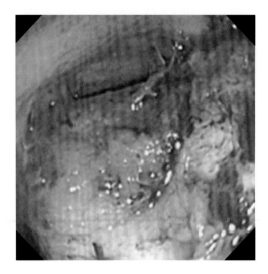

图 13-26　分离导致浆膜出血（二）

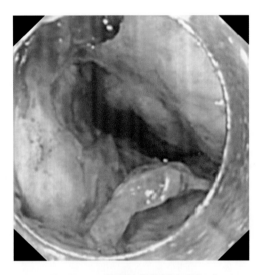

图 13-27　分离导致浆膜出血（三）

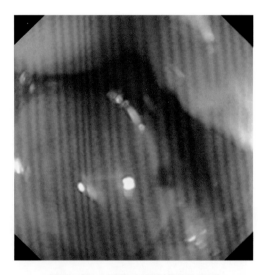

图 13-28　分离导致浆膜出血（四）

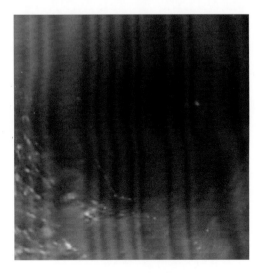

图 13-29　分离导致浆膜出血（五）

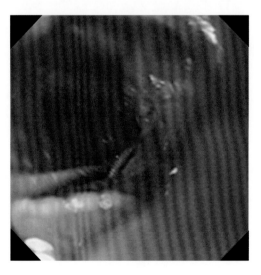

图 13-30　分离导致浆膜出血（六）

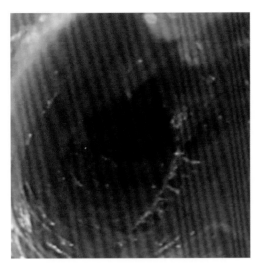

图 13-31　分离导致浆膜出血（七）

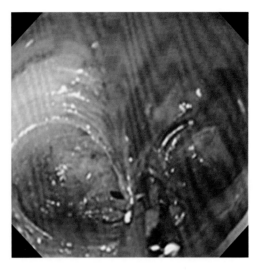

图 13-32　强行分离导致撕裂穿孔

二、腹壁裂孔

腹壁先天缺损形成孔隙，腹腔内任何脏器或组织由于各种原因离开原来位置，经由裂孔或间隙薄弱区进入另一部位称之为腹疝。其中发生在腹股沟区的称为腹股沟疝，包括腹股沟直疝、腹股沟斜疝、股疝，腹股沟疝占所有疝的 90%，其中斜疝占腹股沟疝的 90%，男女发病比例为 15：1，以婴儿和老年人发病率最高。

疝可分为 4 型：①Ⅰ型：疝环缺损最大直径不超过 1.5cm（约 1 指尖），疝环周围腹横筋膜有张力，腹股沟管后壁坚实完整。②Ⅱ型：疝环缺损最大直径 1.5~3cm（约 2 指尖），疝环周围腹横筋膜存在但薄且张力降低，腹股沟管后壁已不完整。③Ⅲ型：疝环缺损最大直径超过 3cm（大于 2 指尖），疝环周围腹横筋膜或薄而无力或已萎缩，腹股沟管后壁缺损。④Ⅳ型：复发疝。

NOTES 检查显示腹壁裂孔呈三角形、圆形或椭圆形，裂孔内壁覆盖正常腹膜层，直径 >1cm，合并腹疝时可见大网膜或肠管突入到裂孔内（图 13-33~ 图 13-44）。

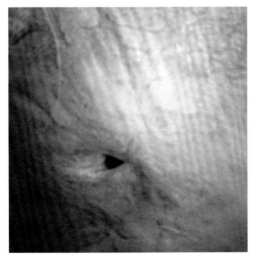

图 13-33　腹壁三角形疝

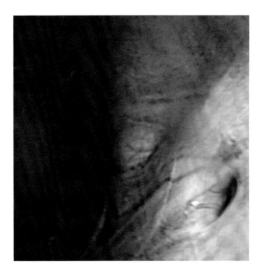

图 13-34　腹壁梭形疝

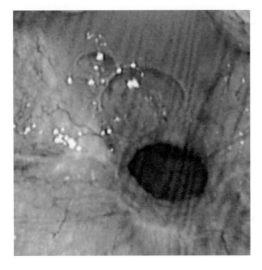

图 13-35　腹壁椭圆形疝（一）

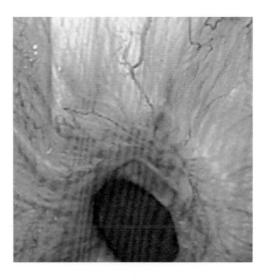

图 13-36　腹壁椭圆形疝（二）

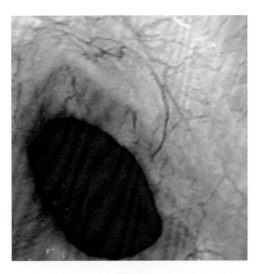

图 13-37　腹壁椭圆形疝（三）

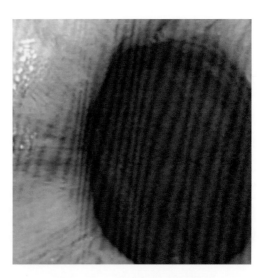

图 13-38　腹壁椭圆形疝（四）

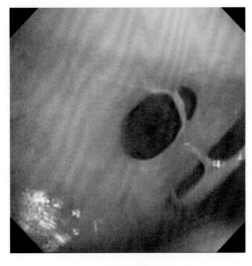

图 13-39　腹壁椭圆形疝（五）

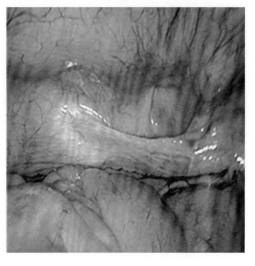

图 13-40　腹股沟斜疝（一）

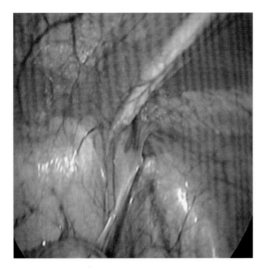

图 13-41 腹股沟斜疝(二)

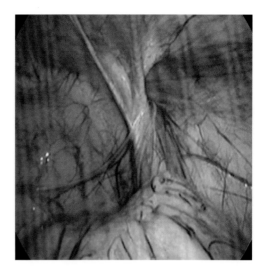

图 13-42 腹股沟斜疝(三)

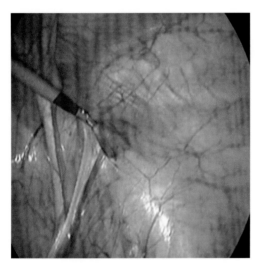

图 13-43 腹股沟斜疝(四)

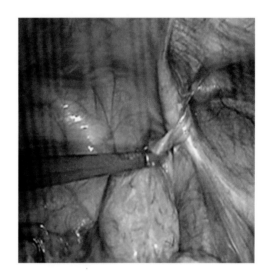

图 13-44 腹股沟斜疝(五)

三、肝、脾血管瘤

　　肝、脾血管瘤(hepatic hemangioma,splenic hemangioma)是发生在肝、脾的先天性良性肿瘤或血管畸形。肝、脾血管瘤是先天性发育异常,由于肝、脾血管内皮细胞增生或继发性血管扩张所致。根据其含纤维的多少,可分为硬化型血管瘤、血管内皮细胞瘤、血管外皮瘤、毛细血管瘤和海绵状血管瘤,其中海绵状血管瘤最为多见。肿瘤大小不一,小者仅在显微镜下才能确诊,大者可重达 20kg 以上。本病发展缓慢,病程可达数十年之久。

　　肝、脾血管瘤的症状:①当肿瘤逐渐增大或压迫胃肠时,引起上腹部不适,出现腹胀、腹痛、恶心等症状,严重时导致患者胃肠等正常器官发生变形,破坏其功能形态。②位于肝、脾表面的巨大血管瘤自行破裂,可造成腹腔大出血,危及生命。③可转变为恶性血管瘤。

　　NOTES 检查显示肝表面杨梅状血管瘤,或脾大,呈紫色,内镜直视穿刺活检时可见大量血液涌出(图 13-45~ 图 13-52)。

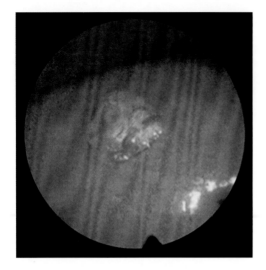

图 13-45 肝血管瘤(一)

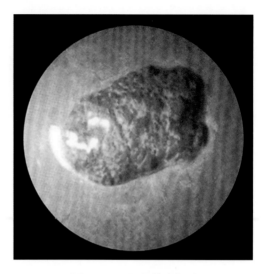

图 13-46 肝血管瘤(二)

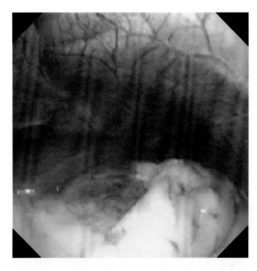

图 13-47 脾血管瘤(一)

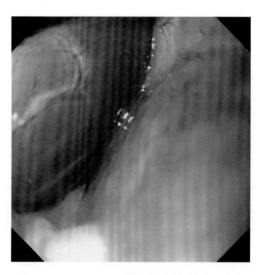

图 13-48 脾血管瘤(二)

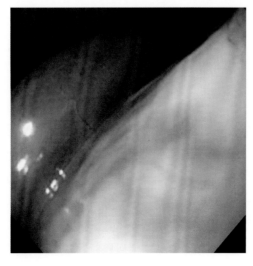

图 13-49 脾血管瘤(三)

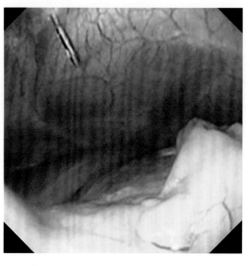

图 13-50 脾血管瘤(穿刺活检)(一)

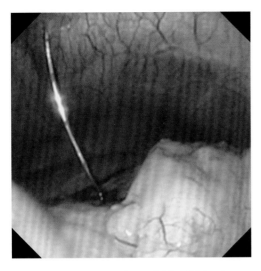

图 13-51　脾血管瘤（穿刺活检）（二）

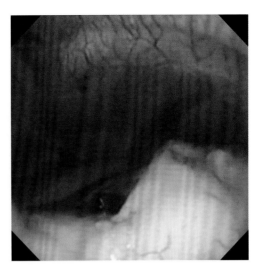

图 13-52　脾血管瘤（活检后出血）

四、腹膜脂质沉着

脂质沉着（fat deposit）是由于脂代谢紊乱，脂肪组织的储存空间有限，致使过剩的脂肪向非脂肪组织转移，大量脂肪开始不断在大网膜和腹腔内储存。脂质沉着是临床较少见的疾病。

脂质沉着患者可有家族遗传病史，隐袭性发病，缓慢逐渐进展。严重病例有发育迟滞、智力减退、表情淡漠、运动迟缓或肢体瘫痪、视力障碍、听力障碍、抽搐或去脑强直发作、尿便失控等。

一般体检可发现肝、脾及淋巴结肿大，皮肤黄色瘤或丘疹样皮损。神经系统检查可有眼球运动受限、智力障碍或智能反应迟滞、双耳听力下降、言语减少或言语不能、共济失调及构音障碍、肢体瘫痪、肌张力增高或肌强直、Babinski 征（+）、周围型感觉障碍。

NOTES 检查显示腹腔内壁层和脏层腹膜，以及大网膜覆盖大量黄色脂肪组织，有光泽，反光强，呈片状、丘疹样或颗粒样隆起（图 13-53~ 图 13-61）。

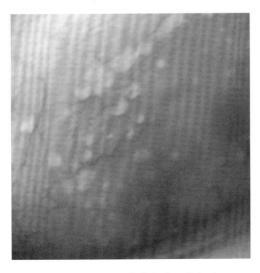

图 13-53　壁层腹膜脂肪沉着（一）

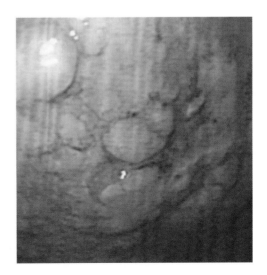

图 13-54　壁层腹膜脂肪沉着（二）

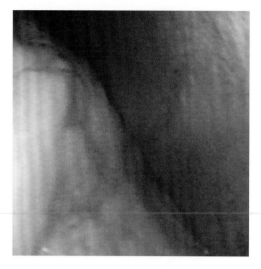

图 13-55　大网膜脂肪沉着

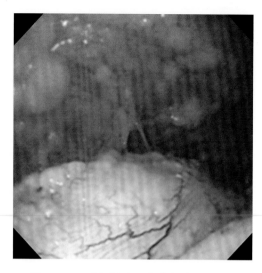

图 13-56　壁层及脏层腹膜脂肪沉着（一）

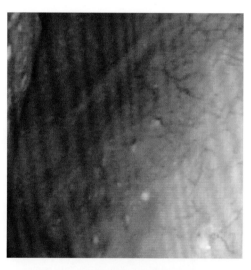

图 13-57　壁层及脏层腹膜脂肪沉着（二）

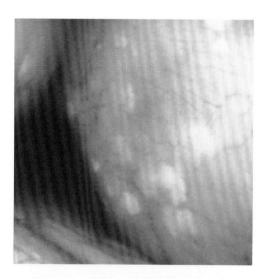

图 13-58　壁层及脏层腹膜脂肪沉着（三）

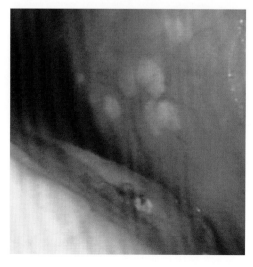

图 13-59　壁层及脏层腹膜脂肪沉着（四）

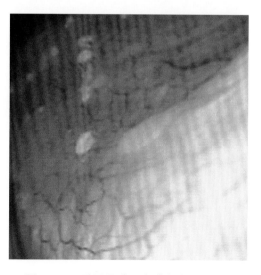

图 13-60　壁层及脏层腹膜脂肪沉着（五）

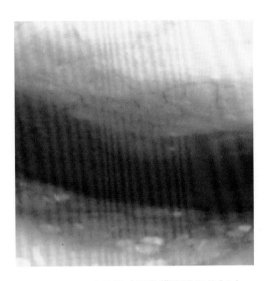

图 13-61 壁层及脏层腹膜脂肪沉着(六)

五、结肠医源性损伤

结肠医源性损伤是因实施结肠镜检查、腹腔镜检查等医疗操作所致的结、直肠穿孔或撕裂。

结肠医源性损伤的症状体征：①腹痛与呕吐：结、直肠穿孔或大块毁损，肠腔内粪便溢入腹腔后即有腹痛、呕吐。疼痛先局限于穿孔部，随之扩散至全腹部而成弥漫性腹膜炎，有全腹部疼痛。②腹膜刺激征：腹肌紧张，腹部压痛及反跳痛。穿孔或破裂部位疼痛最明显。③肠鸣音：减弱甚至消失。④直肠指诊：直肠低位损伤可触及损伤部位呈空洞感觉，指套上并有血迹，结肠损伤仅少数有血迹。

NOTES 检查显示腹腔内有新鲜血液，结肠肠管连续性中断，边缘不整齐，断缘出血，从撕裂部位进入内镜，可见结肠袋及两个不同走向的肠管(图 13-62~ 图 13-65)。

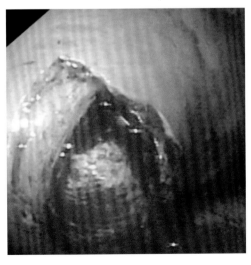

图 13-62 结肠撕裂并出血

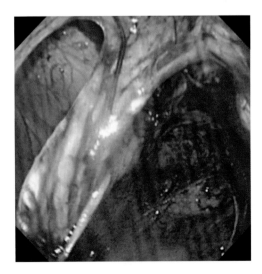

图 13-63 内镜进入结肠内(一)

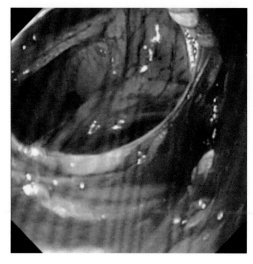
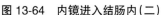

图 13-64　内镜进入结肠内（二）

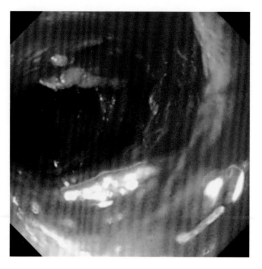

图 13-65　内镜进入结肠内（三）

参 考 文 献

［1］ WANG Q,WANG C,SUN D H,et al. Laparoscopic total mesorectal excision with natural orifice specimen extraction［J］. World J Gastroenterol,2013,19（5）:750-754.

［2］ FYOCK C J,PAREKATTI S J,ATALAH H,et al. The NOTES Approach to Management of Urinary Bladder Injury［J］. JSLS, 2011,15（3）:285-290.

［3］ LEE W C L,KO W J,CHO J H,et al. Endoscopic Treatment of Various Gastrointestinal Tract Defects with an Over-the-Scope Clip:Case Series from a Tertiary Referral Hospital［J］. Clin Endosc,2014,47（2）:178-182.

［4］ MADHOUN N,KELLER D S,HAAS E M. Review of single incision laparoscopic surgery in colorectal surgery［J］. World J Gastroenterol,2015,21（38）:10824-10829.

［5］ TRAN H,TURINGAN I,TRAN M. Single-Incision Laparoscopic Ventral Hernia Repair with Suprapubic Incision［J］. JSLS, 2013,17（2）:316-321.

［6］ SCHMIDT A,FUCHS K H,CACA K,et al. The Endoscopic Treatment of Iatrogenic Gastrointestinal Perforation［J］. Dtsch Arztebl Int,2016,113（8）:121-128.

［7］ VORST A L,KAOUTZANIS C,CARBONELL A M,et al. Evolution and advances in laparoscopic ventral and incisional hernia repair［J］.World J Gastrointest Surg,2015,7（11）:293-305.

［8］ GUNDOGAN E,AKTAS A,KAYAALP C,et al. Two cases of laparoscopic total colectomy with natural orifice specimen extraction and review of the literature［J］,Wideochir Inne Tech Maloinwazyjne,2017,12（3）:291-296.

［9］ KUMAR N,THOMPSON C C. A novel method for endoscopic perforation management by using abdominal exploration and full-thickness sutured closure［J］. Gastrointest Endosc,2014,80（1）:156-161.

［10］ ROGALSKI P,DANILUK J,BANIUKIEWICZ A,et al. Endoscopic management of gastrointestinal perforations,leaks and fistulas［J］. World J Gastroenterol,2015,21（37）:10542-10552.

［11］ DE MOURA D T H,DE MOURA B F B H,MANFREDI M A,et al. Role of endoscopic vacuum therapy in the management of gastrointestinal transmural defects［J］.World J Gastrointest Endosc,2019,11（5）:329-344.

［12］ KELLER D S,FLORES-GONZALEZ J R,IBARRA S,et al. Review of 500 single incision laparoscopic colorectal surgery cases-Lessons learned［J］. World J Gastroenterol,2016,22（2）:659-667.

［13］ ZHOU X,QI X,JIANG B,et al. Transumbilical endoscopic technique for complete closure of inguinal hernias in female pediatric patients［J］. Exp Ther Med, 2017, 13（1）:41-44.

［14］KAYAALP C, YAGCI M A, SOYER V. Laparoscopic and natural orifice transluminal restorative proctocolectomy:no abdominal incision for specimen extraction or ileostomy［J］.Wideochir Inne Tech Maloinwazyjne, 2016, 11（2）:115-120.

［15］SHERWINTER D A, GUPTA A, ECKSTEIN J G. Natural Orifice Translumenal Endoscopic Surgery Inguinal Hernia Repair:A Survival Canine Model［J］. J Laparoendosc Adv Surg Tech A, 2011, 21（3）:209-213.

第十四章

经自然腔道内镜手术保胆摘除胆囊息肉术

胆囊息肉（gallbladder polyps）又称为胆囊隆起性病变，是胆囊壁病变向胆囊腔内局限性突起的一类病变的总称。按病理性质可分为非肿瘤性息肉（包括胆固醇性息肉、炎性息肉、胆囊腺肌症）和肿瘤性息肉（包括腺瘤、平滑肌瘤、脂肪瘤、血管瘤和神经纤维瘤等）。

肿瘤性息肉是胆囊癌重要的危险因素，胆囊肿瘤性息肉中最常见的是来源于胆囊上皮的腺瘤，其在组织学上可进一步分为乳头状和非乳头状两类。胆囊腺瘤的大小与其恶性潜能直接相关，当胆囊腺瘤直径 >10mm 时，癌变发生率明显增加，直径 >15mm 则恶性可能性达 67%，直径 >20mm 时几乎可以认为就是恶性肿瘤。胆囊息肉诊断与鉴别诊断的关键是如何从胆囊息肉样病变中鉴别出胆囊的肿瘤性息肉，如彩色多普勒超声测到血流，CT、MRI 显示病变强化，则可视为肿瘤性息肉。

胆囊息肉缺乏有效的内科治疗，胆囊息肉手术治疗的目的是预防息肉癌变和解除临床症状。20 世纪 70 年代，随着腹腔镜技术不断完善和技术水平的不断提高，越来越多学者认为，对怀疑癌变的胆囊息肉患者不加选择地行开腹胆囊切除术，会使相当一部分没有癌变的胆囊息肉患者失去微创手术的机会。因此，许多学者主张对外观异常、胆囊无粘连和炎症的胆囊息肉患者采用保胆摘除息肉。

经胃路径 NOTES 保胆摘除息肉是一种比腹腔镜保胆摘除息肉更微创的新方法，一经临床应用，立即显示出其优点，并受到消化内镜医师的青睐。

一、适应证与禁忌证

1. 适应证

（1）单发，病变直径 >10mm 的胆囊息肉；

（2）年龄 >50 岁；

（3）无蒂或广基病变；

（4）胆囊息肉合并胆囊疾病，如胆囊结石、急性或慢性胆囊炎有明显临床症状者；

（5）胆囊息肉合并硬化性胆管炎、胆总管结石等胆管病变；

（6）长蒂或胆囊颈部息肉，影响胆囊排空，有胆绞痛发作等临床症状者；

（7）彩超测及血流或 CT、MRI 显示病变强化。

2. 禁忌证

(1) 胆囊息肉合并胆囊壁不规则增厚者,超声等辅助检查怀疑胆囊恶变可能;

(2) 病变在短期内基底变宽、有增大趋势或病灶周围黏膜有浸润、增厚表现。

二、术前准备

1. 患者准备

(1) 一般术前准备,询问病史,注意既往手术史及心肺疾患病史。

(2) 体格检查:判断腹部及心肺情况。

(3) 摄胸部 X 线片,除外腹内疝、腹外疝及肺部器质性病变。

(4) 术前查血常规、血型及出凝血时间。

(5) 术前查心电图,有慢性心肺疾病患者需查血气分析。

(6) 术前禁食 12 小时、禁水 4 小时以上。

(7) 术前用药:可适当应用止吐药、抑酸药及抗胆碱药。

2. 器械准备

(1) 内镜主机、内镜图文处理系统、麻醉机、CO_2 泵和水泵等。

(2) 手术器械的准备:内镜、带导丝针刀、导丝、扩张探条、扩张球囊、口 - 腹腔套管、活检钳、IT 刀、金属夹、圈套器等。

3. 患者体位和手术室布局　患者取左侧卧位。术中可随时调节位置高低及两侧倾斜的角度。术者站在患者的左侧,第一助手位于患者左侧术者后方,第二助手位于患者的右侧,麻醉师位于患者的头侧(图 14-1)。

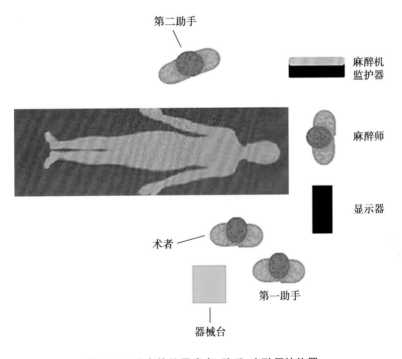

图 14-1 患者体位及术者、助手、麻醉师的位置

三、麻醉方法

气管插管全身麻醉。

四、经自然腔道内镜手术步骤与方法

经胃路径 NOTES 保胆摘除胆囊息肉术的手术步骤与方法包括：①经口腔插入内镜到达胃体与胃窦交界周围前壁；②切开胃前壁，制造胃腔至腹腔的通道；③内镜穿过胃壁通道到达右上腹肝右叶下缘，找到胆囊；④切开胆囊，内镜进到胆囊切除胆囊息肉；⑤内镜退出胆囊并封闭胆囊切口；⑥内镜退出至胃内并封闭胃前壁切口（图 14-2）。

1. 插入内镜到达胃腔　经口腔插入内镜，途经咽、喉、食管到达胃腔。充分清洁胃腔，将内镜镜头对准胃体 - 胃窦部前壁中部，选择胃壁穿刺点（步骤详见第六章）。

2. 胃前壁穿刺　助手用示指在左肋弓下缘中点 - 脐部连线中点下压，内镜在胃内见到压痕处为穿刺点。通过内镜活检钳道进针状刀，经穿刺点切开胃黏膜、黏膜下层、肌层和浆膜层到达腹腔，将导丝送入腹腔。然后，退出穿刺针留下导丝（图 14-3，图 14-4）。

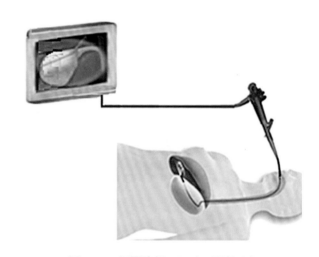

图 14-2　经胃路径 NOTES 胆囊手术

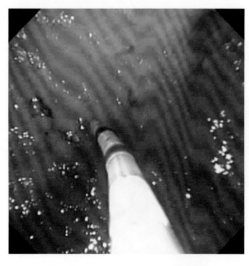

图 14-3　针刀穿刺并切开胃前壁

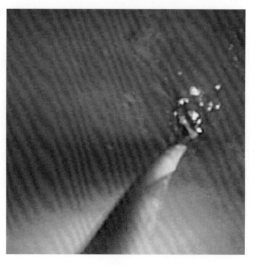

图 14-4　退出针刀留下导丝

3. 扩张胃壁切口形成通道　沿导丝进入 6.0Fr、7.0Fr、8.5Fr 三级探条逐级扩张，每一级扩张探条扩张 20 秒，然后应用交换法退出 8.5Fr 扩张探条，进入直径 2.0cm 气囊扩张 2 分钟，最后抽空并撤除气囊（图 14-5~ 图 14-8）。

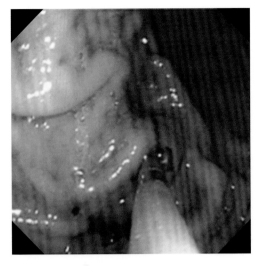

图 14-5　探条扩张胃壁

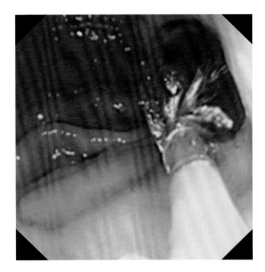

图 14-6　气囊扩张胃壁（一）

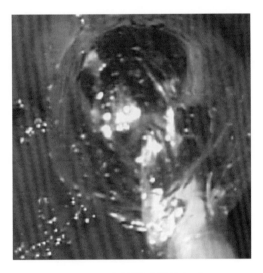

图 14-7　气囊扩张胃壁（二）

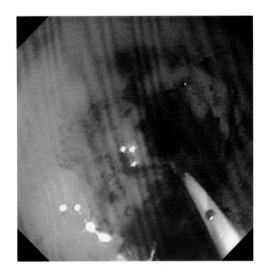

图 14-8　撤出气囊

4. 内镜进入腹腔找到胆囊　退出内镜到口外,将内镜套上口 - 腹腔套管后,再沿口腔 - 食管 - 胃壁切口路径送入内镜及口 - 腹腔套管到腹腔,气囊内注气以固定口 - 腹腔套管,内镜在腹腔内探查。

内镜到达肝右叶下缘,找到胆囊。通过调整进退内镜方向和内镜头的位置,充分暴露胆囊,选定切开部位(图 14-9)。

5. 切开胆囊,沿切口进内镜到达胆囊内　应用针刀在胆囊上切开 1cm 切口,切口深至贯通胆囊壁全层,经针刀插入导丝到胆囊。退出针刀留下导丝,再沿导丝进内镜到胆囊内进行胆囊探查和寻找胆囊息肉(图 14-10~ 图 14-16)。

6. 摘除胆囊息肉　应用圈套器套住胆囊息肉后将其摘除,仔细检查已摘除息肉的残端有无出血,发现创面渗血时应用氩气喷灼止血(图 14-17~ 图 14-20)。

7. 金属夹封闭胆囊切口　完成摘除胆囊内息肉过程后,退出内镜至胆囊外,应用金属夹连续夹闭法封闭胆囊切口(图 14-21,图 14-22)。

8. 封闭胃窦部切口　封闭胆囊切口后,退出内镜到胃内,应用金属夹连续夹闭法封闭胃切口(图 14-23)。

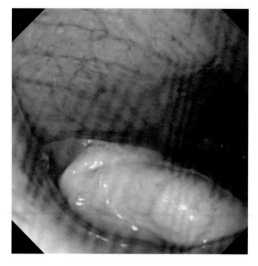

图 14-9 内镜显示胆囊

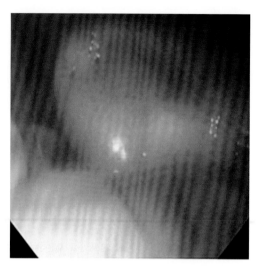

图 14-10 切开胆囊进导丝

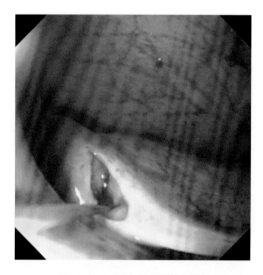

图 14-11 退出针刀留下导丝

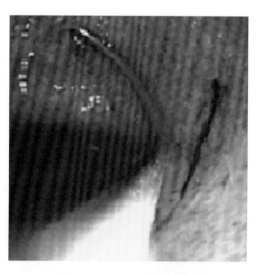

图 14-12 进内镜探查胆囊

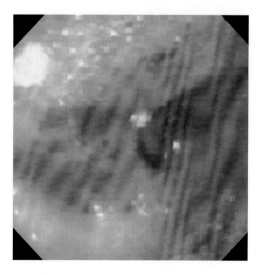

图 14-13 找到胆囊息肉

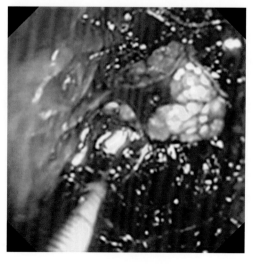

图 14-14 显示胆囊息肉

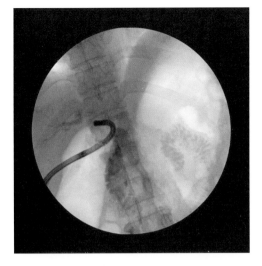

图 14-15 X 线摄片:内镜进入胆囊

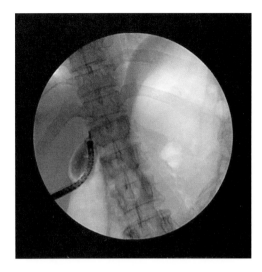

图 14-16 胆囊造影:内镜进入胆囊

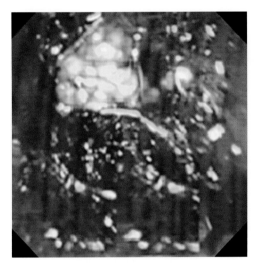

图 14-17 桑葚状胆囊息肉

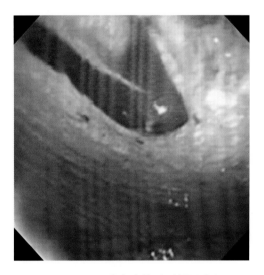

图 14-18 胆囊息肉摘除后创面渗血

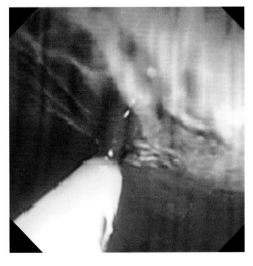

图 14-19 经内镜氩气喷灼止血

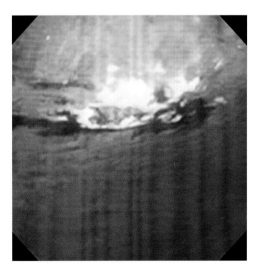

图 14-20 氩气喷灼后出血停止

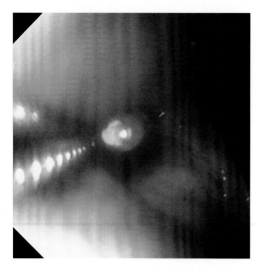

图 14-21 经内镜金属夹封闭胆囊切口(一)

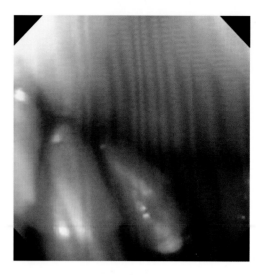

图 14-22 经内镜金属夹封闭胆囊切口(二)

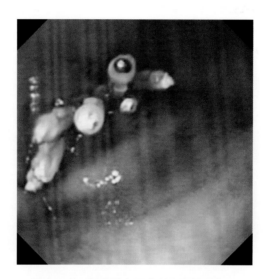

图 14-23 经内镜金属夹封闭胃前壁切口

五、术后主要注意事项

1. 监测患者生命体征。

2. 根据患者情况酌情应用抗生素 2~3 天。

3. 术后 48~72 小时后无异常可开始给予流质饮食。

4. 术后第 2 周嘱患者服用牛磺熊去氧胆酸,疗程为 6 个月。

参 考 文 献

[1] HIRANO Y, WATANABE T, UCHIDA T, et al. Single-incision laparoscopic cholecystectomy: Single institution experience and literature review [J]. World J Gastroenterol, 2010, 16(2): 270-274.

[2] COMITALO J B. Laparoscopic Cholecystectomy and Newer Techniques of Gallbladder Removal [J]. JSLS, 2012, 16(3): 406-412.

［3］ KURPIEWSKI W,PESTA W,KOWALCZYK M,et al. The outcomes of SILS cholecystectomy in comparison with classic four-trocar laparoscopic cholecystectomy［J］. Wideochir Inne Tech Maloinwazyjne,2012 ,7(4):286-293.

［4］ KASHIWAGI H,KAWACHI J,ISOGAI N,et al. Scarless surgery for a huge liver cyst:A case report［J］.Int J Surg Case Rep,2017,39:328-331.

［5］ PULVIRENTI E,TORO A,DI CARLO I. Update on Instrumentations for Cholecystectomies Performed via Transvaginal Route:State of the Art and Future Prospectives［J］. Diagn Ther Endosc,2010,2010:405469.

［6］ KANWARJIT S D,DIVYA A,ARSHBIR S D,et al. Natural orifice transluminal endoscopic surgery (hybrid) cholecystectomy:The Dhillon technique［J］. J Minim Access Surg,2017,13(3):176-181.

［7］ JOÃO M P,ESTEVÃO L,JORGE C P,et al. Natural orifice transluminal endoscopy surgery:A review［J］. World J Gastroenterol,2011,17(33):3795-3801.

［8］ BULIAN D R, KNUTH J,CERASANI N,et al. Transvaginal/Transumbilical Hybrid—NOTES—Versus 3-Trocar Needlescopic Cholecystectomy:Short-term Results of a Randomized Clinical Trial［J］. Ann Surg,2015,261(3):451-458.

［9］ ROGIER P,VOERMANS M I,VAN BERGE H,et al. Hybrid NOTES transgastric cholecystectomy with reliable gastric closure:an animal survival study［J］. Surg Endosc,2011,25(3):728-736.

［10］ DIRK R B,JURGEN K,KAI S L,et al. Systematic analysis of the safety and benefits of transvaginal hybrid-NOTES cholecystectomy［J］. World J Gastroenterol,2015,21(38):10915-10925.

［11］ AMINE C I,STEVEN D S,DANIEL B J. et al. Towards scar-free surgery:An analysis of the increasing complexity from laparoscopic surgery to NOTES［J］. Surg Endosc,2014,28(11):3119-3133.

第十五章

经自然腔道内镜手术保胆取胆囊结石术

胆囊结石作为胆道常见疾病,在我国发病率为 5%~10%,随着人们生活水平的提高,饮食结构的不断变化,其发病率呈逐年上升的趋势。胆囊结石的成因至今尚未完全阐明,多认同"三角代谢学说",即胆固醇于胆汁中达到过饱和状态后,便会将固体胆固醇结晶析出,从而形成胆固醇结石。

20 世纪 80 年代末,腹腔镜技术的开展,使得腹腔镜胆囊切除术(LC)被逐渐认可及推广,随着腹腔镜器械的改进、操作技术的成熟,手术难度越来越低,患者术后出现严重并发症和病死率的可能性大大降低。这使得如今外科医师面临胆囊病变的患者时,胆囊切除成为首选治疗方案。

然而,一些主张保留胆囊的学者认为,一味地选择切除胆囊,很可能忽略了胆囊的重要生理功能及患者的长期生活质量,同时也摘除了部分功能尚存或能恢复至正常功能的胆囊,甚至给不少胆囊切除术后的患者带来了巨大的痛苦。

胆囊切除术后的远期并发症主要有:①功能型胆囊切除后,肠肝循环和脂质代谢的变化不能完全代偿恢复;②成石性胆汁来自肝脏,从改正脂质代谢解决胆汁成分的思路发展看,切除胆囊并非对因治疗;③胆囊切除术后,部分患者表现长期消化不良、腹胀、腹泻、反流性胃炎和反流性食管炎、胆囊切除术后综合征(PCS);④食管癌、肝癌、结肠恶性肿瘤等发病率升高;⑤胆囊切除所带来的医源性胆道损伤问题还未完全避免。

20 世纪 90 年代,国内学者推出了"内镜微创保胆取石术",并且进行了一项长达 20 年的随访追踪研究,联合全国 14 家医院对 2 500 例病例进行统计,得出的结石复发率仅为 2%~10%,颠覆了人们对于保胆取石术后结石高复发率的传统观念。随着外科医师、基础研究学者及生物医学工程师们不断地探索和努力,内镜微创保胆取石/息肉手术已经逐步走向成熟。

对比腹腔镜微创保胆取石术,NOTES 保胆取石具有更微创、术后并发症少等优势。

一、适应证与禁忌证

1. 适应证
(1) 胆囊壁厚度小于 3~4mm;
(2) 经 ^{99}Te、ECT 或口服胆囊造影评价胆囊功能良好者;
(3) 无急性炎性反应的胆囊结石;

（4）胆囊结石≤3枚；

（5）胆囊结石直径≤2cm；

（6）患者有强烈的保胆意愿。

2. 禁忌证

（1）胆囊已失去功能者；

（2）胆囊管内结石无法通过术中内镜发现及取出者；

（3）胆囊管经造影证实梗阻，无法解除者；

（4）胆囊有Ⅲ度以上弥漫性壁间结石存在者；

（5）胆囊黄色肉芽肿及胆囊结石伴癌变者。

二、术前准备

1. 患者准备

（1）一般术前准备，询问病史，注意既往手术史及心肺疾患病史。

（2）体格检查：判断腹部及心肺情况。

（3）摄胸部X线片，除外腹内疝、腹外疝及肺部器质性病变。

（4）术前查血常规、血型及出凝血时间。

（5）术前查心电图，有慢性心肺疾病患者需查血气分析。

（6）术前禁食12小时、禁水4小时以上。

（7）术前用药：可适当应用止吐药、抑酸药及抗胆碱药。

2. 器械准备

（1）内镜主机、内镜图文处理系统、麻醉机、CO_2泵和水泵等。

（2）手术器械的准备：内镜、带导丝针刀、导丝、扩张探条、扩张球囊、口-腹腔套管、活检钳、IT刀、金属夹、取石网篮等。

3. 患者体位和手术室布局　患者取左侧卧位。术中可随时调节位置高低及两侧倾斜的角度。术者站在患者的左侧，第一助手位于患者左侧术者后方，第二助手位于患者的右侧，麻醉师位于患者的头侧（图15-1）。

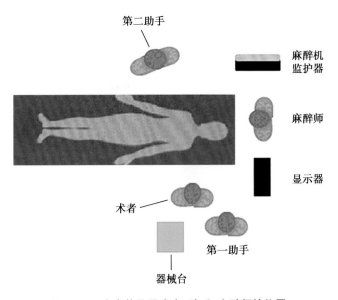

图15-1　患者体位及术者、助手、麻醉师的位置

三、麻醉方法

气管插管全身麻醉。

四、经自然腔道内镜手术步骤与方法

经胃路径 NOTES 保胆取胆囊结石的手术方法与步骤包括：①经口腔插入内镜到达胃体与胃窦交界周围前壁；②切开胃前壁，制造胃腔至腹腔的通道；③内镜穿过胃壁通道到达右上腹肝右叶下缘，找到胆囊；④切开胆囊，内镜进到胆囊取出胆囊结石；⑤内镜退出胆囊并封闭胆囊切口；⑥内镜退出至胃内并封闭胃前壁切口（图 15-2）。

1. 插入内镜到达胃腔 经口腔插入内镜，途经咽、喉、食管到达胃腔。充分清洁胃腔，将内镜镜头对准胃体-胃窦部前壁中部，选择胃壁穿刺点（步骤详见第六章）。

2. 切开胃前壁 助手用示指在左肋弓下缘中点-脐部连线中点下压，内镜在胃内见到压痕处为穿刺点。经内镜钳道插入针刀，选择胃前壁穿刺点依次切开胃黏膜层、黏膜下层、肌层和浆膜层到达腹腔，将导丝送入腹腔。然后，应用交换法退出针刀，留下导丝在腹腔内（图 15-3，图 15-4）。

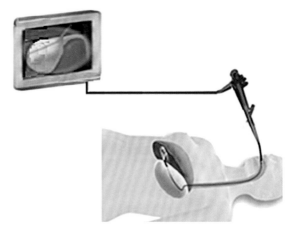

图 15-2 经胃路径 NOTES 保胆取胆囊结石手术路径

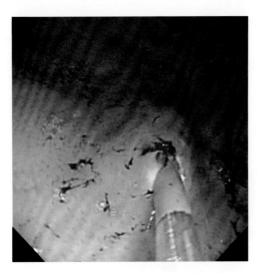

图 15-3 针刀穿刺并切开胃前壁

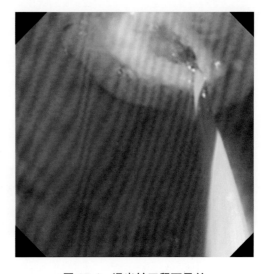

图 15-4 退出针刀留下导丝

3. 扩张胃前壁形成通道 沿导丝进入 6.0Fr、7.0Fr、8.5Fr 三级探条逐级扩张，每一级扩张探条扩张 20 秒，然后应用交换法退出 8.5Fr 扩张探条，进入直径 2.0cm 气囊扩张 2 分钟，最后抽空并撤除气囊（图 15-5~图 15-8）。

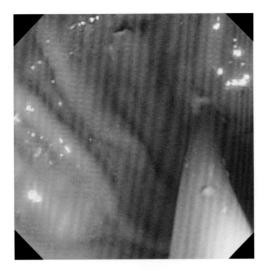

图 15-5　探条扩张胃壁

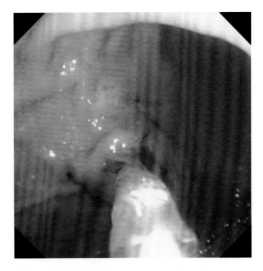

图 15-6　气囊扩张胃壁（一）

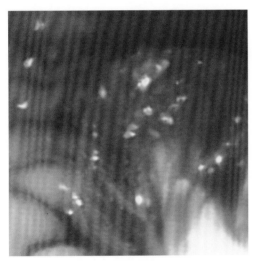

图 15-7　气囊扩张胃壁（二）

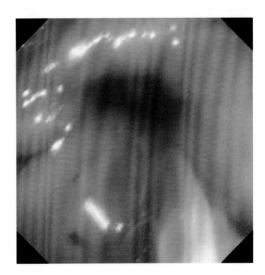

图 15-8　撤出气囊

4. 内镜进入腹腔找到胆囊　退出内镜到口外,将内镜套上口 - 腹腔套管后,再沿口腔 - 食管 - 胃壁切口路径送入内镜及口 - 腹腔套管到腹腔,气囊内注气以固定口 - 腹腔套管,经口腔 - 腹腔套管插入内镜进入腹腔,内镜前端转向右上腹,到达肝右叶下缘后,通过调整内镜插入方向和内镜前端的位置,充分暴露胆囊,选定切开点,如果因胆囊周围炎症粘连导致胆囊被纤维组织包裹,则需要仔细分离纤维组织,充分暴露胆囊（图 15-9~ 图 15-13）。

5. 穿刺及切开胆囊　选择胆囊体部无大血管区为穿刺点,用针刀穿刺自浆膜层刺入并小切开直达胆囊内。然后更换 IT 刀经切口进入胆囊,扩大切口至 1cm（图 15-14~ 图 15-17）。

6. 内镜进入胆囊寻找结石　内镜经切口进入胆囊,冲洗胆囊腔,找到胆囊结石并检查胆囊黏膜（图 15-18~ 图 15-21）。

7. 取出结石　应用取石网篮套住结石并取出结石（图 15-22,图 15-23）。

8. 封闭胆囊切口　取出胆囊结石后,内镜退出到胆囊外,应用金属夹连续封闭胆囊切口（图 15-24~ 图 15-27）。

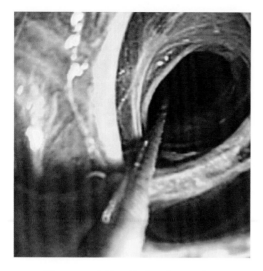

图 15-9 内镜经胃壁通道进入腹腔

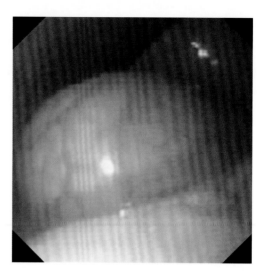

图 15-10 内镜下显示胆囊(一)

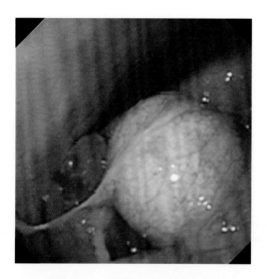

图 15-11 内镜下显示胆囊(二)

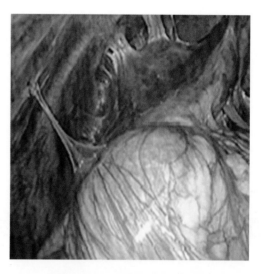

图 15-12 纤维组织包裹胆囊

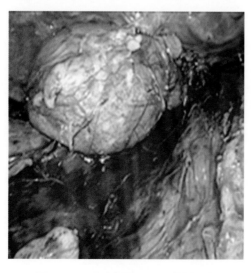

图 15-13 分离纤维组织后暴露胆囊

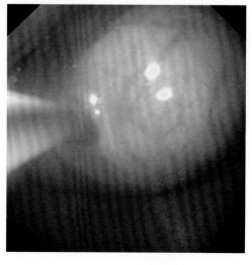

图 15-14 针刀穿刺胆囊

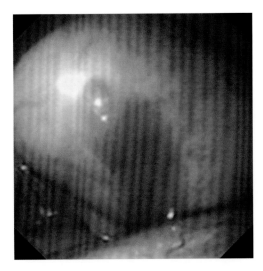

图 15-15 退出穿刺针刀后胆汁流出

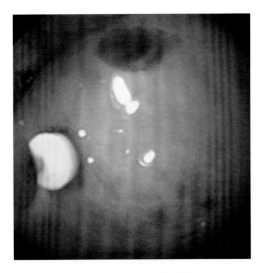

图 15-16 IT 刀切开胆囊（一）

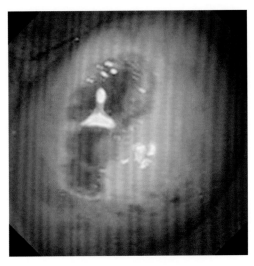

图 15-17 IT 刀切开胆囊（二）

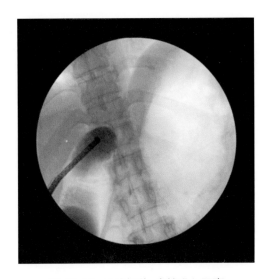

图 15-18 X 线摄片:内镜进入胆囊

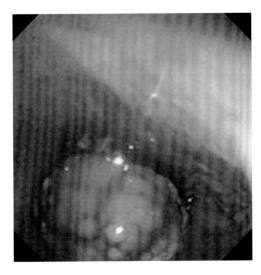

图 15-19 内镜下显示:胆囊结石（一）

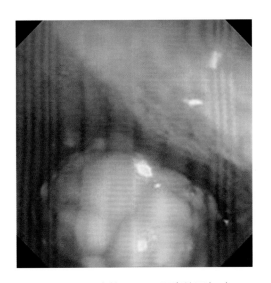

图 15-20 内镜下显示:胆囊结石（二）

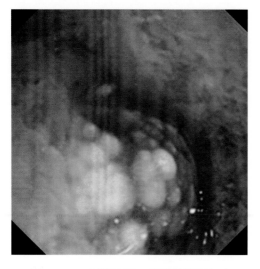

图 15-21 内镜下显示:胆囊管结石(三)

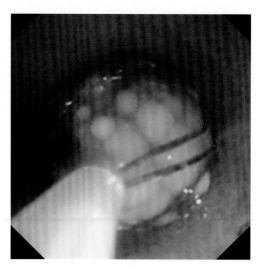

图 15-22 网篮圈套住胆囊结石

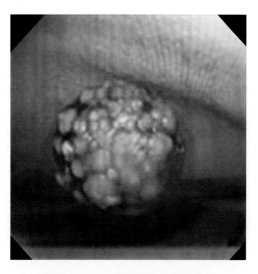

图 15-23 取出体外的胆囊结石

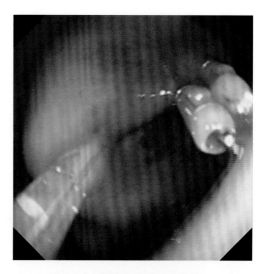

图 15-24 金属夹封闭胆囊切口(一)

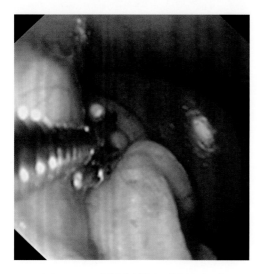

图 15-25 金属夹封闭胆囊切口(二)

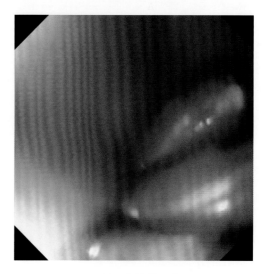

图 15-26 金属夹封闭胆囊切口(三)

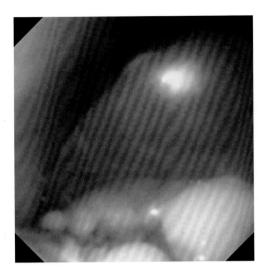

图 15-27　金属夹封闭胆囊切口（四）

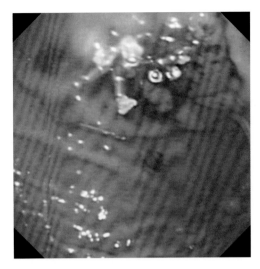

图 15-28　金属夹封闭胃前壁切口

9. 封闭胃窦部切口　封闭胆囊切口后,退出内镜到胃内,应用金属夹连续夹闭法封闭胃前壁切口
（图 15-28）。

五、术后主要注意事项

1. 监测患者生命体征。
2. 根据患者情况酌情应用抗生素 2~3 天。
3. 术后 48~72 小时后无异常酌情开始给予流质饮食。
4. 术后第 2 周嘱患者服用牛磺熊去氧胆酸,疗程为 6 个月。
5. 口服药物疗程结束后,复查胆囊 B 超,确认有无结石复发及胆囊情况。

参 考 文 献

[1] KANWARJIT S D,DIVYA A,ARSHBIR S D,et al. Natural orifice transluminal endoscopic surgery（hybrid）cholecystectomy：The Dhillon technique [J]. J Minim Access Surg,2017,13（3）:176-181.

[2] JOÃO M P,ESTEVÃO L,JORGE C P,et al. Natural orifice transluminal endoscopy surgery：A review [J]. World J Gastroenterol,2011,17（33）:3795-3801.

[3] WANG D,LIU Y,CHEN D,et al. Flexible transgastric endoscopic liver cyst fenestration：A feasibility study in humans（with video）[J]. Medicine（Baltimore）,2016,95（51）:e5420.

[4] GAMME G,BIRCH D W,KARMALI S. Minimally invasive splenectomy：an update and review [J]. Can J Surg,2013,56（4）:280-285.

[5] DALLEMAGNE B,PERRETTA S,ALLEMANN P,et al. Transgastric cholecystectomy：From the laboratory to clinical implementation [J].World J Gastrointest Surg,2010,2（6）:187-192.

[6] KOBIELA J,STEFANIAK T,DOBROWOLSKI S,et al. Transvaginal NOTES cholecystectomy in my partner？ No way! [J]. Wideochir Inne Tech Maloinwazyjne,2011,6（4）:236-241.

[7] PAN JJ,AHN W,DARGAR S,et al. Graphic and Haptic Simulation for Transvaginal Cholecystectomy Training in NOTES [J].J Biomed Inform,2016,60:410-421.

［8］BULIAN D R,KNUTH J,CERASANI N,et al. Transvaginal/Transumbilical Hybrid—NOTES—Versus 3-Trocar Needlescopic Cholecystectomy：Short-term Results of a Randomized Clinical Trial［J］. Ann Surg,2015,261（3）：451-458.

［9］ROGIER P,VOERMANS M I,VAN BERGE H,et al. Hybrid NOTES transgastric cholecystectomy with reliable gastric closure：an animal survival study［J］.Surg Endosc,2011,25（3）：728-736.

［10］DIRK R B,JURGEN K,KAI S L,et al. Systematic analysis of the safety and benefits of transvaginal hybrid-NOTES cholecystectomy［J］. World J Gastroenterol,2015,21（38）：10915-10925.

［11］AMINE C I,STEVEN D S,DANIEL B J,et al. Towards scar-free surgery：An analysis of the increasing complexity from laparoscopic surgery to NOTES［J］. Surg Endosc,2014,28（11）：3119-3133.

第十六章

经自然腔道内镜手术治疗重症急性胰腺炎合并腹腔间隔室综合征

重症急性胰腺炎（severe acute pancreatitis，SAP）是由于胰腺组织急性损伤、坏死后释放出多种生物活性物质和大量炎症因子，导致全身炎症反应综合征（systemic inflammatory response syndrome，SIRS）、多器官功能障碍综合征（multiple organ dysfunction syndrome，MODS）和各种并发症。其中最严重的并发症之一是腹腔间隔室综合征（abdominal compartment syndrome，ACS）（图16-1）。

在 SAP 早期阶段，胰腺组织急性损伤致使大量胰酶激活、多种生物活性物质和大量炎症因子释放，导致严重的 SIRS，引起胰腺腺体、胰周组织及腹膜后组织水肿，大量坏死组织形成，腹腔内浆液

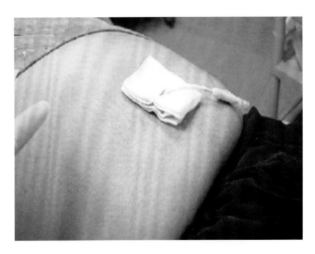

图 16-1　SAP 合并 ACS 的腹部外形

性及血性渗出液增多引起腹腔内压升高。SAP 中晚期，随着病程的进展，毛细血管通透性增加，毛细血管渗漏加剧，低蛋白血症导致体内水分向低压空间转移，进一步加重水肿，腹壁顺应性下降，坏死组织感染，加上 SAP 时消化道功能障碍、肠麻痹、肠腔积液、肠道菌群移位等，使腹腔内压力不可控升高进一步加剧。此外，在 SAP 治疗和抢救过程中大量的液体复苏、输血等致毛细血管静水压升高等因素，也会使得胰腺、胰周、腹腔脏器、腹壁、腹膜后组织严重水肿，腹腔广泛渗液，使腹腔压力升高，如此将导致恶性循环。

SAP 合并 ACS 的病理生理主要表现为发生单个或多个器官功能障碍：①对心血管功能的影响：腹内压升高使腔静脉受压，回流受阻，有效循环血量下降，心排血量减少，组织灌注不足，冠脉灌注不足，心肌泵力下降，导致心功能不全。②对肺功能的影响：膈肌上抬，胸腔压力增高，回心血量减少，肺通气量下降，氧分压与氧饱和度下降；肺毛细血管通透性增加，肺毛细血管楔压升高，肺泡/肺间质水肿，肺弥散功能下降，甚至发生急性呼吸窘迫综合征。③对肾功能的影响：SAP 合并 ACS 时，心排血量下降，肾动脉/肾静脉受压，肾血管阻力增加，均使肾血流量下降，肾素 - 血管紧张素 - 抗利尿激素分泌增多，可导致少尿或无尿、氮质血症甚至尿毒症。④对脑功能的影响：腹内压升高可引起颅内压升高，心排血量减少，致脑组织灌注不足，脑组织缺氧，细胞水肿，引起脑功能障碍。⑤对腹腔内脏的影响：SAP 合并 ACS 时，肝动脉/门静脉

阻力增加,肝脏灌注不足,同时由于毒素的产生,氧自由基-细胞因子的释放,导致肝细胞损害;肠黏膜的灌注不足,加之肠胀气/肠麻痹极易发生肠道细菌移位,加重了腹腔及全身感染、腹内脏器的血流减少,加剧了胰外侵犯等病理过程,使腹内脏器进一步受损。ACS 与 SAP 互相促进,恶性循环,对机体危害极大。

腹腔置管引流可以通过引流出腹腔内的渗出液和坏死组织、炎症渗出物、胰酶、血液、胆汁等。达到减少腹腔容积,减轻胰腺及全身的炎症反应,能迅速降低 IAP,从而降低多器官衰竭的发生的概率,可以明显降低患者的死亡率。此外,应用腹膜透析液灌洗引流,还可透析出炎症因子,在一定程度上减轻全身炎症反应。

一、术前准备

1. 患者准备

(1) 一般术前准备:询问病史,注意既往手术史及心肺疾患病史。

(2) 体格检查,判断腹部及心肺情况。

(3) 摄胸部 X 线片,除外腹内疝、腹外疝及肺部器质性病变。

(4) 术前查血常规、血型、出凝血时间及血气分析。

(5) 术前查心电图。

(6) 入院后均接受禁食、胃肠减压、止痛、抑制胰酶分泌及活性、纠正水电解质和酸碱失衡,预防性使用抗生素,严密监测肺、肾、心功能等综合治疗。

2. 器械准备

(1) 内镜主机、麻醉机、气腹机、内镜图文处理系统等。

(2) 手术器械的准备:内镜、注射针、Dual 刀、带导丝针刀、导丝、经内镜扩张探条、扩张球囊、活检钳、IT 刀、金属夹、尼龙绳、气腹针、腹腔套管、扩张探条、圈套器、腹腔灌洗管、腹腔引流管、气囊引流管。

3. 患者体位和手术室布局　患者取仰卧位。术者站在患者的左侧,第一助手位于患者左侧术者后方,第二助手位于患者的右侧,麻醉师位于患者的头侧(图 16-2)。

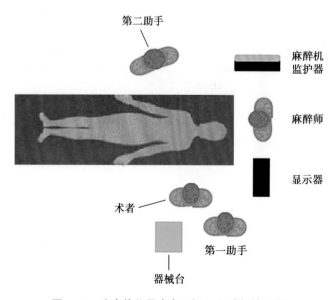

图 16-2　患者体位及术者、助手、麻醉师的位置

二、麻醉方法

气管插管全身麻醉。

三、经自然腔道内镜手术步骤与方法

1. 插入内镜到达胃腔 经口腔插入内镜,途经咽、喉、食管到达胃腔。充分清洁胃腔,将内镜镜头对准胃体 - 胃窦部前壁中部,选择胃壁穿刺点(步骤详见第六章)。

2. 穿刺胃前壁 经口腔插入胃镜,到达胃体与胃窦交界区前壁,穿刺胃前壁,助手用示指在左肋弓下缘中点 - 脐部连线中点下压,内镜在胃内见到压痕处为穿刺点。通过内镜活检钳道进带导丝针刀,经胃前壁穿过胃黏膜层、肌层和浆膜层到达腹腔,将导丝送入腹腔后,退出穿刺针留下导丝(图 16-3,图 16-4)。

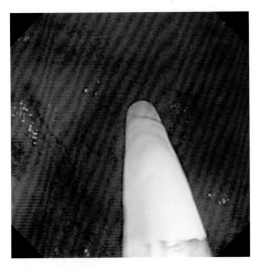 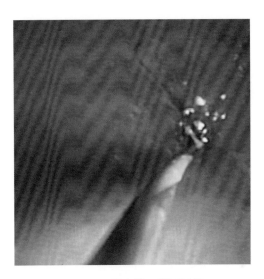

图 16-3　胃前壁针刀穿刺　　　　　　　　图 16-4　退出针刀留下导丝

3. 扩张胃壁形成通道 沿导丝进入 6.0Fr、7.0Fr、8.5Fr 三级探条逐级扩张,每一级扩张探条扩张 20 秒,然后应用交换法退出 8.5Fr 扩张探条,进入直径 2.0cm 气囊扩张 2 分钟(图 16-5~ 图 16-8)。

4. 进内镜腹腔探查 内镜进入腹腔后,随即对腹腔、盆腔进行探查,腹水较多影响内镜观察,应先抽尽腹水,适当注气,然后自上而下从上腹部、中腹部、下腹部到盆腔仔细探查。

SAP 合并 ACS 的腹腔表现可分为 4 型:①腹腔积液型;②肠胀气型;③小网膜囊积液型;④后腹膜腔积液型。

(1) 腹腔积液型 ACS:腹腔积液型 ACS 的特点是腹腔内充满大量渗出液。经胃路径 NOTES 腹腔探查显示,腹水量可大可小,其性质因病情轻重不同而呈多样性特点,胰腺及腹膜炎症反应较轻者为浆液性腹水,胰腺及腹膜炎症反应较重者为黄色混浊腹水。腹腔内组织坏死出血者为红色血性腹水、24 小时之前出血者为褐色腹水,含胆汁腹水为深绿色腹水,合并腹腔感染者为白色、黄色、化脓性腹水,铜绿假单胞菌感染腹水为绿色腹水(图 16-9~ 图 16-24)。

(2) 肠胀气型 ACS:肠胀气型 ACS 的特点是肠管内充满大量气体。经胃路径 NOTES 腹腔探查显示,腹壁与肠管、肠管与肠管、肠管与肝脏之间的间隙狭小,肠管高度扩张,肠管与腹壁间隙变窄(图 16-25~ 图 16-27)。

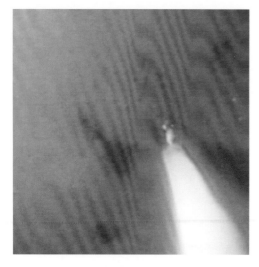

图 16-5　沿导丝进探条扩张

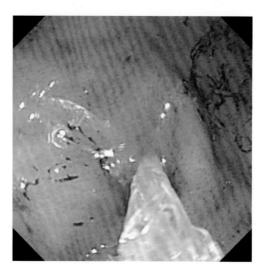

图 16-6　沿导丝进球囊

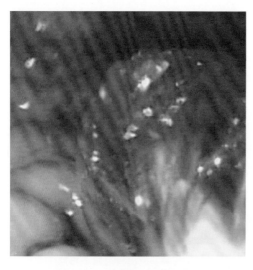

图 16-7　球囊扩张胃壁切口

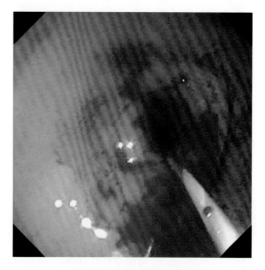

图 16-8　胃壁通道形成

图 16-9　浆液性腹水

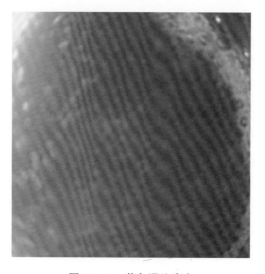

图 16-10　黄色混浊腹水

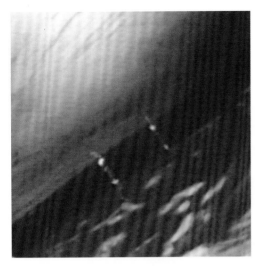

图 16-11 血性腹水

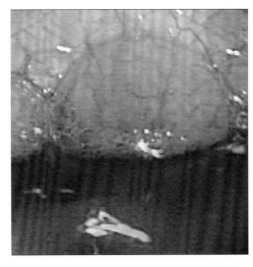

图 16-12 陈旧性血性腹水(一)

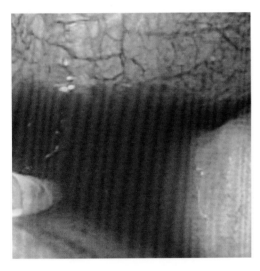

图 16-13 陈旧性血性腹水(二)

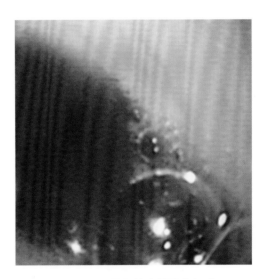

图 16-14 陈旧性血性腹水(三)

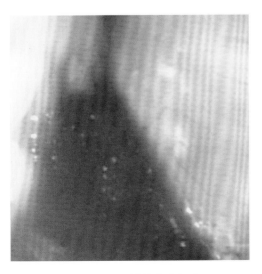

图 16-15 胆汁性腹水(一)

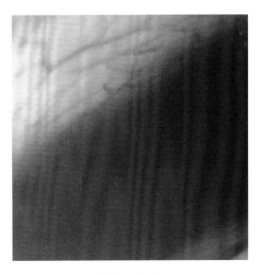

图 16-16 胆汁性腹水(二)

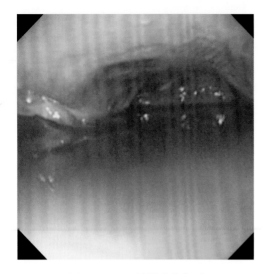

图 16-17　胆汁性腹水（三）

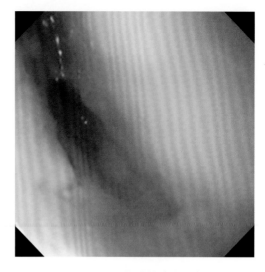

图 16-18　化脓性腹水（一）

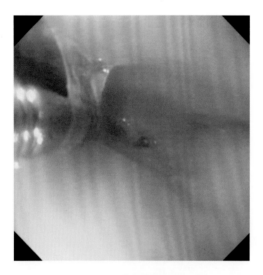

图 16-19　化脓性腹水（二）

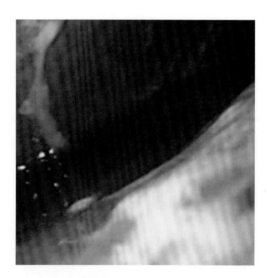

图 16-20　化脓性腹水（三）

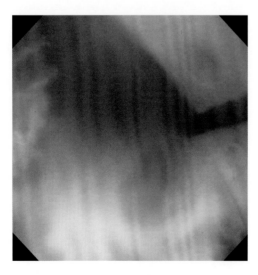

图 16-21　化脓性腹水（四）

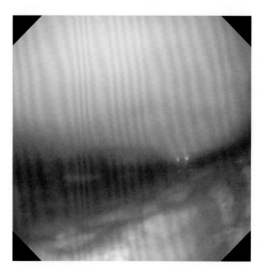

图 16-22　化脓性腹水（五）

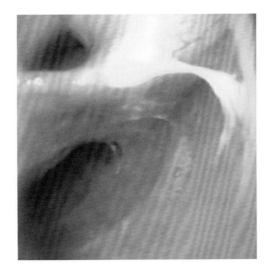

图 16-23　铜绿假单胞菌感染腹水（一）

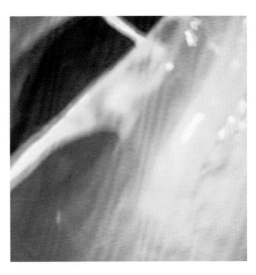

图 16-24　铜绿假单胞菌感染腹水（二）

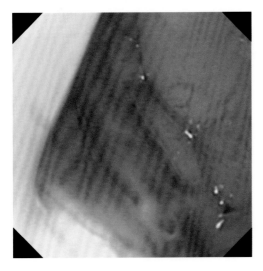

图 16-25　肠胀气致肠管腹壁间隙缩小（一）

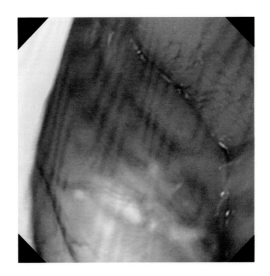

图 16-26　肠胀气致肠管腹壁间隙缩小（二）

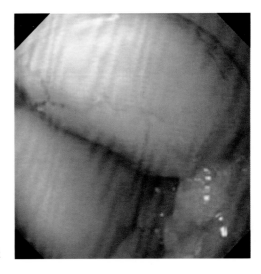

图 16-27　肠胀气致肠管高度扩张

（3）小网膜囊积液型 ACS：小网膜囊积液型 ACS 的原因是小网膜孔粘连闭塞，胰腺炎症分泌物、胰液、坏死物等不能经网膜孔流至腹腔，导致小网膜囊充满大量液体，压力很高。经胃路径 NOTES 腹腔探查显示，腹腔积液和肠胀气不明显，肝结肠韧带局部高度膨隆，透过肝结肠韧带表面可见小网膜囊充满炎性、脓性或血性液体（图 16-28~ 图 16-35）。

（4）后腹膜腔积液型 ACS：由于胰腺是腹膜的间位器官，胰体与胰尾位于腹膜后，当胰腺体尾部急性炎症渗出大量液体聚集在后腹膜腔时，即出现后腹膜腔积液型 ACS。后腹膜腔积液型 ACS 并非依腹腔测压和 NOTES 腹腔探查确诊，而是依靠临床症状、CT 检查明确诊断。CT 检查可显示胰腺肿大、胰周渗出、后腹膜腔大量液体聚集（图 16-36）。

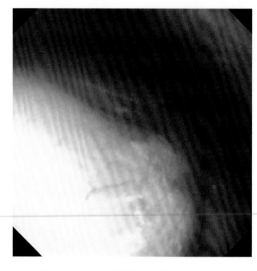

图 16-28　小网膜囊内积液、高压（一）

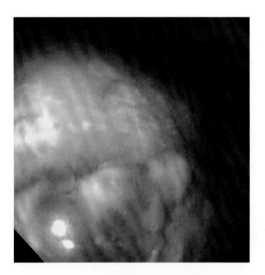

图 16-29　小网膜囊内积液、高压（二）

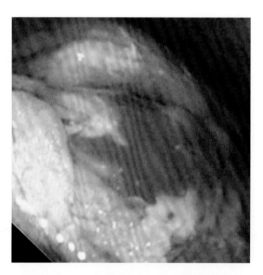

图 16-30　小网膜囊内积液、高压（三）

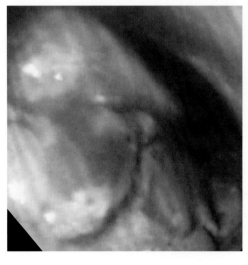

图 16-31　小网膜囊内积液、高压（四）

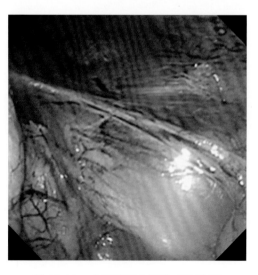

图 16-32　小网膜囊内积液、高压（五）

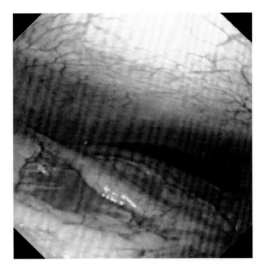

图 16-33　小网膜囊内积液、高压（六）

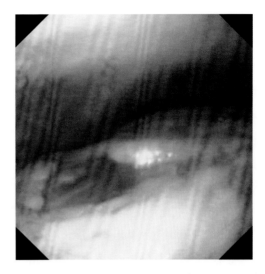

图 16-34　小网膜囊内积液、高压（七）

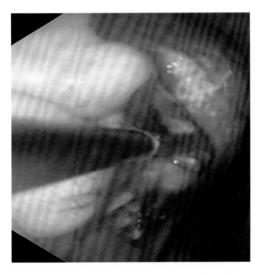

图 16-35　经内镜切开小网膜囊

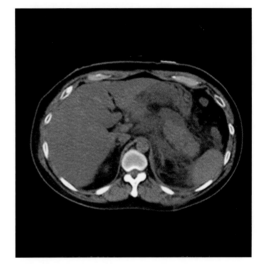

图 16-36　胰腺肿大、胰周渗出、后腹膜腔大量液体聚集

四、腹腔灌洗引流炎症产物

SAP 患者腹腔内存在的炎性分泌物、组织坏死物、胰液、血液、脓液等，必须尽量清除干净，否则上述炎症产物将继发腹腔感染及脓毒症，使病情迅速恶化。

腹腔内炎症产物分为液体性产物和固体性产物两种。清除液体性产物的方法是在腹腔放置一根灌洗管和一根引流管，通过反复腹腔灌洗和引流使之清除。清除腹腔内固体性炎症产物，较之清除腹腔内液体性炎症产物要困难很多，需要先在腹腔内镜下破碎固体性炎性产物，然后经内镜吸引和经腹腔置管灌洗和引流出体外。

(一)清除液体性产物的方法与步骤

1. 置管部位选择

(1)灌洗管放置在上腹部,引流管放置在右下腹部。

(2)小网膜囊积液型采用单管灌洗及引流,置管部位选上腹部或脐部。

2. 放置腹腔灌洗管　选上腹部为穿刺点,用穿刺针刺入腹腔内,在腹腔内镜监视下见到针头后,拔出穿刺针芯,沿穿刺针管进入导丝,退出穿刺针留下导丝,再沿导丝进入扩张管扩张穿刺道,最后退出扩探条,沿导丝进入气囊灌洗管,注气充盈气囊以防脱出,体表缝合固定(图 16-37~图 16-41)。

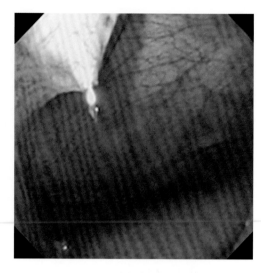

图 16-37　穿刺针刺入腹腔内

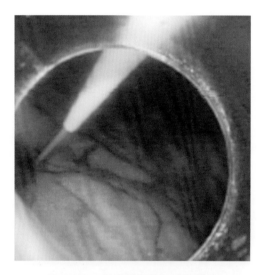

图 16-38　扩张管沿导丝扩张胃壁

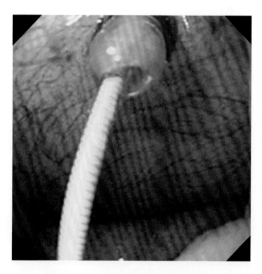

图 16-39　沿导丝进气囊灌流管

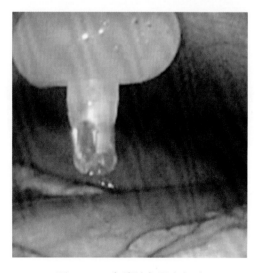

图 16-40　气囊注气固定(一)

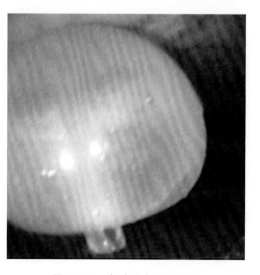

图 16-41　气囊注气固定(二)

3. 放置引流管

（1）经胚胎性自然腔道内镜进腹腔：经胚胎性自然腔道内镜进腹腔放置腹腔引流管的方法与步骤：①腹部消毒铺巾，选择在脐旁皮肤切开 1cm 切口；②进气腹针到腹腔，注入 CO_2 制造气腹；③进套管针到腹腔，退出针芯，沿导管针进导丝；④沿导丝应用扩张管及沙氏扩张探条逐级扩张，形成腹壁至腹腔通道；⑤进腹腔套管；⑥经腹腔套管进内镜到腹腔内（图 16-42~ 图 16-49）。

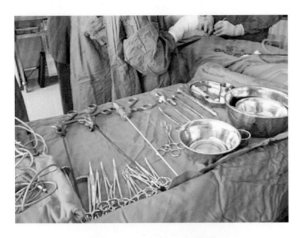

图 16-42　ENOTES 器械

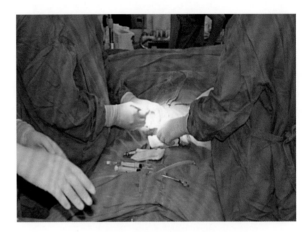

图 16-43　脐旁皮肤切开 1cm 切口

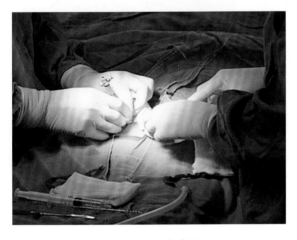

图 16-44　进气腹针

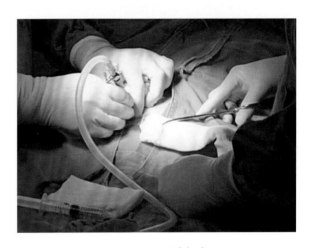

图 16-45　制造气腹

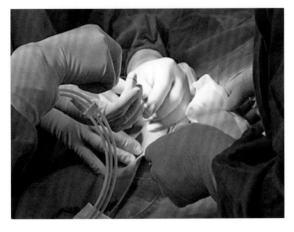

图 16-46　沿导管针进导丝

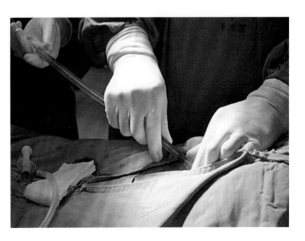

图 16-47　扩张腹壁切口

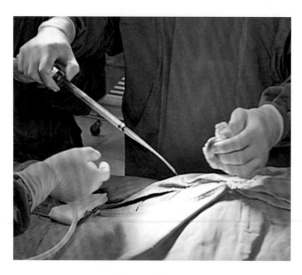

图 16-48 进腹腔套管

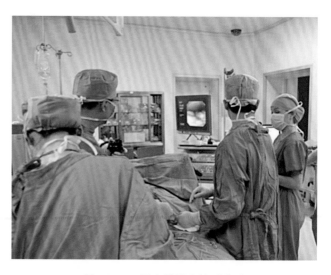

图 16-49 沿套管进内镜到腹腔

（2）放置腹腔引流管：在腹壁选择腹腔引流管腹部放置部位，用聚维酮碘消毒穿刺点周围区域。术者左手固定穿刺部位皮肤，右手持针经穿刺点垂直刺入腹壁，在腹腔内镜监视下发现穿刺针时，表明穿刺针尖已穿过腹膜壁层，退出针芯留下针管并经针管内送导丝，用交换法退出针管留下导丝，通过内镜及异物钳将导丝调整到盆腔最低位。根据需置入管道直径选择扩张管及扩张探条尺寸，沿导丝应用扩张管及扩张探条逐级扩张，形成腹壁至腹腔孔道。扩张形成孔道后，退出扩张探条留下导丝。最后沿导丝放置腹腔引流管。在内镜腹腔内监视下调整好位置，腹壁缝合固定（图 16-50~图 16-62）。

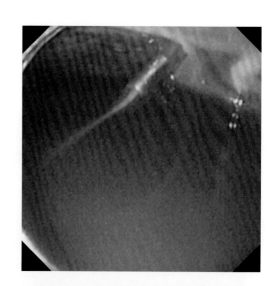

图 16-50 穿刺腹壁及经穿刺针管进导丝

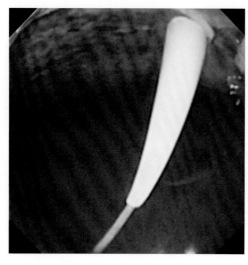

图 16-51 沿导丝用扩张管扩张腹壁

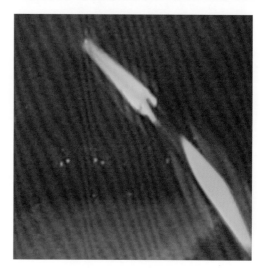

图 16-52 沿导丝进引流管

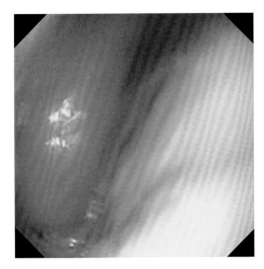

图 16-53　引流管尖端放置在盆腔低位（一）

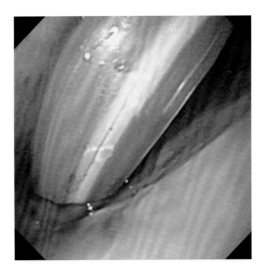

图 16-54　引流管尖端放置在盆腔低位（二）

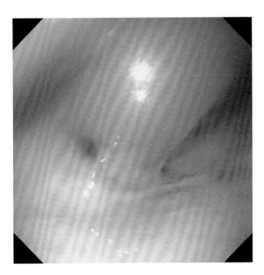

图 16-55　引流管在盆腔

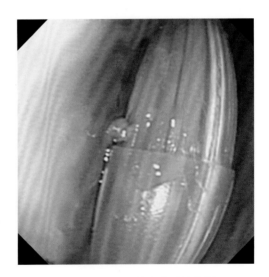

图 16-56　引流管在腹腔的位置

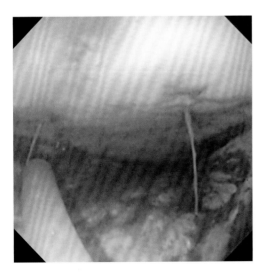

图 16-57　引流管在盆腔的位置

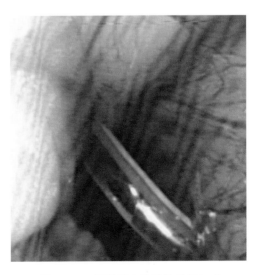

图 16-58　引流管在腹壁的位置（一）

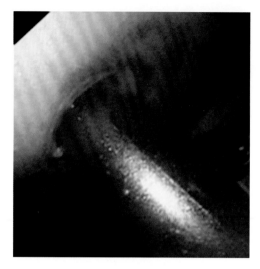

图 16-59　引流管在腹壁的位置(二)

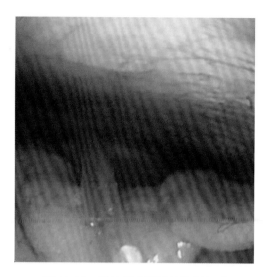

图 16-60　引流管在腹壁的位置(三)

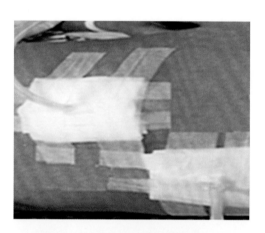

图 16-61　腹壁灌洗引流管位置(一)

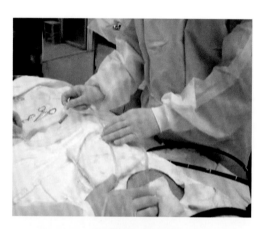

图 16-62　腹壁灌洗引流管位置(二)

(二)清除腹腔内固体性炎症产物方法与步骤

1. 经内镜破碎并吸出固体性炎性产物　清除腹腔内固体性炎症产物,比清除腹腔内液体性炎症产物更困难,需要先经内镜用活检钳、网篮等器械破碎固体性炎性产物,然后经内镜吸引出体外(图 16-63~ 图 16-71)。

2. 灌洗和引流清除固体物碎屑　放置腹腔置管引流管,每天用 5% 葡萄糖透析液 15 000ml 灌洗腹腔。通过灌洗和引流清除了固体炎性产物的腹腔,内镜下显示比较清洁(图 16-72~ 图 16-74)。

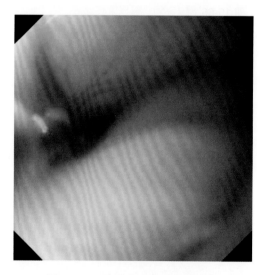

图 16-63　腹腔内固体性炎性产物

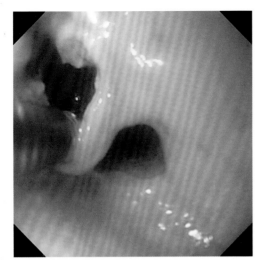

图 16-64　破碎和清除固体性炎性产物（一）

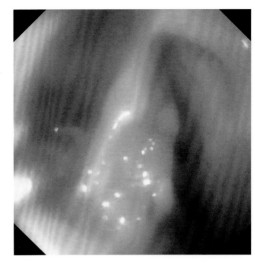

图 16-65　破碎和清除固体性炎性产物（二）

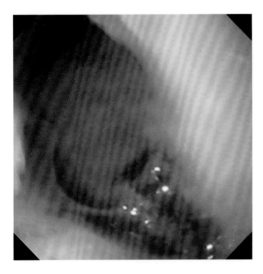

图 16-66　破碎和清除固体性炎性产物（三）

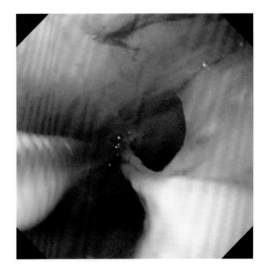

图 16-67　破碎和清除固体性炎性产物（四）

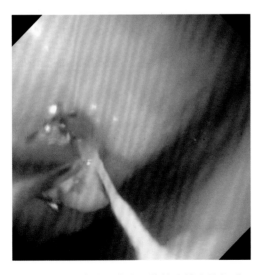

图 16-68　破碎和清除固体性炎性产物（五）

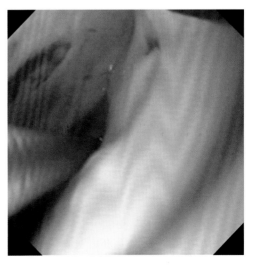

图 16-69　破碎和清除固体性炎性产物（六）

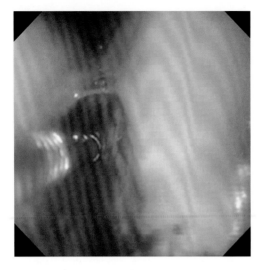

图 16-70　破碎和清除固体性炎性产物（七）

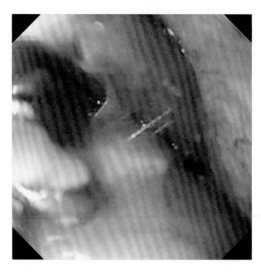

图 16-71　破碎和清除固体性炎性产物（八）

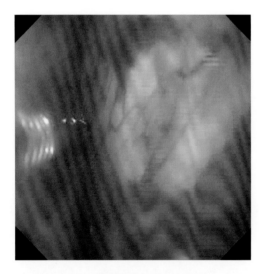

图 16-72　清除固体性炎性产物后（一）

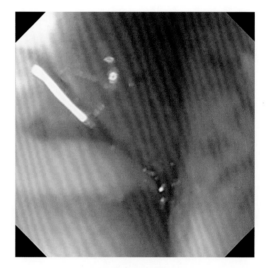

图 16-73　清除固体性炎性产物后（二）

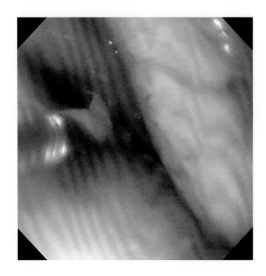

图 16-74　清除固体性炎性产物后（三）

五、小网膜囊置管灌洗引流

腹腔内镜到达胃结肠韧带前方,用针刀切开胃结肠韧带,经内镜活检钳道进导丝到小网膜囊内,再沿导丝进扩张球囊到小网膜囊,扩张小网膜囊切口至直径 1cm。再将内镜进入小网膜囊内,反复冲洗和吸引小网膜囊腔。最后通过导丝放置灌洗引流管。

选择腹壁上腹剑突与脐之间或脐部作为灌洗引流管放置部位,用聚维酮碘消毒穿刺点周围区域。在内镜监视下,术者左手固定穿刺部位皮肤,右手持针经穿刺点垂直刺入腹壁,待内镜腹腔内监视发现穿刺针时,显示针尖已穿过腹膜壁层,退出针芯留下针管并经针管内送导丝,用交换法退出针管留下导丝,通过内镜活检钳道将导丝调整到小网膜囊内。根据需置入管道直径选择扩张管及扩张探条尺寸,沿导丝应用扩张管及扩张探条逐级扩张,形成腹壁至腹腔孔道。扩张形成孔道后,退出扩张探条留下导丝。最后沿导丝放置灌洗引流管。在内镜腹腔内监视下调整好位置,腹壁缝合固定(图 16-75~ 图 16-85)。

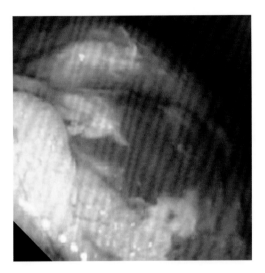

图 16-75　胃结肠韧带向前膨出

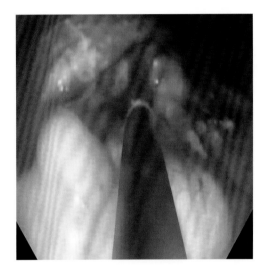

图 16-76　针刀切开胃结肠韧带

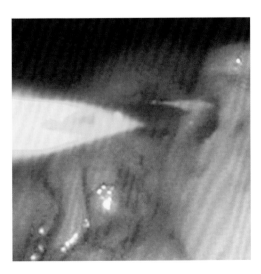

图 16-77　导丝进入小网膜囊内

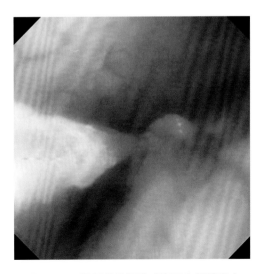

图 16-78　沿导丝进扩张球囊到小网膜囊内

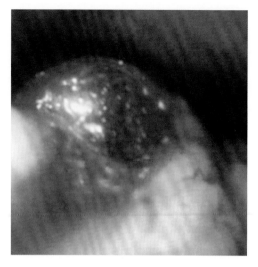

图 16-79　球囊扩张小网膜囊切口

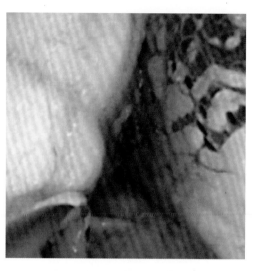

图 16-80　内镜进入小网膜囊

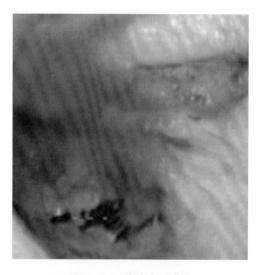

图 16-81　清洗小网膜囊

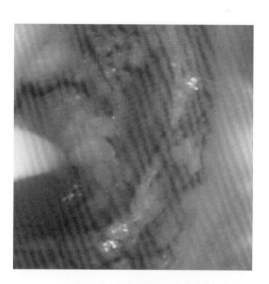

图 16-82　小网膜囊内置管

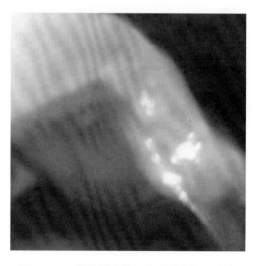

图 16-83　灌洗引流管经小网膜囊切口引出

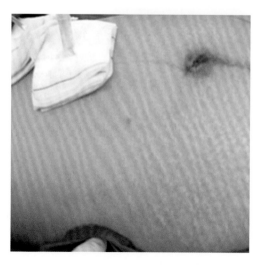

图 16-84　小网膜囊灌洗引流管经上腹部引出

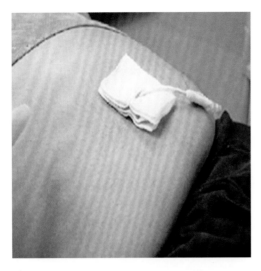

图 16-85 小网膜囊灌洗引流管经脐引出

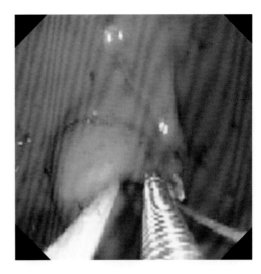

图 16-86 金属夹封闭胃窦部切口（一）

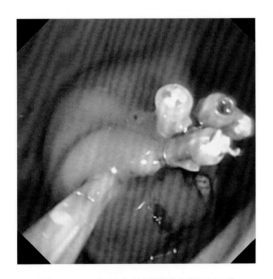

图 16-87 金属夹封闭胃窦部切口（二）

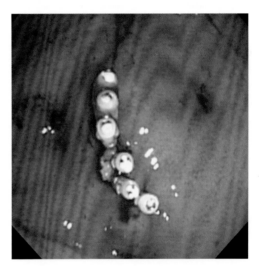

图 16-88 金属夹封闭胃壁切口

六、封闭胃窦部切口

完成腹腔坏死物清除及置管引流后，退出内镜，应用金属夹封闭切口（图 16-86~ 图 16-88）。

七、后腹膜置管闭式引流

腹膜腔积液型 ACS，不能通过经胃路径 NOTES 腹腔治疗，而应采用 CT 引导下"后腹腔穿刺置管引流"的方法治疗。操作方法与步骤：①患者取俯卧位，CT 定位穿刺点；②局部皮肤消毒铺巾，局部麻醉；③沿穿刺点进套管针后，将患者的穿刺部位移送到 CT 下扫描，如穿刺针到达的部位不十分理想，则将患者移出 CT 扫描部外调整穿刺针位置，直至穿刺针到达理想的引流部位为止；④退出穿刺针针芯，经针管进导丝到达后腹膜腔，用交换法保留导丝退出针管；⑤根据需置入管道直径选择扩张管及扩张探条尺寸，沿导丝应用扩张管及扩张探条逐级扩张,在皮肤至后腹膜腔之间形成一条通道;⑥退出最后一根扩张管,沿导丝送入气囊引流管;⑦检查引流通畅后,气囊内注入泛影普胺内固定引流管,体表缝合固定(图 16-89~图 16-92)。

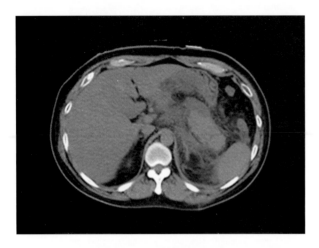

图 16-89　后腹腔积液 ACS

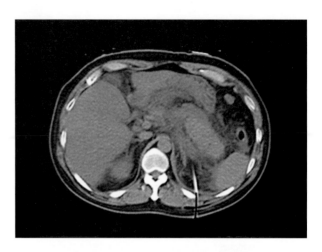

图 16-90　CT 引导下穿刺后腹膜腔

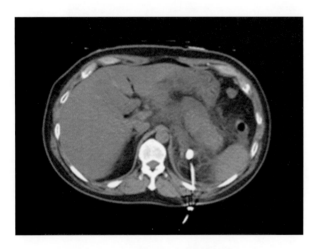

图 16-91　后腹腔置入气囊管引流(一)

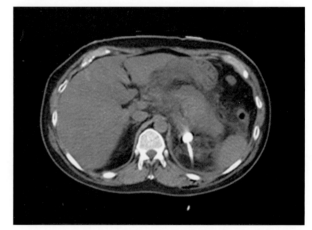

图 16-92　后腹腔置入气囊管引流(二)

参 考 文 献

[1] 朱惠明,廖秀敏,熊高飞,等. 经胚胎性自然腔道内镜手术治疗重症急性胰腺炎合并腹腔间隔室综合征[J]. 中华急诊医学杂志,2014,23(10):1093-1097.

[2] 朱惠明,刘玉杰,孙传涛,等. 经自然腔道内镜手术治疗暴发性急性胰腺炎[J]. 临床肝胆病杂志,2013,29(3):205-231.

[3] ZHU H M,GUO S Q,LIAO X M,et al. Embryonic natural orifice transluminal endoscopic surgery in the treatment of severe acute pancreatitis complicated by abdominal compartment syndrome [J]. World J Emerg Med,2015,6(1):23-28.

[4] 孙传涛,李胜保,童强. 早期内镜治疗重症急性胰腺炎并发腹腔内高压/腹腔间隔室综合征的效果研究[J]. 中国内镜杂志,2018,24(2):63-67.

[5] SONJA G,JÖRG K,MICHAEL K,et al. Natural orifice transluminal endoscopic surgery in pancreatic diseases [J]. World J Gastroenterol,2010,16(31):3859-3864.

[6] PULI S R,GRAUMLICH J F,PAMULAPARTHY S R,et al. Endoscopic transmural necrosectomy for walled-off pancreatic necrosis:A systematic review and meta-analysis [J]. Can J Gastroenterol Hepatol,2014,28(1):50-53.

［7］ALLEMANN P,PERRETTA S,ASAKUMA M,et al. NOTES new frontier：Natural orifice approach to retroperitoneal disease［J］. World J Gastrointest Surg,2010,2（5）：157-164.

［8］AKE A S. Pancreatic pseudocysts and aneurysms［J］. N Am J Med Sci,2010,2（12）：552-555.

［9］孙传涛,童强,李胜保,等. 软式内镜经脐路径腹腔灌洗透析治疗重症急性胰腺炎 73 例［J］.广东医学,2011,32（18）：2445-2447.

［10］郭少卿,朱惠明,廖秀敏,等. 经胚胎性自然腔道软式内镜手术治疗重症急性胰腺炎 12 例［J］.山东医药,2015,55（3）：36-38.

［11］CHOI H S,CHUN H J. Recent Trends in Endoscopic Bariatric Therapies［J］. Clin Endosc,2017,50（1）：11-16.

［12］PAPACHRISTOUG I,TAKAHASHI N,CHAHAL P,et al. Peroral Endoscopic Drainage/Debridement of Walled-off Pancreatic Necrosis［J］. Ann Surg,2007,245（6）：943-951.

第十七章

经自然腔道内镜手术治疗
腹膜粘连

腹腔粘连(peritoneal adhesion)指各种原因引起的腹膜(或网膜)与肠管、肠管与肠管之间发生的不正常黏附。重度粘连者易发生单纯性肠梗阻或不完全性梗阻。

发病机制:①腹膜病变释放纤维蛋白原:在致病因素作用下,腹膜病变释放纤维蛋白原,无法溶解吸收,沉积在损伤腹膜的表面,形成纤维蛋白"网络样"结构。同时,巨噬细胞受到各种致炎因子的趋化,向损伤处炎症反应部位运动,释放出大量成纤维细胞生长因子、内皮细胞生长因子、转化生长因子-β(TGF-β)、肿瘤坏死因子,血小板亦向损伤部位聚集并活化,释放出较多血小板生长因子。这些细胞因子刺激组织中的纤维母细胞转化为成纤维细胞,合成大量胶原纤维,沉积、充填于最初形成的纤维蛋白构成的"网络"中,最终导致组织损伤的修复和腹膜粘连的形成。②腹膜的炎症反应:腹膜的炎症反应激活环氧化酶,加速花生四烯酸代谢,其产物前列腺素、血栓素、白三烯等,都促进炎性渗出物的增加,使粘连加重。③纤维蛋白溶解减少:纤维蛋白的溶解是由纤维蛋白溶解酶催化的,纤维蛋白溶解酶以酶原的形式存在,组织内存在纤维蛋白溶解酶原的激活物,它包括两种类型,即组织型纤维蛋白溶解酶原激活物(TPA)与尿激酶型纤维蛋白溶解酶原激活物(UPA),它们均是由巨噬细胞分泌的,其中TPA的活性占95%、UPA占5%。纤维蛋白溶解酶原只有在TPA或UPA的作用下才形成有活性的纤维蛋白溶解酶。研究证明,腹膜损伤以后,TPA、UPA水平下降,而PAI-1、PAI-2水平明显升高,导致纤维蛋白溶解酶活性下降,纤维蛋白沉积增多,这是腹膜粘连形成的根本原因。

腹腔内粘连可分为壁性粘连和脏性粘连两类,前者是腹壁与脏器间粘连,后者是脏器与脏器间的粘连。按对肠管运动的影响可分为影响胃肠运动功能的粘连和不影响胃肠运动功能的粘连两类。壁性粘连对肠管的运动功能影响较小。脏性粘连主要包括肠管运动障碍症状和腹腔内脏器运动受限。肠管运动障碍症状患者表现为阵发性的腹部绞痛,常伴有腹胀便秘,随着肛门排气、排便的出现而缓解。肠粘连使相关的肠管发生牵扯、扭曲甚至成角,曲折度加大,肠管的腔道发生不同程度的狭窄,肠内容物的运动阻力加大,可导致消化功能不良、发作性腹部绞痛,在肠道功能紊乱时容易转化成机械性肠梗阻。腹腔内脏器运动受限的腹部X线片显示节段性肠管扩张,腹部多个液气平面。

一、术前准备

1. 患者准备

（1）一般术前准备：询问病史，注意既往手术史及心肺疾患病史。

（2）体格检查，判断腹部及心肺情况。

（3）摄胸部 X 线片，除外腹内疝、腹外疝及肺部器质性病变。

（4）术前查血常规、血型及出凝血时间。

（5）术前查心电图。有慢性心肺疾病患者需查血气分析。

（6）术前禁食 12 小时、禁水 4 小时以上。

（7）术前用药：可适当应用止吐药、抑酸药及抗胆碱药。

2. 器械准备

（1）内镜主机、电凝切主机（ERBE，300）、麻醉机、气腹机、内镜图文处理系统等。

（2）手术器械：内镜、带导丝针刀、导丝、经内镜扩张探条、扩张球囊、氩气刀（ERBE，APC300）、IT 刀、HOOK 刀、金属夹、气腹针、腹腔套管。

3. 患者体位和手术室布局　患者取仰卧位。术者站在患者的左侧，第一助手位于患者左侧术者后方，第二助手位于患者的右侧，麻醉师位于患者的头侧（图 17-1）。

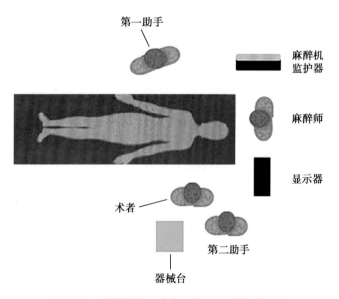

图 17-1　患者体位及术者、助手、麻醉师的位置

二、麻醉方法

气管插管全身麻醉。

三、经自然腔道内镜手术步骤与方法

1. 插入内镜到达胃腔　经口腔插入内镜,途经咽、喉、食管到达胃腔。充分清洁胃腔,将内镜镜头对准胃体 - 胃窦部前壁中部,选择胃壁穿刺点(步骤详见第六章)。

2. 穿刺胃前壁　经口腔插入胃镜,到达胃体与胃窦交界区前壁,穿刺胃前壁,助手用示指在左肋弓下缘中点 - 脐部连线中点下压,内镜在胃内见到压痕处为穿刺点。通过内镜活检钳道进带导丝针刀,经胃前壁穿过黏膜层、肌层和浆膜层到达腹腔,将导丝送入腹腔后,退出穿刺针留下导丝(图 17-2,图 17-3)。

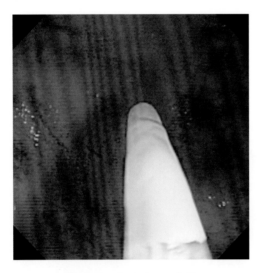

图 17-2　胃前壁针刀穿刺

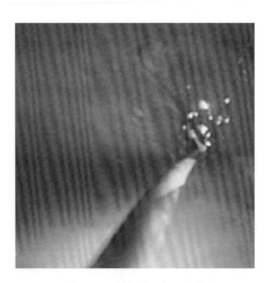

图 17-3　退出针刀留下导丝

3. 扩张胃壁形成通道　沿导丝进入 6.0Fr、7.0Fr、8.5Fr 三级探条逐级扩张,每一级扩张探条扩张 20 秒,然后应用交换法退出 8.5Fr 扩张探条,进入直径 2.0cm 气囊扩张 2 分钟(图 17-4~ 图 17-7)。

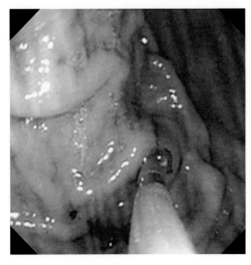

图 17-4　沿导丝进探条扩张

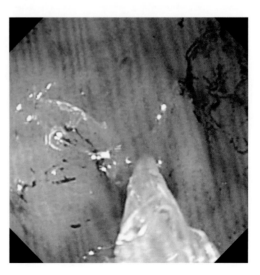

图 17-5　沿导丝进球囊

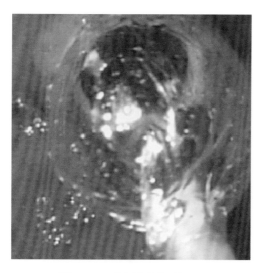

图 17-6　球囊扩张胃壁切口

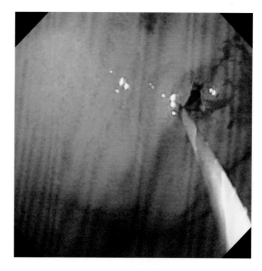

图 17-7　胃壁通道形成

4. 内镜进入腹腔找到腹膜粘连　退出内镜到口外,将内镜套上口腔 - 腹腔套管后,再沿口腔 - 食管 - 胃壁切口路径送入内镜及口腔 - 腹腔套管到腹腔,气囊内注气以固定口腔 - 腹腔套管,内镜在腹腔内探查。

腹腔内粘连可分为和腹壁粘连的壁性粘连和脏器间的脏性粘连两类。经胃路径 NOTES 腹腔检查所见的腹腔粘连状态更复杂,按照腹腔检查结果,腹膜粘连可分 8 种:腹壁 - 肠管粘连、腹壁 - 实质脏器粘连、肠管 - 肠管粘连、网膜 - 肠管粘连、腹壁 - 大网膜 - 肠管粘连、肠管带状粘连、网膜 - 实质脏器粘连和网膜 - 腹壁粘连。其中,腹壁 - 肠管粘连、肠管 - 肠管粘连、网膜 - 肠管粘连、腹壁 - 大网膜 - 肠管粘连、肠管带状粘连可影响肠管运动功能;而腹壁 - 实质脏器粘连、网膜 - 实质脏器粘连和网膜 - 腹壁粘连对肠管运动功能无明显影响(图 17-8~ 图 17-25)。

5. 经自然腔道内镜手术分离腹腔粘连

(1) 氩气刀(APC)喷灼分离:腹膜粘连虽然韧性较好但菲薄,用 APC 喷灼比较容易分离(图 17-26~ 图 17-29)。

(2) 球形(IT)刀分离:IT 刀既可分离菲薄的腹膜粘连,又可分离较厚的腹膜粘连(图 17-30~ 图 17-52)。

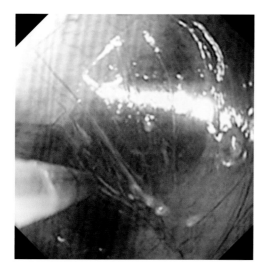

图 17-8　腹壁 - 肠管粘连(一)

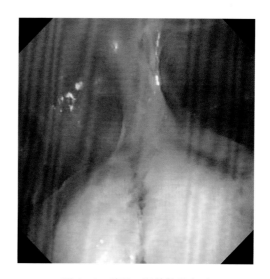

图 17-9　腹壁 - 肠管粘连(二)

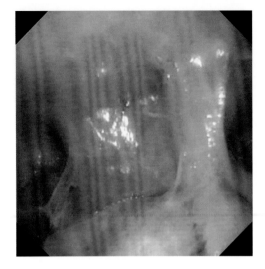

图 17-10　腹壁 - 肠管粘连（三）

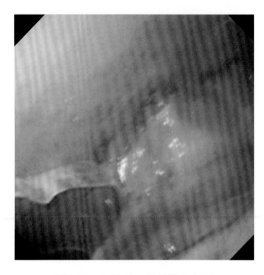

图 17-11　腹壁 - 肠管粘连（四）

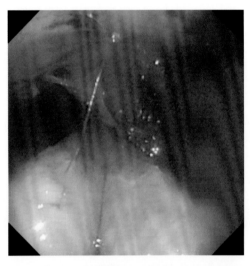

图 17-12　腹壁 - 肠管粘连（五）

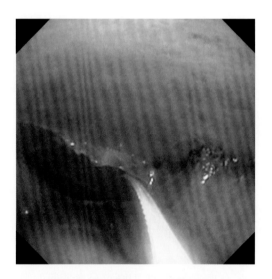

图 17-13　腹壁 - 肠管粘连（六）

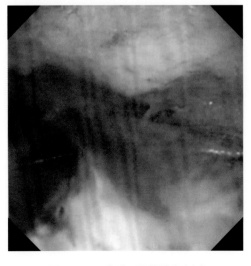

图 17-14　腹壁 - 肠管粘连（七）

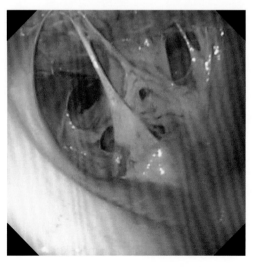

图 17-15　腹壁 - 肠管粘连（八）

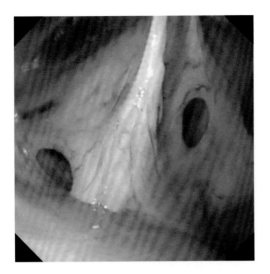

图 17-16　腹壁 - 肠管粘连（九）

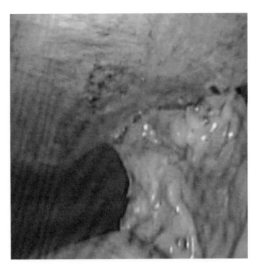

图 17-17　腹壁 - 大网膜 - 肠管粘连（一）

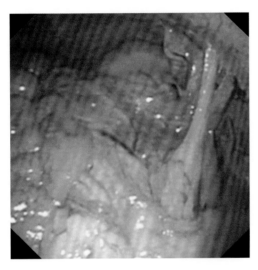

图 17-18　腹壁 - 大网膜 - 肠管粘连（二）

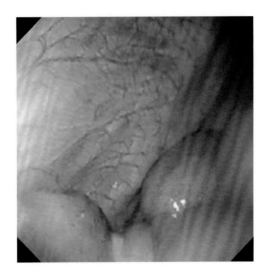

图 17-19　肠管带状粘连（一）

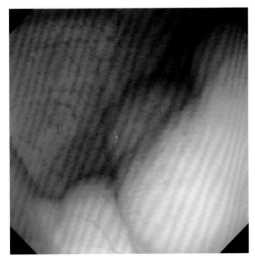

图 17-20　肠管带状粘连（二）

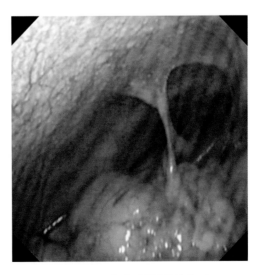

图 17-21　腹壁 - 网膜粘连（一）

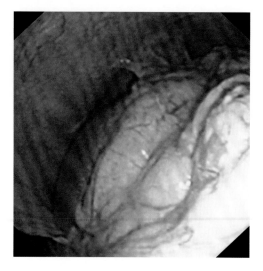

图 17-22　腹壁 - 网膜粘连（二）

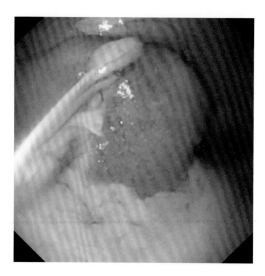

图 17-23　网膜 - 肝脏粘连（一）

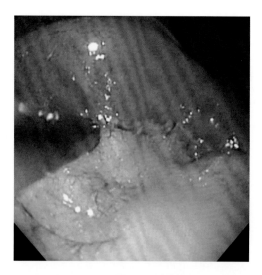

图 17-24　网膜 - 肝脏粘连（二）

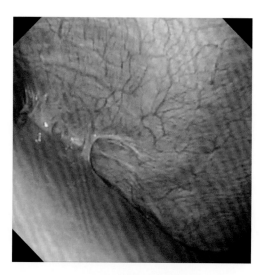

图 17-25　腹壁 - 肝脏粘连

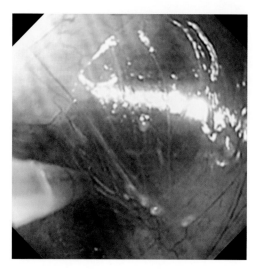

图 17-26　氩气刀分离粘连（一）

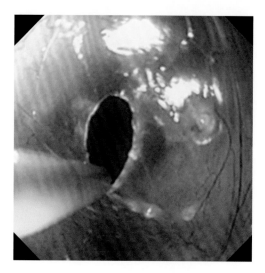

图 17-27　氩气刀分离粘连（二）

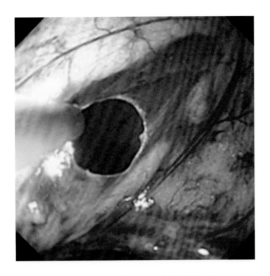

图 17-28 氩气刀分离粘连（三）

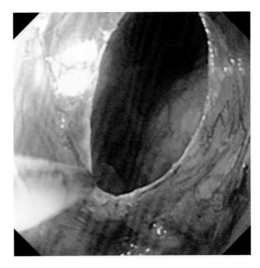

图 17-29 氩气刀分离粘连（四）

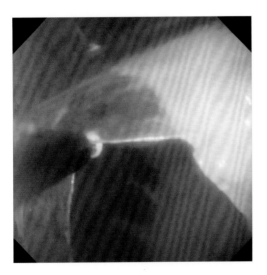

图 17-30 IT 刀分离粘连（一）

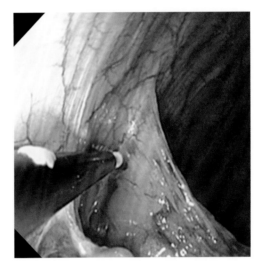

图 17-31 IT 刀分离粘连（二）

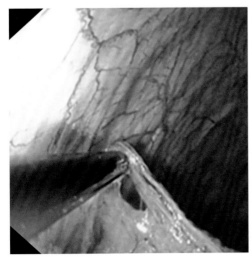

图 17-32 IT 刀分离粘连（三）

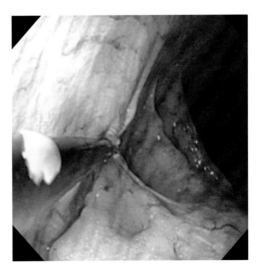

图 17-33 IT 刀分离粘连（四）

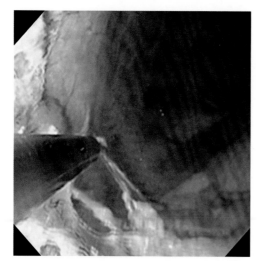

图 17-34　IT 刀分离粘连（五）

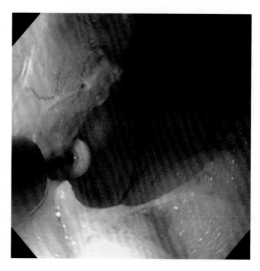

图 17-35　IT 刀分离粘连（六）

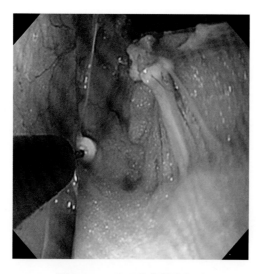

图 17-36　IT 刀分离粘连（七）

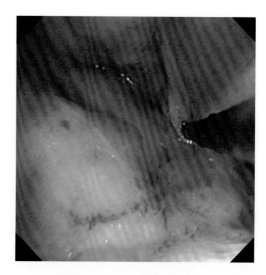

图 17-37　IT 刀分离粘连（八）

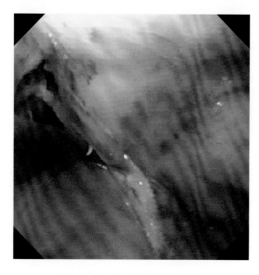

图 17-38　IT 刀分离粘连（九）

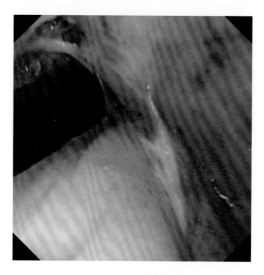

图 17-39　IT 刀分离粘连（十）

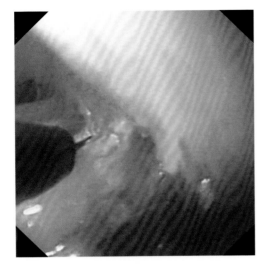

图 17-64 钩刀分离粘连(十二)

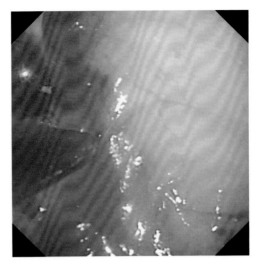

图 17-65 钩刀分离粘连(十三)

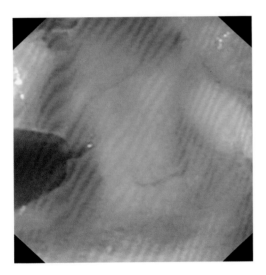

图 17-66 钩刀分离粘连(十四)

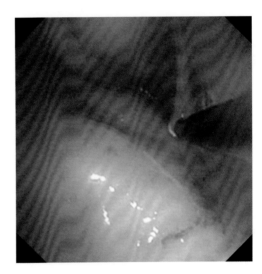

图 17-67 钩刀分离粘连(十五)

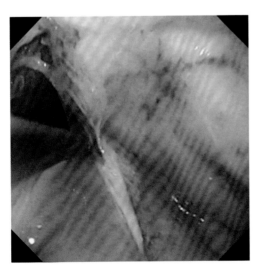

图 17-68 钩刀分离粘连(十六)

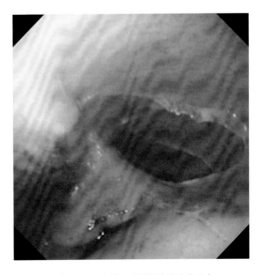

图 17-69 钩刀分离粘连(十七)

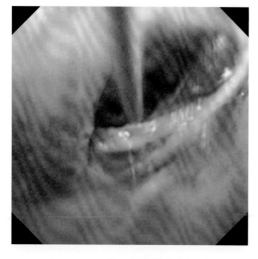

图 17-70 钩刀分离粘连(十八)

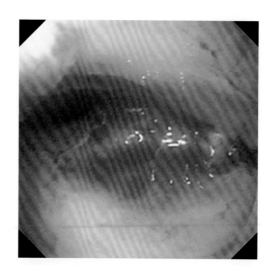

图 17-71 钩刀分离粘连(十九)

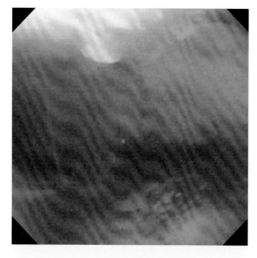

图 17-72 钩刀分离粘连(二十)

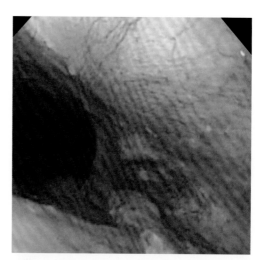

图 17-73 钩刀分离粘连(二十一)

6. 封闭胃窦部切口 NOTES 腹腔内镜腹膜粘连分离完成后,退出内镜,应用金属夹封闭切口(图 17-74~图 17-76)。

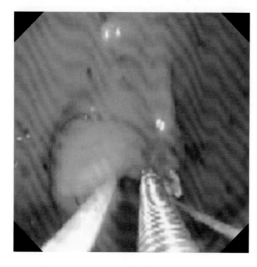

图 17-74 金属夹封闭胃窦部切口(一)

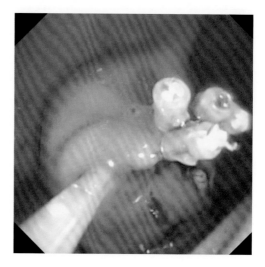

图 17-75 金属夹封闭胃窦部切口(二)

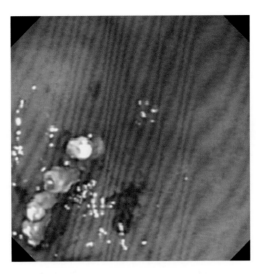

图 17-76　金属夹封闭胃壁切口

参 考 文 献

［1］LI P C，DING D C. Transvaginal Natural Orifice Transluminal Endoscopic Surgery Hysterectomy in a Woman with Uterine Adenomyosis and Multiple Severe Abdominal Adhesions［J］. Gynecol Minim Invasive Ther，2018，7（2）：70-73.

［2］VAHDAD M R，RAHMANIAN E，MOSLEM S，et al. Totally Transanal Laparo-Endoscopic Single-Site ProctoColectomy-Ileoanal J-Pouch（TLPC-J）：An Experimental Study of a Novel Approach［J］. Iran J Med Sci，2015，40（5）：425-429.

［3］SYLLA P. Current experience and future directions of completely NOTES colorectal resection［J］. World J Gastrointest Surg，2010，2（6）：193-198.

［4］TAKAYAMA S，HARA M，SATO M，et al. Hybrid natural orifice transluminal endoscopic surgery for ileocecal resection［J］. World J Gastrointest Surg，2012，4（2）：41-44.

［5］SEICEAN A，VULTUR S. Endoscopic therapy in chronic pancreatitis：current perspectives［J］. Clin Exp Gastroenterol，2015，8：1-11.

第十八章

经自然腔道内镜手术治疗腹腔恶性肿瘤合并出血

腹腔恶性肿瘤合并出血是一种闭合性腹腔内出血,常见肝癌、腹膜癌、大网膜转移、小肠浆膜层转移癌等合并出血。临床表现为面色苍白,脉搏增快、细弱,脉压降低,收缩压可降低,腹痛呈持续性,一般不很剧烈,腹肌紧张及压痛、反跳痛,相对较空腔脏器破裂时轻,移动性浊音阳性是内出血的有力证据。

有下列情况时应考虑腹腔内出血:

1. 确诊腹腔恶性肿瘤后持续低血压或早期休克。

2. 有持续性腹痛,有的伴消化道症状。

3. 有固定的体征,如腹部压痛、反跳痛、肌紧张。

4. 腹部出现移动性浊音。

腹腔恶性肿瘤合并出血的诊断要点:

1. 血容量不足或休克的临床表现。

2. 血常规的血红蛋白指标持续性下降。

3. 腹部 B 超提示有腹腔积液。

4. 诊断性腹腔穿刺抽出血性液体。

一、术前准备

1. 患者准备

（1）一般术前准备:询问病史,注意既往手术史及心肺疾患病史。纠正营养不良、贫血,纠正低蛋白血症,调整水、电解质平衡。

（2）体格检查,判断腹部及心肺情况。

（3）摄胸部 X 线片,除外腹内疝、腹外疝及肺部器质性病变。

（4）术前查血常规、血型及出凝血时间。

（5）术前查心电图。有慢性心肺疾病患者需查血气分析。

（6）术前禁食 12 小时、禁水 4 小时以上,术前晚生理盐水普通灌肠一次。

（7）术前用药:可适当应用止吐药、抑酸药及抗胆碱药。

2. 器械准备

(1) 内镜主机、电凝切主机(ERBE,300)、麻醉机、气腹机、内镜图文处理系统等。

(2) 手术器械:内镜、带导丝针刀、导丝、经内镜扩张探条、扩张球囊、氩气刀(ERBE,APC300)、热活检钳、金属夹、口-腹腔套管。

3. 患者体位和手术室布局　患者取仰卧位。术中可随时调节位置高低及两侧倾斜的角度。术者站在患者的左侧,第一助手位于患者左侧术者后方,第二助手位于患者的右侧,麻醉师位于患者的头侧(图18-1)。

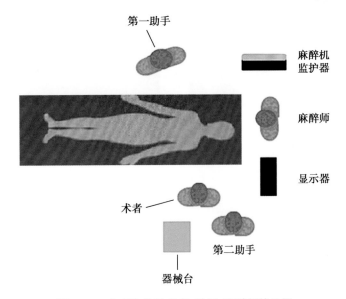

图 18-1　患者体位及术者、助手、麻醉师的位置

二、麻醉方法

气管插管全身麻醉。

三、经自然腔道内镜手术步骤与方法

1. 一般准备　患者采取仰卧位,用聚维酮碘消毒口、齿、唇后,放置无菌口垫。

2. 插入内镜到达胃腔　经口腔插入内镜,途经咽、喉、食管到达胃腔。充分清洁胃腔,将内镜镜头对准胃体-胃窦部前壁中部,选择胃壁穿刺点(步骤详见第六章)。

3. 穿刺胃壁　助手用示指在左肋弓下缘中点-脐部连线中点下压,内镜在胃内见到压痕处为穿刺点。通过内镜活检钳道进针状刀,经穿刺点切开胃黏膜、肌层和浆膜层进入腹腔,将导丝送入腹腔后,退出穿刺针留下导丝(图18-2,图18-3)。

4. 沿穿刺针道扩张形成胃壁通道　沿导丝进入 6.0Fr、7.0Fr、8.5Fr 三级探条逐级扩张,每一级扩张探条扩张 20 秒,然后应用交换法退出 8.5Fr 扩张探条,进入直径 2.0cm 气囊扩张 2 分钟(图18-4~图18-9)。

5. 腹腔探查　退出内镜到口外,将内镜套上口腔-腹腔套管后,再沿口腔-食管-胃壁切口路径送入内镜及口腔-腹腔套管到腹腔,气囊内注气以固定口腔-腹腔套管,内镜在腹腔内探查。

(1) 腹腔内游离血液:出血量较大病例腹腔内见游离鲜红色或暗红色血液,出血量小时血液聚集在腹腔低位,腹壁较清洁。出血量大时腹腔内充满鲜红色或暗红色血液和凝血块(图18-10~图18-23)。

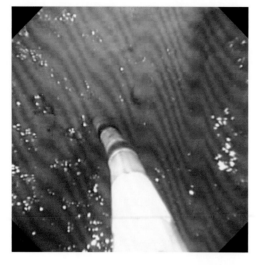

图 18-2 胃前壁针刀穿刺

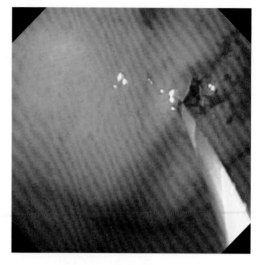

图 18-3 退出针刀留下导丝

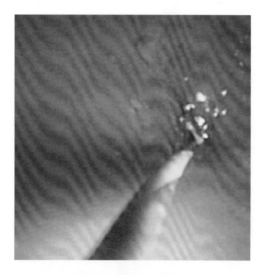

图 18-4 导丝留置腹腔

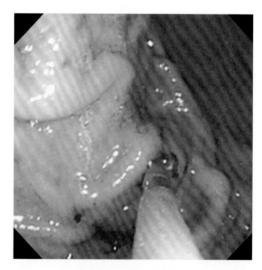

图 18-5 探条扩张胃壁

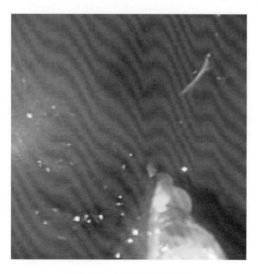

图 18-6 扩张气囊进腹腔

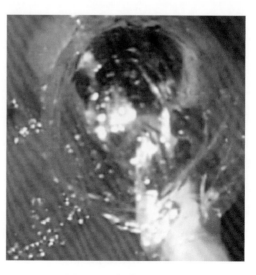

图 18-7 气囊扩张胃壁

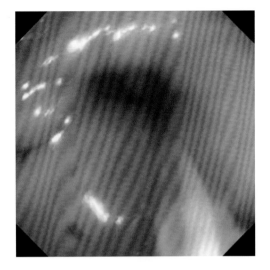

图 18-8 抽净气囊内气体

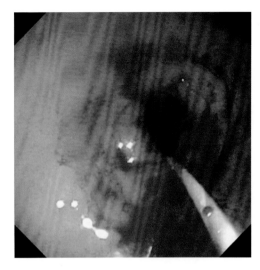

图 18-9 退出气囊留下导丝

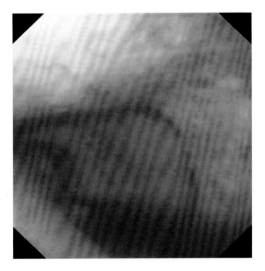

图 18-10 腹腔游离血液（一）

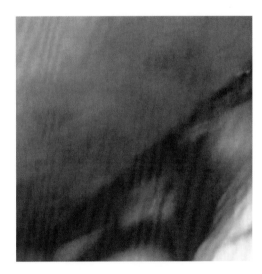

图 18-11 腹腔游离血液（二）

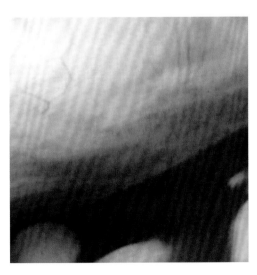

图 18-12 腹腔游离血液（三）

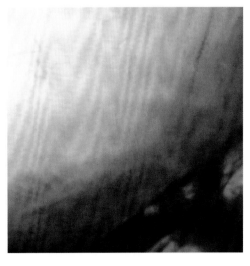

图 18-13 腹腔游离血液（四）

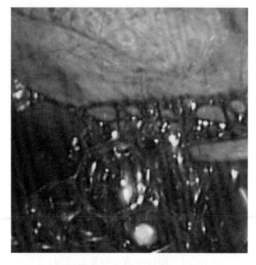

图 18-14　腹腔游离血液（五）

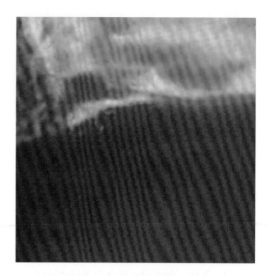

图 18-15　腹腔游离血液（六）

图 18-16　腹腔游离血液（七）

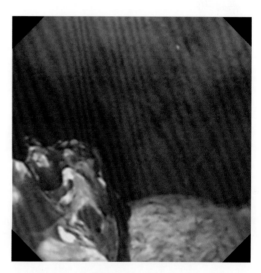

图 18-17　腹腔游离血液及凝血块（一）

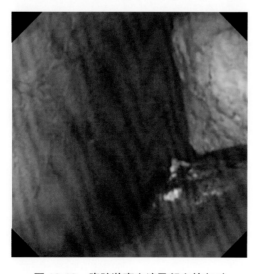

图 18-18　腹腔游离血液及凝血块（二）

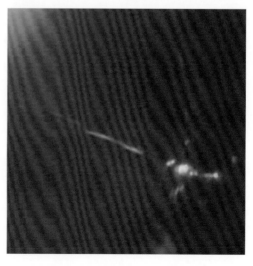

图 18-19　腹腔游离血液及凝血块（三）

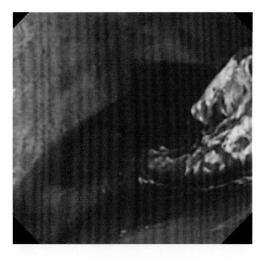

图 18-20　腹腔游离血液及凝血块（四）

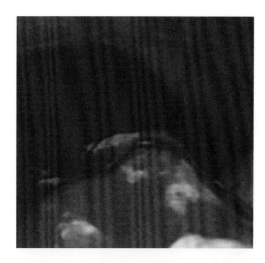

图 18-21　腹腔游离血液及凝血块（五）

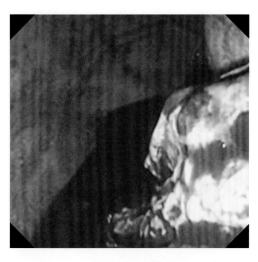

图 18-22　腹腔游离血液及凝血块（六）

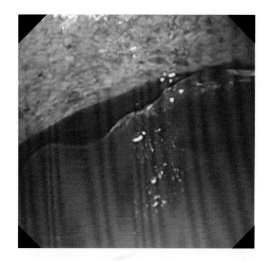

图 18-23　腹腔游离血液及凝血块（七）

（2）腹腔肿瘤部位出血：腹腔肿瘤病灶暴露后，可见活动性出血、凝血块覆盖，对被凝血块覆盖的出血病灶，需充分清除及冲洗使之充分暴露（图 18-24~ 图 18-33）。

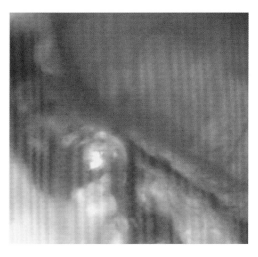

图 18-24　肝癌结节并出血

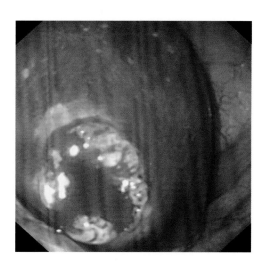

图 18-25　肝淋巴瘤并出血（一）

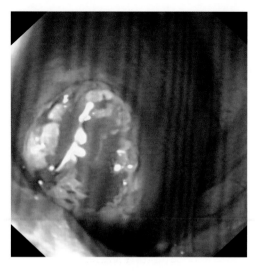

图 18-26 肝淋巴瘤并出血（二）

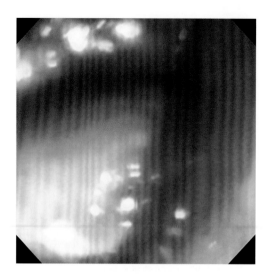

图 18-27 大网膜转移癌并出血（一）

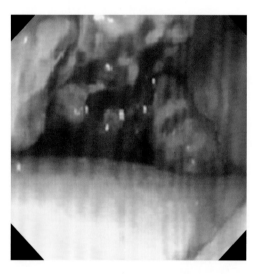

图 18-28 大网膜转移癌并出血（二）

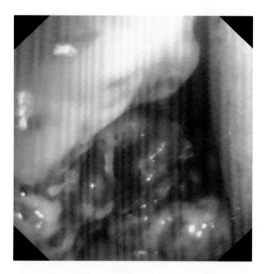

图 18-29 大网膜转移癌并出血（三）

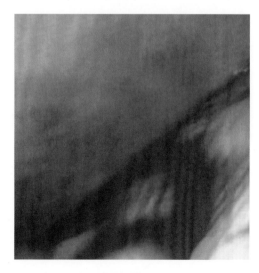

图 18-30 小肠系膜转移癌并出血（一）

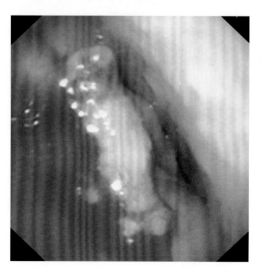

图 18-31 小肠系膜转移癌并出血（二）

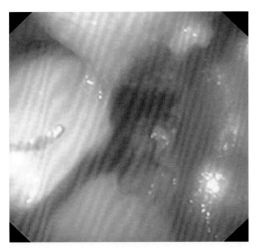

图 18-32　腹膜转移癌并出血（一）

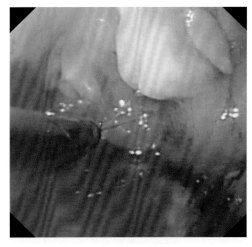

图 18-33　腹膜转移癌并出血（二）

6. 经自然腔道腹腔内镜手术止血治疗

（1）清除腹腔游离血液，暴露出血病灶：应用内镜的吸引、冲洗功能，尽量清除干净腹腔积血，暴露肿瘤出血病灶（图 18-34~ 图 18-39）。

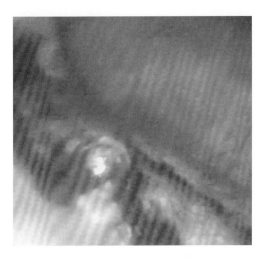

图 18-34　肝脏膈面肝癌结节出血

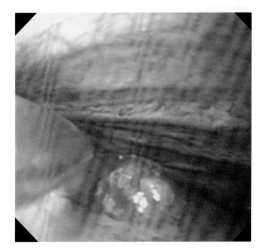

图 18-35　冲洗肝脏膈面肝癌结节

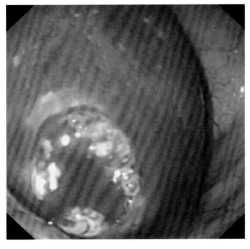

图 18-36　肝脏脏面淋巴瘤结节出血

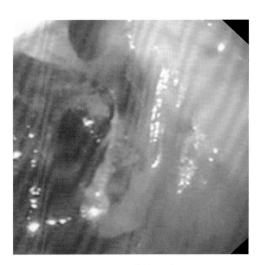

图 18-37　腹膜转移癌出血

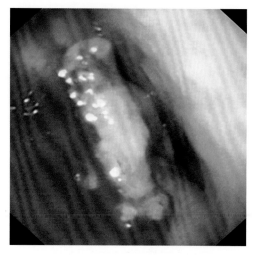

图 18-38 大网膜转移癌出血

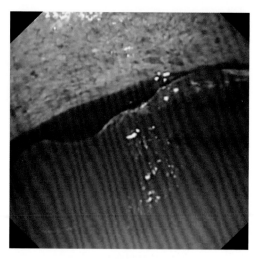

图 18-39 肝癌结节破裂出血

(2) 氩气刀(APC)喷灼止血:对于肿瘤病灶毛细血管出血病例,可采用氩气刀喷灼止血(图 18-40~图 18-52)。

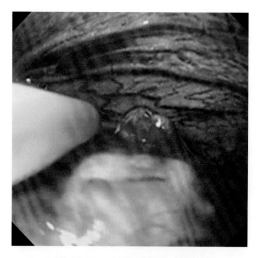

图 18-40 APC 喷灼止血(一)

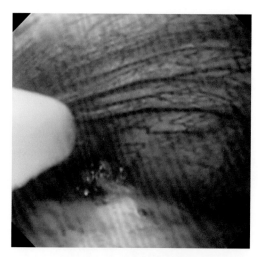

图 18-41 APC 喷灼止血(二)

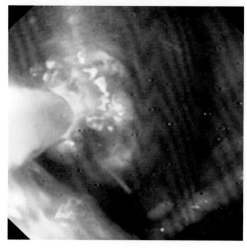

图 18-42 APC 喷灼止血(三)

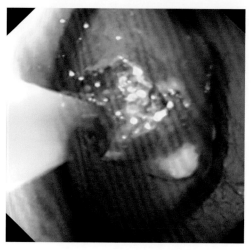

图 18-43 APC 喷灼止血(四)

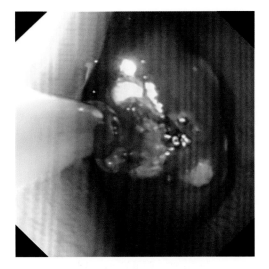

图 18-44　APC 喷灼止血（五）

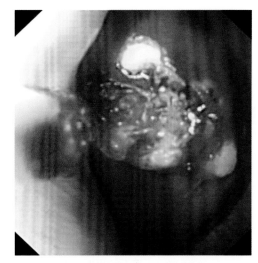

图 18-45　APC 喷灼止血（六）

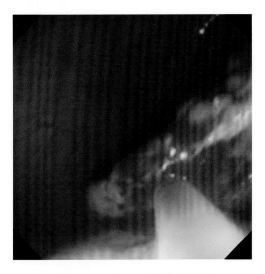

图 18-46　APC 喷灼止血（七）

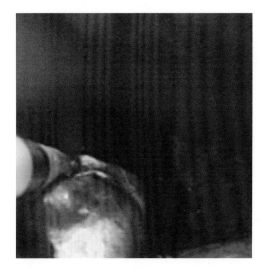

图 18-47　APC 喷灼止血（八）

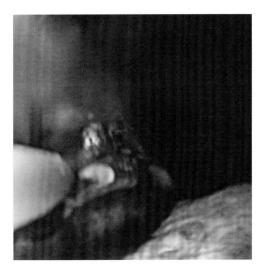

图 18-48　APC 喷灼止血（九）

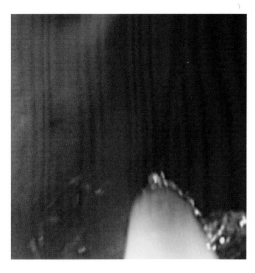

图 18-49　APC 喷灼止血（十）

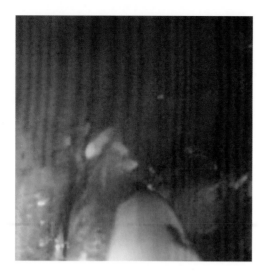

图 18-50 APC 喷灼止血（十一）

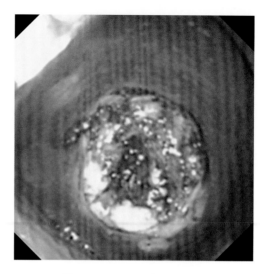

图 18-51 APC 喷灼止血后

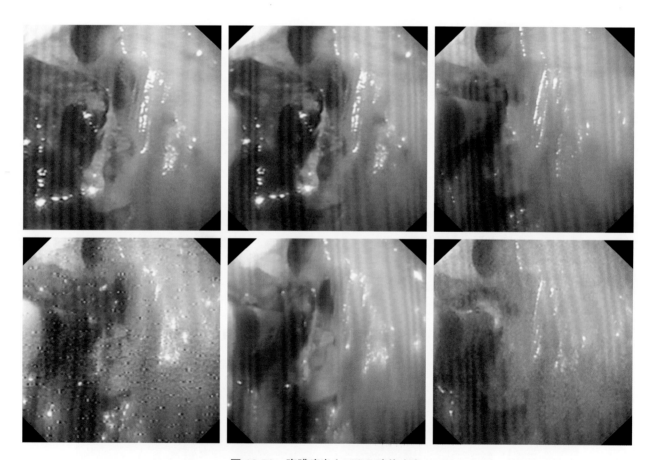

图 18-52 腹膜癌出血，APC 喷灼止血

（3）热活检钳电凝止血：对肿瘤病灶小动静脉出血病例，可采用热活检钳夹闭血管并电凝止血（图 18-53，图 18-54）。

7. 封闭胃壁切口 完成腹腔肿瘤出血病灶的止血后，退回内镜到胃内，用金属夹封闭胃壁开口（图 18-55～图 18-57）。

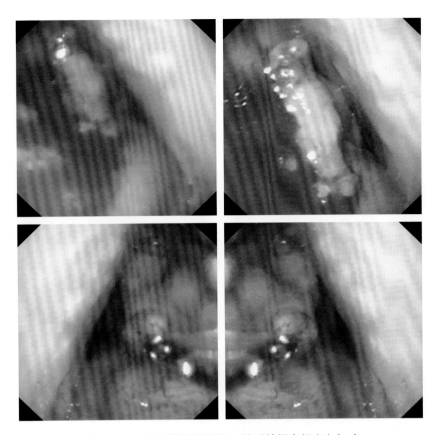

图 18-53　大网膜转移癌出血，热活检钳电凝止血（一）

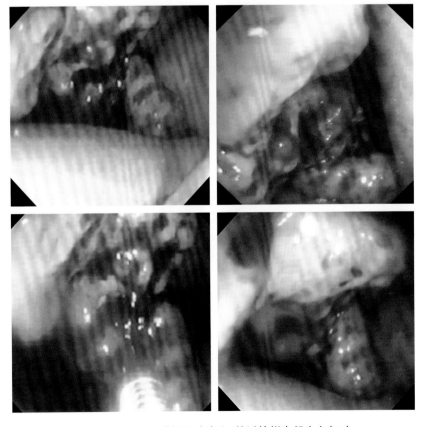

图 18-54　大网膜转移癌出血，热活检钳电凝止血（二）

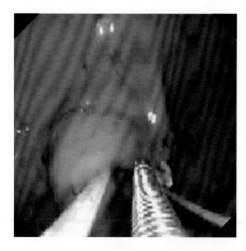

图 18-55　金属夹封闭胃窦部切口（一）

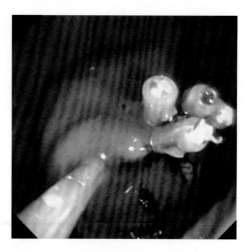

图 18-56　金属夹封闭胃窦部切口（二）

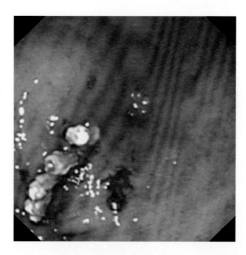

图 18-57　金属夹封闭胃壁切口

参 考 文 献

［1］BINGENER J，IBRAHIM-ZADA I. Natural orifice transluminal endoscopic surgery for intra-abdominal emergency conditions［J］. Br J Surg，2014，101（1）：e80-e89.

［2］HUANG C，HUANG R X，QIU ZJ.Natural orifice transluminal endoscopic surgery：New minimally invasive surgery come of age ［J］. World J Gastroenterol，2011，17（39）：4382-4388.

［3］ANTHONY Y B，PHILIP W Y，ENDERS K W N，et al. Current developments in natural orifices transluminal endoscopic surgery：An evidence-based review ［J］.World J Gastroenterol，2010，16（38）：4792-4799.

［4］DANIEL J K L，KOK-YANG T. Endoscopic surgery- exploring the modalities ［J］.World J Gastrointest Surg，2015，7（11）：326-334.

［5］SALGAONKAR H，PARAMESWARAN R. Adrenal natural orifice transluminal endoscopic surgery（NOTES）：a step too far？［J］. Gland Surg，2019，8（Suppl 1）：S17-S21.

［6］WHANG S H，THALER K.Natural orifice transluminal endoscopic surgery：Where are we going？ ［J］. World J Gastroenterol，2010，16（35）：4371-4373.

［7］CORTEZ A J，TUDREJ P，KUJAWA K A，et al.Advances in ovarian cancer therapy ［J］. Cancer Chemother Pharmacol，2018，81（1）：17-38.

［8］FISCHEROVA D，ZIKAN M，DUNDR P，et al. Diagnosis，Treatment，and Follow-Up of Borderline Ovarian Tumors ［J］. Oncologist，2012，17（12）：1515-1533.

［9］SHI C，GAO Y，YANG Y，et al. Comparison of efficacy of robotic surgery，laparoscopy，and laparotomy in the treatment of ovarian cancer：a meta-analysis ［J］.World J Surg Oncol，2019，17：162.

第十九章

经自然腔道内镜手术腹腔疾病
诊断与治疗的护理

一、经自然腔道内镜手术术前护理

(一) 一般护理

1. 心理护理　NOTES 作为一种新术式,并未被广大患者知晓。由于对这一术式不了解,患者除了容易产生焦虑、紧张,甚至恐惧的心理外,还对这一术式及效果存怀疑态度。处于此种精神状态下施行手术有害无益,可使机体内分泌系统受到损害,影响免疫功能,从而降低机体的抵抗力和对手术的耐受性,增加手术后发生并发症的机会。相反,积极的情绪和良好的心理因素对于疾病能起到治疗和促进康复的作用。因此,护士应用和蔼的态度、娴熟的护理技术取得患者及家属的信任,用通俗易懂的语言,深入浅出地讲解实施手术的必要性、适应证、预防措施及 NOTES 手术具有创伤小、痛苦轻、恢复快等优点,让患者有充分的思想准备。

2. 完成护理病历的书写和化验标本的采集　患者入院后责任护士要询问护理病史、做护理体检,并了解其家庭、社会、信仰、文化情况、现存的和潜在的健康问题、生命体征、饮食、嗜好、睡眠、大小便、活动等情况,以及对麻醉药、抗生素、消毒剂等有无过敏史。

3. 休息与活动　术前注意卧床休息,避免过度劳累和重体力活动。

(二) 专科护理

1. 胃肠道护理　常规术前 2 天应进食全流质饮食,术前 12 小时禁食、禁水。营养不良患者或不能进食患者可给予肠外营养支持。肠道准备应根据每个患者的病情及术式制订具体方案。

2. 管道护理

(1) 除时间短及对生理干扰小的手术外,术前常规留置胃管,进行胃肠减压,预防胃反流和误吸。留置胃管的最佳长度为 55~68cm。

(2) 术前留置尿管,使膀胱处于空虚状态,利于暴露术野及避免损伤膀胱。

3. 用药护理　镇静药:当患者过度紧张、焦虑时,遵医嘱给予镇静药物,可缓解患者的心理状态;抗胆碱药:可减少胃液分泌,防止误吸和反流。术前 1 周停用抗凝药物。

4. 静脉通路　术前根据手术部位及体位留置合适的静脉通路,以免在术中造成医师操作与管道操作互相影响。为了保证输液、输血的顺利进行,应选择在粗直且富有弹性的血管留置静脉管道,同时静脉留置针也能保护血管,避免反复穿刺。

5. 皮肤准备　经脐的 NOTES 需要对脐部进行皮肤准备。

(三) 术前准备

1. 患者身份核对　拟实施的手术名称;手术身份标识(手腕带);手术部位标记;既往病史(糖尿病、高血压、心脏病等);近 1 周服药史;各项知情同意书的签署。

2. 术前准备内容　手术部位皮肤准备;胃肠道准备情况;留置管道情况;术前用药情况;术前相关检查情况(血常规、凝血功能、心电图等);留置静脉通路情况;术前生命体征。

3. 物品交接　病历、检查结果报告(CT 片、X 线片等)。

二、经自然腔道内镜手术术中护理

(一) 术中护理准备

1. 素质要求　服装、鞋帽整洁,穿戴标准防护用品(按手术器械护士要求,洗手穿无菌手术衣)。

2. 用物准备

(1) 铺无菌操作台。

(2) 经灭菌处理后物品器械:注水瓶喷洒管、外套管、透明帽、药碗、灭菌水、纱布。

(3) 无菌一次性器械:根据具体术式及术者要求准备凝切刀、导丝、扩张探条、扩张球囊、活检钳、圈套器、透明帽、钛夹、网篮、病理标本袋、注射针、口 - 腹腔 NOTES 气囊套管等器械。

(4) 药物准备:生理盐水、聚维酮碘。

3. 仪器准备

(1) 内镜:双钳道治疗镜(需灭菌)。

(2) 内镜测试:将胃镜连接光源、主机和 CO_2 气泵做好白平衡检查内镜图像,注水和注气吸引正常运作。

(3) 内镜工作站测试:确保内镜工作站、计算机图像储存系统、打印机、病理条码打印机功能正常。

(4) 心电监护、氧气、负压吸引等急救物品呈备用状态。

4. 患者准备

(1) 核对:患者基本信息及检查项目。

(2) 经胃路径自然腔道内镜手术:患者术前进行口腔护理,取下活动性义齿,放置好牙垫,按胃镜检查准备患者,患者采取仰卧位,胆囊息肉摘除术、保胆取石术则采用左侧卧位,根据诊断与治疗目的不同,术中可随时调节位置高低及两侧倾斜的角度。

(3) 经脐路径自然腔道内镜手术:患者采取仰卧位,术中可随时调节位置高低及两侧倾斜的角度。

(二) 术中护理配合

1. 人员配备

(1) 内镜组:医师 1 名,护士 1 名,内镜组人员负责内镜下操作。

(2) 腹壁组:医师 1 名,护士 1 名,负责患者腹壁上的穿刺操作。

2. 操作步骤

(1) 经胃路径自然腔道内镜手术:经口插入无菌双钳道治疗镜→生理盐水冲洗胃腔(必要时聚维酮碘消毒)→定位→胃壁切开→导丝置入→扩张→置入口-腹腔套管→内镜进入腹腔→进行腹腔探查、活检、治疗等→退出内镜→钛夹夹闭胃壁切口→退镜→麻醉复苏。

(2) 经脐路径自然腔道内镜手术:切开脐部边缘→气腹针穿刺腹壁→制造气腹→导丝置入→扩张穿刺孔→放置腹腔套管→内镜进入腹腔→进行腹腔探查、活检、治疗等→退出内镜→缝合腹壁切口→麻醉复苏。

注意:①术中对内镜护士操作技术和技巧要求较高,需要判断切口的大小、配件的选择。②术中严密监测患者生命体征,严格遵循无菌原则,规范操作。③术中默契配合术者,预见性地准备好止血器械,如热活检钳、钛夹等。④术中密切观察手术视野是否清晰,有无出血。一旦发生出血,首先判断是少量渗血还是血管损伤后的喷血,按术者要求迅速准备止血附件,提醒巡回护士随时补充各种器械和液体,保证止血过程有条不紊。⑤封闭穿孔时酌情使用钛夹夹闭或使用荷包口缝合技术,防止出血、迟发性出血或穿孔的发生。⑥术毕,取出的病变组织放置病理标本袋,与医师核对无误后贴标贴和病理申请单,及时送病理科。

(三) 术后护理交接

1. 患者交接　实施的手术名称;患者身份识别(手腕带);术中过程(手术用时、术中用药、出血量、生命体征、意识等)。

2. 物品交接　病历、管道(是否固定通畅、留置长度)、术后带出用药等。

术后内镜处理:内镜处置按照床侧预处理流程;复用附件处置按照内镜复用附件清洗消毒流程操作;一次性附件按照 2014 年修订的《医疗器械监督管理条例》第 35 条执行,不得重复使用。

三、经自然腔道内镜手术术后护理

(一) 术后一般护理

1. 监测生命体征,吸氧,及时清除呼吸道分泌物,保持呼吸道通畅,观察靶器官部位的局部反应及腹部体征变化,持续胃肠减压 24~48 小时,必要时给予肛管排气,严密观察出血情况及引流液的颜色、性质、量的改变。

2. 鼓励患者术后早活动。术后早期活动可增加肺活量、利于肺扩张和分泌物的排出、预防和减少并发症,改善血液循环、防止局部皮肤受压过久及减少下肢静脉血栓的形成。早期活动可促进肠蠕动、增进食欲、防止腹胀和肠粘连,还可利于膀胱功能恢复。根据患者麻醉恢复情况,鼓励患者回房 2 小时后开始在床上活动。指导患者术后 6 小时后采用半卧位,24 小时后可床旁活动,2 天可正常活动,1 个月内避免长时间用力下蹲或做屏气动作,不做剧烈运动和重体力劳动。

3. 经胃路径 NOTES 手术患者术后 48~72 小时后可酌情开始给予流质饮食,再慢慢过渡到普通饮食,3 周内患者饮食仍以清淡、易消化为主,避免粗糙、刺激性食物。同时保持大便通畅,必要时使用缓泻剂。经脐路径 NOTES 手术患者术后麻醉清醒后(12 小时内)即可以开始流质饮食。

4. 术后注意保持卫生,常规使用抗生素预防感染。

（二）术后特殊护理

1. 导尿管护理　术后视手术情况决定留置导尿管时间,若无特殊情况一般留置尿管 8 小时后拔管,留置尿管期间,注意观察导尿管是否通畅、尿液的性状、颜色、透明度、尿量等,做好记录。如有异常,立即报告医师,对症处理。保持外阴清洁,每天用聚维酮碘消毒外阴 2 次,及时排放尿液,尿袋高度不能高于膀胱,更换尿袋时要严格执行无菌操作原则,防止逆行感染及医源感染。术后 4 小时开始行膀胱功能锻炼,夹闭尿管,待患者有尿意时,开放导尿管,10 分钟后再次夹闭尿管,待患者自觉有尿意时,无头晕、乏力等不适,可拔除尿管。

2. 预防并发症

（1）出血:观察患者胃管引流液及大便的颜色、性质及量,当引流液为鲜红色或暗红色和 / 或出现黑便或血便时,警惕发生出血,必要时复查血常规及大便隐血试验。

（2）穿孔:关注患者的疼痛主诉,注意与伤口疼痛区分;术后每 4 小时 1 次触诊腹部,观察患者有无出现腹肌紧张、腹膜刺激征等情况,必要时复查血常规及腹部平片。

（3）感染:严密监测患者生命体征的变化,尤其是体温的变化,预防性使用抗生素,遵医嘱复查血常规。

3. 做好疼痛的护理　NOTES 的创面小,一般疼痛不明显,部分患者可因周围及中枢神经系统的敏感性改变引起疼痛,这时可遵医嘱给予止痛处理,但注意与术后并发症穿孔引起的疼痛区别开。

4. 做好术后舒适护理　出院宣教和术后随访,如出现严重不适,即刻来院就诊。

参 考 文 献

［1］SANTOS B F,HUNGNESS E S. Natural orifice translumenal endoscopic surgery:Progress in humans since white paper［J］. World J Gastroenterol,2011,17(13):1655-1665.

［2］李静,智发朝,蔡建群,等 . NOTES 手术的进展及专科护理现状［J］. 现代消化及介入诊疗,2017,22(3):450-452.